A Escada Nutricional

Uma alternativa ao Método Dukan Clássico

Dr. Pierre Dukan
Autor do best-seller *Eu não consigo emagrecer*

A Escada Nutricional

Uma alternativa ao Método Dukan Clássico

Sete degraus para perder peso de forma suave sem abrir mão de nada.

Tradução
Ana Adão

1ª edição

Rio de Janeiro | 2015

CIP-BRASIL. CATALOGAÇÃO NA FONTE
SINDICATO NACIONAL DOS EDITORES DE LIVROS, RJ

Dukan, Pierre

D914e   A Escada Nutricional / Pierre Dukan ; tradução: Ana Adão. -
1. ed. – Rio de Janeiro : Best*Seller*, 2015.
il.

Tradução de: L'escalier nutritionnel
ISBN 978-85-7684-856-1

1. Nutrição. 2. Saúde – Aspectos nutricionais. 3. Hábitos alimentares. 4.
Dieta de emagrecimento. I. Título.

14-18103
                                      CDD: 613.2
CDU: 613.2

Texto revisado segundo o novo Acordo Ortográfico da Língua Portuguesa.

Título original francês
L'ESCALIER NUTRITIONNEL
Copyright © 2014 by Éditions J'ai lu
Copyright da tradução © 2015 by Editora Best Seller Ltda.

Capa: Sense Design
Imagens de capa: iStock Photo
Editoração eletrônica: Ilustrarte Design

Todos os direitos reservados. Proibida a reprodução,
no todo ou em parte, sem autorização prévia por escrito da editora,
sejam quais forem os meios empregados.

Direitos exclusivos de publicação em língua portuguesa para o Brasil
adquiridos pela
EDITORA BEST SELLER LTDA.
Rua Argentina, 171, parte, São Cristóvão
Rio de Janeiro, RJ — 20921-380
que se reserva a propriedade literária desta tradução

Impresso no Brasil

ISBN 978-85-7684-856-1

Seja um leitor preferencial Record.
Cadastre-se e receba informações sobre nossos lançamentos e nossas promoções.

Atendimento e venda direta ao leitor
mdireto@record.com.br ou (21) 2585-2002

Sumário

INTRODUÇÃO — 9

A PRIMEIRA FRENTE OU...
"A MANEIRA FORTE" — 21

A guerra contra o sobrepeso — 22
Quais são os pontos-chave do método inicial? — 26
Como se desenvolve a primeira frente de combate? — 34
O prazer e a serotonina — 37
Os dez pilares da felicidade — 45
Os dois perfis — 59

A SEGUNDA FRENTE DE COMBATE OU...
"A MANEIRA SUAVE" — 71

A Escada de socorro ou o Reflexo dos carboidratos — 72

A Escada Nutricional
Segunda-feira — 80
   As 11 categorias de alimentos da segunda-feira — 81
   Receitas de proteínas puras da segunda-feira
   Panqueca de farelo de aveia — 112
   Cake salgado de frango e cúrcuma — 113
   Tirinhas de peru crocantes e apimentadas — 114
   Camarões VG salteados com gengibre caramelizado — 115
   Bifes marinados em vinagre balsâmico e mostarda — 116
   Mexilhões à moda marroquina — 117
   Picadinho de vitela com creme de trufas — 119

Terça-feira	120

Receitas de legumes da terça-feira

Sopa cremosa de cogumelos	132
Tortilla aos dois tomates	133
Enroladinhos de aspargos com presunto magro e salada de ervas	134
Konjac à bolonhesa	135
Shirataki de konjac à carbonara	137
Tartare de legumes com tiras de salmão defumado	138
Pizza napolitana Dukan	139
Quarta-feira	140

Receitas de proteínas puras, legumes e fruta da quarta-feira

Vieiras com laranjas apimentadas	150
Sorvete de hortelã com calda de morango	151
Papelotes de linguado, manga e cerefolho	152
Cheesecake de baunilha com calda de framboesa	153
Crumble de maçã, pera e framboesa	155
Musse de morango ultraleve	156
Gratinado de frutas cítricas no zabaione	157
Sorvete de cacau e framboesas frescas	158
Quinta-feira	159

Receitas de proteínas puras, legumes, fruta e pão da quinta-feira

Torradas pissaladière	170
Torradas provençais de atum	171
Torradas vermelho-alaranjadas aos dois salmões	172
Torradinhas com melão e presunto magro	173
Torradas mediterrâneas	174
Sexta-feira	175

Receitas de proteínas puras, legumes, fruta, pão e queijo da sexta-feira

Bruschetta à moda sarda	186
Abóboras-meninas com comté	187
Carpaccio de carne com parmesão	188
Torradas de cogumelos, presunto e queijo gouda	189
Salada montanhesa com queijo tomme de Savoie	190
Carpaccio de salmão e queijo de cabra fresco	191

Gratinado de espinafre com queijo de cabra	192
Sábado	193

Receitas de proteínas puras, legumes, fruta, pão, queijo e feculentos do sábado

Risoto de fígado de frango	208
Duo de tartare de salmão com quinoa vermelha	209
Timbales de quinoa com peito de frango	210
Frango tandoori e sopa de lentilhas	211
Carpaccio de carne com grão-de-bico	213
Raclette à moda Dukan	214
Domingo	215

Receitas de domingo apenas com refeição de gala

Bolo de cordeiro (receita de gala)	226
Medalhões Rossini (receita de gala)	228
Bolo fudge de chocolate à moda japonesa (receita de gala)	230
Musse de chocolate com gengibre e laranja cristalizados (receita de gala)	231

Ideias de menu

Menu de Inverno	232
Menu de Primavera	234
Menu de Verão	236
Menu de Outono	238
Menu entre amigas	240
Menu a dois com a pessoa amada	242
A fase de consolidação	245
A fase de estabilização	267

MEU COMBATE AO SEU LADO 289

Flashback	290
Direito de resposta	298
O açúcar = o inimigo	304
O culminar da minha vida: o estudo ObÉpi	310

Conclusão 315

Introdução

Este é um livro engajado, obstinado, repleto de entusiasmo e paixão.

Eeste também é um livro de guerra, pois o sobrepeso não é um adversário que perdoa. Eu o conheço bem, pois dediquei minha vida de médico nutrólogo perseguindo-o. Sua força consiste em avançar habilmente, camuflado pela simpática aparência do *bon vivant*. Na verdade, atualmente o sobrepeso atinge 27 milhões de franceses, dos quais 7 milhões são obesos, seres vulneráveis e encurralados, que sabem, sem realmente saber, que terão nove anos a menos de vida que os outros.

Você talvez conheça o meu método e a dieta que leva meu nome. Seu sucesso virou minha vida de cabeça para baixo, modificando profundamente minhas razões de existir. Para mim, tudo começou em uma idade em que algumas pessoas já estão pensando em se aposentar. Hoje sei que me inseri de corpo e alma em um combate certamente entusiasmante, mas terrivelmente desigual: o de um homem contra uma doença da civilização, uma pandemia, a primeira calamidade evitável do gênero humano. Consciente dessa relação de forças, estou, mais que nunca, habitado por uma imperiosa necessidade de fazer cada vez mais, de ser mais inventivo e inovador para afiar minhas armas e reforçar minha ação.

É por essa razão que, no estado atual da crise do sobrepeso no mundo, abro, começando pela França, uma **segunda frente** nesta batalha.

Bastante diferente da primeira frente, esta respeita os valores e a filosofia; desse modo, é adicionada ao método original para aumentar o alvo, a fim de mobilizar e ajudar um público de perfil diferenciado.

Sei que a dieta Dukan é considerada eficaz e rigorosa; suas demandas são muitas e, por esse motivo, convém às pessoas de perfil mais determinado.

Ao longo dos últimos anos, descobri que existiam pessoas com sobrepeso sem pressa para emagrecer, com sobrepeso moderado, com risco médico mínimo, de apetite menos compulsivo, com uma vida social bastante aberta, estando menos inclinadas a se privar durante muito tempo de um pequeno agrado alimentar, uma tacinha de vinho ou alguns quadradinhos de chocolate. Em suma, pessoas cuja motivação ainda não atingiu uma maturidade absoluta e que, **no entanto, desejam emagrecer**, tendo perfeita consciência de que seu sobrepeso pode se agravar.

Sei também que, no entusiasmo geral da década anterior, algumas pessoas tentaram seguir minha dieta, mas se confrontaram com seu rigor e não puderam levá-la até o fim.

É para essas pessoas, que não conseguem se identificar com meu método original, que construí, pratiquei e testei esta *Escada Nutricional*, minha segunda frente de combate.

De agora em diante, não haverá apenas uma maneira de afrontar o sobrepeso ao meu lado, mas duas: a primeira, que alguns descreveram como a "maneira forte", e a segunda, a "maneira suave". Esta obra é um manual de instruções e traz tudo que você deve saber para escolher *o seu* caminho e *a sua* solução entre essas duas estratégias.

Minha vida de médico com pacientes atendidos presencialmente, de maneira tradicional, serviu para me convencer de que é possível lutar de modo eficaz contra o sobrepeso. Comecei a trabalhar muito cedo, guiando e ajudando um grande número de pacientes durante 42 anos. Ao longo dos trinta primeiros anos, insatisfeito com o que havia aprendido durante minha especialização em nutrição, tomei a liberdade de pensar fora da caixa para inventar e construir, pacientemente, meu próprio método. Com o passar do tempo, os resultados me pareceram ser tão eficazes que senti a necessidade de aumentar seu público, difundindo-o em um livro dedicado a ele. A obra em questão, *Eu não consigo emagrecer*, foi publicada originalmente em 2000 e teve um destino vertiginoso: foi lido em mais de cinquenta países por cerca de 35 milhões de pessoas no mundo, entre os quais 16 milhões de franceses. A dieta associada ao meu método foi seguida de maneira massiva. Digo isso sem falsa modéstia, pois não se trata, aqui, de massagear meu ego, mas de mostrar a importância da esperança que a obra e o meu método criaram.

Recentemente, aguardei, com muito interesse e paciência, os resultados da enquete ObÉpi. Trata-se de uma instituição que, a cada três anos, estuda a população francesa com sobrepeso. Em 2013, o estudo ObÉpi mostrou, pela primeira vez desde o início do recenseamento, uma extrema **desaceleração** do fenômeno do sobrepeso e da obesidade entre 2009 e 2012, período durante o qual minha influência e minha ação como nutrólogo foram as mais fortes na França.

Entre a população poupada da progressão do sobrepeso havia obesos, dos quais um terço (ou seja, cerca de 500 mil pessoas) tinha idade superior a 55 anos (segundo o recenseamento de 2009). Elas pertenciam à parte da população francesa submetida ao maior risco de obesidade mórbida e mortalidade. Por ser médico, sei que boa parte da população de risco mudou sua trajetória de vida e, provavelmente sem saber, escapou da crueldade de um destino de transtorno.

Por outro lado, o estudo Obesité, realizado pelos serviços de nutrição do hospital da Pitié-Salpêtrière, analisou a eficácia da estabilização do método Dukan, e eis seus resultados: de 4.500 mulheres que perderam peso, 36% não engordaram no segundo ano e, no quinto ano, 20% podiam ser consideradas "curadas" de seu sobrepeso. Isso é um resultado excelente, se comparado aos 3% que conseguem estabilizar seu peso pelo mundo, entre tantas dietas diferentes. É inédito e mais do que encorajador: 17% a mais!

Sim, eu escrevi um livro de guerra. Se aceito o risco de ser considerado imodesto, é para que você possa entender que os desafios são importantes para VOCÊ e, por esse motivo, preciso convencê-lo.

Minha verdade, o que minha vida de médico nutrólogo e militante me ensinou, é que a guerra contra o sobrepeso, com todos os sofrimentos e com todas as mortes que ocasiona, é uma guerra na qual ninguém quer lutar e que, menos ainda, ninguém deseja vencer.

Isso pode lhe parecer surpreendente, em um contexto em que ouvimos na mídia tantos responsáveis se lamentarem ou ofuscarem a intensidade da ameaça, mas é algo que se explica facilmente: nosso mundo globalizado — e nosso país neste mesmo mundo — é governado pela economia de mercado; disso, você já sabe. O que diz a lógica do mercado? Que, se essa guerra fosse realmente travada e vencida, se um método pudesse ajudar todas as pessoas a emagrecer, uma parte da indústria agroalimentar, a que causa e alimenta o hábito de petiscar, e uma parte da indústria farmacêutica, a que trata as consequências do sobrepeso, seriam afetadas. Ora, sabemos que, na França, essas são as indústrias mais lucrativas e poderosas que existem.

O mercado é pragmático: ele admite, de bom grado, que o orçamento da saúde pública ganharia muito mais com o controle do sobrepeso, mas afirma, de maneira tão clara quanto, que a economia nacional perderia infinitamente mais. Infelizmente, isso é verdade. Entretanto, cada um de nós deve fazer uma escolha entre a necessidade de crescimento econômico de sua sociedade ou de sua existência pessoal, de seu bem-estar individual, de sua qualidade de vida, sua imagem, sua relação com os outros e consigo mesmo, de sua autoestima e, finalmente, sua saúde, ou até mesmo sua vida.

Repito: tudo isso parece ser uma fatalidade, A NÃO SER que se faça brotar desse conflito entre a saúde econômica da sociedade e a do indivíduo uma nova força, plenamente proveitosa para a economia e para a saúde. A Coca-Cola, por exemplo, criou refrigerantes adaptados ao sobrepeso, a Coca Light ou Zero. Em vez de prosperar com um refrigerante que, todos sabemos, teve um papel essencial na explosão da obesidade americana, a Coca-Cola soube inventar outro refrigerante, sem açúcar ou xarope de glucose, e que, atualmente, é bastante lucrativo. Os fabricantes de muitos outros produtos aderiram a essa prática, inclusive os de cereais, comercializando seus produtos em versão menos açucarada, menos salgada, menos gordurosa, sem corantes ou aditivos.

Venho militando arduamente para que nasça uma economia que se enriquecerá com a luta contra o sobrepeso em vez de uma economia que prospera com ele.

Eu iria ainda mais longe: milito há anos para que a França se torne o país líder e o laboratório internacional da luta contra o sobrepeso, de onde surgiriam propostas virtuosas, destinadas ao um milhão e meio de pessoas com sobrepeso ou obesas. A França é, sem dúvida, o país que mais tem legitimidade nesse combate, pois é dotada de uma gastronomia considerada patrimônio imaterial da humanidade, com grandes chefs internacionalmente reconhecidos e produtos incríveis. A mulher francesa é celebrada por sua elegância e magreza. Luxo, alta-costura e turismo são indústrias francesas de renome mundial. Não tenho dúvida de que as opiniões da França seriam ouvidas e amplamente seguidas em todos os países.

Tomei consciência da utilidade desta segunda frente quando passei do controle direto e pessoal dos meus pacientes ao controle indireto, pelos meus livros.

Tenho, há muito tempo, a convicção de que a progressão do sobrepeso hoje é tanta, na França e em outros países, que escapa à solução tradicional do simples estar diante do médico.

É claro que alguns pacientes ainda poderão encontrar um nutricionista para guiar seu emagrecimento, mas não haveria profissionais o suficiente para os 27 milhões de pessoas com sobrepeso. Para afrontar essa doença de civilização e os seus tantos casos, apenas uma mídia de massa poderia ter chance de êxito. Foi por essa razão que escrevi meu primeiro livro em 2000, sem imaginar que teria tanto público. Ao descobri-lo, renunciei às consultas de 10 a 12 pacientes por dia para me endereçar às dezenas de milhões de outras pessoas no mundo inteiro.

Contudo, emagrecer tendo um livro como único suporte e norte exige determinação, motivação, necessidades particulares, força de vontade e um perfil psicológico que nem todo mundo tem.

Quando entendi que meu método inicial poderia ser muito combativo, exigente demais e, talvez, até rápido demais para algumas pessoas, trabalhei para criar uma abordagem completamente nova, que me ajuda a não perder essas pessoas pelo caminho. Durante muito tempo, testei o interesse, a eficácia e o impacto desta *Escada Nutricional*. Hoje, este novo método está, enfim, pronto e esculpido em seus mínimos detalhes. Espero utilizá-lo para me opor à moda atual do "não às dietas", uma moda oportunista, vinda dos Estados Unidos, e que ressurge periodicamente quando as dietas ganham terreno e ameaçam o mercado.

Essa moda é mais que ineficaz: é perigosa, pois visa a desmotivar quem hesita em abandonar o efeito tranquilizante proporcionado pelo alimento diante do estresse e da adversidade.

A cada dia, na França, homens e mulheres obesos, com mais de 55 anos, diabéticos ou hipertensos, morrem prematuramente. Algumas dessas pessoas ainda poderiam estar vivas hoje se não tivessem sido dissuadidas a emagrecer seguindo uma dieta, que é o único meio atualmente conhecido para reduzir o sobrepeso, assim como o diabetes, a hipertensão e os riscos relacionados à "diabesidade".

Inteiramente criada por psicólogos americanos, essa moda se baseia em dois argumentos falaciosos:

• **O primeiro argumento** é que o homem atual não seria capaz de impor a si mesmo o esforço de fazer uma dieta. Tal esforço seria traumatizante, a ponto de levá-lo a engordar novamente depois de ter emagrecido ou, até mesmo, passível de conduzi-lo a distúrbios alimentares. Os franceses que aderiram a essa moda americana — dos quais podemos suspeitar que tenham ligação com a indústria do açúcar, da farinha e do chocolate, uma vez que serve a seus interesses — cantam o mesmo cântico: meu método seria muito frustrante e muito difícil de ser seguido.

Em primeiro lugar, meu método não é frustrante, pois seus resultados são patentes e aparecem rapidamente. E, também, porque aqueles que fazem minha dieta dispõem de cem alimentos que podem ser consumidos livremente e à vontade. Quanto ao resto da gama alimentar, os alimentos são permitidos de maneira seletiva, graduada e estratégica.

Muitos dos que emagreceram depõem que meu método foi fácil de ser seguido. As inevitáveis mudanças para eliminar esses quilos incômodos — chegando a levar a certas deficiências — que meu programa propõe foram muito bem aceitas uma vez que a alegria do êxito é forte e gratificante. Meus pacientes puderam se olhar no espelho e apreciar sua imagem, felicitando-se por terem redescoberto sua silhueta e, principalmente, por terem restabelecido a autoconfiança e a alegria de viver. Muitos deles expressaram sua satisfação da mesma maneira, sem ambiguidades: "A dieta mudou minha vida." Tenho a lembrança de uma mulher que me afirmou:"Quando emagreço dessa forma, sinto mais prazer ao emagrecer que ao comer alimentos de fuga." Meu método original não é difícil de ser seguido, é simples, rigoroso e coerente.

• **O segundo argumento** do "não às dietas" é o de que essas seriam perigosas. A isso, respondo não apenas que é falso, mas que a ausência ou a recusa de uma dieta eficaz é o verdadeiro perigo quando se conhece a extrema nocividade do sobrepeso e da obesidade. É evidente que, para uma pessoa que engordou, ou mesmo que engordou além da conta, o alimento e seu abuso são o sinal de uma vulnerabilidade e de uma necessidade de gratificação alimentar para lutar contra tal vulnerabilidade. Quem nunca tentou acalmar um estresse ou diminuir uma tristeza através da comida? Para alguns, é sistemático, e é justamente o que é perigoso para a saúde. Dito isso, fico estupefato ao ver que é preciso demonstrar algo tão evidente e de bom senso. Emagrecer e reduzir o sobrepeso é se livrar de uma carga inútil, de uma deficiência; emagrecer só pode servir para melhorar a saúde; emagrecer reduz o teor de glicose no sangue, diminui mecanicamente a pressão arterial que ameaça diretamente o cérebro e o coração; emagrecer diminui o peso carregado pelas articulações das vértebras, dos quadris e dos joelhos e faz com que as apneias do sono — que poluem a vida e acabam por ameaçá-la — desapareçam quase sistematicamente. Reduzir o peso é tão salvador quanto parar de fumar ou parar de beber para um alcoólatra. Mas o peso econômico dos lobbies agroalimentares é tanto, e sua influência é tão forte e tão onipresente, que é preciso, incessantemente, argumentar para que se aceite a ideia de que emagrecer é benéfico e vantajoso para a saúde.

O propósito deste livro é, então, abrir uma segunda frente de combate na guerra contra o peso.

Por que esta segunda frente existe e qual é o seu diferencial?

A primeira frente é, como eu já expliquei a você, a do método que criei entre os anos 1970 e 2000, a dieta à qual seus usuários quiseram dar meu nome. Durante os seis primeiros anos de existência, meu método funcionou longe dos holofotes, pela simples modalidade universal do boca a boca e, principalmente, na grande praça pública de comunicação que é a internet. Aqueles que se beneficiaram do meu método falaram dele à sua maneira, com suas palavras e sua sinceridade, e sua própria vontade de passar a mensagem adiante. Ao fim desses seis anos, a Amazon divulgou uma mensagem comunicando que as vendas da obra *Eu não consigo emagrecer* haviam destronado as de *Harry Potter*.

Totalmente desconhecido pela imprensa e pelas mídias à época, lembro-me de ter recebido, no dia deste anúncio, 17 ligações de jornalistas querendo saber quem eu era. Ao longo dos seis anos seguintes, o sucesso da obra nunca foi desmentido, e eu escrevi outros livros que, assim como o primeiro, viajaram pelo mundo para difundir a mensagem de que um método — francês — fazia mais pelo emagrecimento do que todos os existentes até então. Fui tomando cada vez mais consciência de que o sobrepeso e a obesidade, atualmente vistos no mundo como uma pandemia moderna da humanidade, talvez não fossem uma fatalidade. Um bilhão e meio de indivíduos com sobrepeso, dos quais meio bilhão são obesos, não estavam obrigatoriamente condenados a permanecer assim, e era possível reduzir a progressão do sobrepeso com o audacioso objetivo de fazê-lo recuar e cessar.

Esse maremoto de entusiasmo em favor da minha dieta incomodou o suficiente para despertar contra ela um grande número de pequenos e grandes interesses ameaçados por minha ação. Isso me fez pensar muito, com humildade e espírito construtivo. O que aprendi com meus pacientes nesse tão longo período de vida de médico foi como eles pensam e agem sem ter necessariamente consciência plena e controle absoluto. Apoiando-me em minha sensibilidade e empatia, acabei por me impregnar de sua psicologia.

Uma pessoa nunca engorda por vontade própria.

Quando muito grande, o ganho de peso cria uma insatisfação e um sofrimento que não são suficientes para interromper os comportamentos responsáveis por ele. Por que e como uma mulher de 1,65 metro de altura, que pesava 65 quilos após ter seu primeiro filho, aos 25 anos, aceita pesar dez quilos a mais aos 30 anos, mesmo alarmada, e depois passa a 85 ou até mesmo 90 quilos alguns anos mais tarde? Isso é o que constatava todos os dias em minhas consultas.

Se a pessoa que engorda tolera esse sofrimento é porque deve encarar um outro sofrimento de intensidade ainda maior, mal discernido ou ocultado, para tentar dissolvê-lo em um prazer natural, mas usado em excesso ou de maneira compulsiva.

E, sistematicamente, chega o momento em que o ganho de peso se torna opressivo e mais difícil de aguentar que o sofrimento subjacente que o ocasionou. O copo está cheio, e a decisão de emagrecer se impõe, como uma fruta madura que cai do galho.

Levando-se em conta o perfil emocional e afetivo das pessoas que engordaram apoiando-se em uma bengala alimentar, a pergunta a ser feita é a seguinte: como elas poderiam se privar de tal bengala? E pelo que seria possível substituí-la?

A resposta do meu método, a primeira frente, era que a melhor das recompensas estava no próprio sucesso do empreendimento: a perda de peso e a autoestima recuperada. Para isso, desde o início, procurei oferecer aos meus pacientes um método de emagrecimento acima de tudo eficaz, e ainda mais em seu período "de arranque", para que a motivação fosse reforçada. Para pessoas que se imaginavam incapazes, emagrecer bastante e de forma rápida é um motivo poderoso de orgulho e valorização de si mesmo; a alegria imediata de emagrecer age como um anestesiante na eventual dificuldade de fazê-lo.

Enquanto isso, em meio a ataques partidários e parciais decorrentes do sucesso do meu método, recebi muitas mensagens emocionantes vindas de pessoas cuja hipersensibilidade, vulnerabilidade e, sobretudo, o contexto do "não às dietas" as tinham feito parar no meio do caminho. Tais mensagens me tocaram e **comecei a me perguntar se o rigor que era tão conveniente a uns poderia afastar outros e deixá-los à margem do caminho**, prontos a ouvir os vendedores de sonhos que recomendam o abandono das dietas.

Também ouvi todos aqueles que, tendo emagrecido com a minha dieta, engordaram novamente, pois não puderam seguir as duas últimas fases, e que se perguntavam se poderiam retomá-la com tanto ardor e motivação.

Finalmente, ouvi os que não se sentiam prontos ou com suficiente sobrepeso para começar uma dieta tão rígida, os que não tinham tanta pressa, que não sofrem de uma patologia preocupante ou que, pura e simplesmente, não têm a fibra heroica e que sentem a necessidade —

tão humana — de se deixar levar pela tentação, que não conseguem se imaginar passando dois meses sem beber um pouco de vinho, sem beliscar, sem comer chocolate ou sem experimentar as alegrias do convívio social em um restaurante nos fins de semana, mas que, de qualquer forma, querem emagrecer.

De acordo com as minhas estatísticas, coletadas graças ao questionário encontrado em meus livros, um a cada dois de meus leitores consegue emagrecer, e a metade consegue estabilizar seu peso. **Desse modo, dedico esta segunda frente àqueles que falharam ao tentar emagrecer ou que não conseguiram se estabilizar, ou ainda àqueles que não atingiram a plena maturidade de sua motivação.**

Sempre estive e continuo ainda mais em contato com aqueles tantos que se endereçam a mim. Alguns pacientes que falharam em sua tentativa me perguntam se podem retomar o método inicial, a primeira frente, recomeçando do zero. Eles desejam voltar ao combate, prontos para brigar, e, voltando ao terreno, conscientes do motivo pelo qual falharam, eles se sentem mais determinados do que nunca a ganhar. Sei que essas pessoas conseguirão, pois o que as anima e motiva é o desafio, a afronta, a vitória.

A dieta nem sempre chega ao seu objetivo na primeira tentativa. E a experiência e minhas estatísticas mostram que os que retomam o método original dessa forma têm êxito: é um pouco como para os fumantes que costumam conseguir parar de fumar na segunda tentativa.

Mas repito: trata-se das pessoas que me interpelaram, aquelas para quem meu método, em sua versão original, era muito ambicioso e parecia forte demais para o período de vida que atravessavam. Uma pessoa pode muito bem, hoje, não ser mais capaz de fazer uma dieta que, ontem, praticava com tranquilidade.

E, assim, pensei naqueles para quem o alimento é gratificante demais para que o abandonem por diversos dias, naqueles que têm muito pouco peso a perder para fazer uma dieta tão eficaz. Naqueles que são mais epicurianos que estoicos.

Hoje, para eles, abro esta segunda frente, para me reconciliar e, principalmente, para não abandoná-los ao poder dos lobbies, assim como para aqueles que, voluntariamente ou não, os financiam.

Antes de avançar mais, peço permissão para agradecer aos doutores Atkins e Montignac (falecido em 2010), com quem tive a oportunidade de me encontrar, respectivamente, em Nova York e em Paris. Ambos médicos muito talentosos, falaram-me de suas vidas e de seu combate à obesidade e ao sobrepeso. Seu depoimento e o relato de suas dificuldades em impor outra maneira de emagrecer me ensinaram muito. É lamentável que não tenham escrito eles mesmos sua própria história e suas pesquisas, pois estou convencido de que os dois trouxeram inovações importantes para a nutrição do século XX.

A primeira frente ou... "a maneira forte"

A guerra contra o sobrepeso

Decidi usar o termo "frente" para, de imediato, me situar em um âmbito de combate. Existe uma causa legitimada para os danos do sobrepeso, que é classificado como quinta calamidade da humanidade pela Organização Mundial de Saúde (OMS), e eu me posiciono como um combatente.

Repito: atualmente, ninguém engorda porque quer. Se você ganhou peso com o tempo, quilo após quilo, ou, às vezes, dezena após dezena, é, sem a menor dúvida, porque seu corpo está se defendendo. Talvez haja uma tendência ao sobrepeso em sua família. A influência do fator genético é inegável, mas é também parcial e, de forma alguma, pode ser considerada decisiva. É possível que seu desenvolvimento afetivo, ao longo do início de sua infância, tenha sido suficientemente perturbado para lhe causar uma vulnerabilidade "oral". É a isso que os psicólogos remetem quando utilizam o termo "linha de fuga em direção à comida", graças a uma hipersensibilidade ao meio ambiente ou uma intolerância ao estresse. Mas a soma desses dois fatores não pode explicar a existência de 27 milhões de franceses com sobrepeso.

Minha explicação consiste no que chamo de "doença da felicidade": à medida que avançamos no mundo, que nos formamos, um número cada vez maior de pessoas sofre de *falta de felicidade*. Se estou afirmando de maneira tão abrupta, é por ter consciência de estar dizendo algo escandaloso. Quando metade da população adulta de um país como a

França se acomoda com o sobrepeso, aprisionada, em sua grande maioria, em um corpo mal-amado, que vive e se movimenta mal, deve-se abandonar a justificativa relacionada a razões anedóticas, pessoais, aleatórias, à falta de vontade: é preciso encontrar uma explicação mais global.

Minha opinião, baseada na análise de uma longa experiência e na observação de milhares de pacientes, é que o sobrepeso é mais de ordem social e comportamental do que nutricional. Basta considerar *dois fatos decisivos*:

Você sabia que o sobrepeso é um fenômeno extremamente recente e que ele simplesmente não existia antes de 1944 sob a forma de um grupo de população constituída, ou mesmo recenseável? Além disso, tal fenômeno não se restringe apenas à França, podendo ser encontrado em todos os países do mundo, à exceção daqueles onde impera a fome. O fenômeno da obesidade é mais significativo nos Estados Unidos, país que inventou e difundiu o novo modo de vida segundo o qual vivemos atualmente.

Para, em tão pouco tempo, ter invadido o mundo inteiro a esse ponto, a causa do fenômeno só poderia ser estrutural: ela revela seu início em 1944, em um mundo governado pela economia. E, como essa prevalência da economia faz parte da ordem das coisas, é preciso aceitá-la, mas deixar a cada indivíduo a possibilidade de se defender, de se proteger e de afastar seus filhos dela. Para tanto, é preciso ter informações suficientes para escolher seu destino e seu futuro.

Desse modo, quando falo em combate e quando sou criticado pelo linguajar de guerra, é porque se quer ocultar ou mascarar o perigo e a ameaça que se alastra e contamina todo o planeta há mais de meio século. A China, que há apenas 15 anos estava protegida do perigo do sobrepeso, é hoje o país que, em um valor absoluto, tem a maior população com sobrepeso no mundo e, pior, a maior ocorrência de diabetes infantil, doença que não existia quando eu ainda era estudante de medicina.

Durante muitas décadas, tentou-se "ganhar tempo", apresentando o problema de se reduzir o sobrepeso como uma fantasia, um capricho do sexo feminino. Também se quis ver apenas a aparência jovial de um *bon vivant* na sobrecarga ponderal do obeso. Com ou sem a intenção de fazê-lo, desdramatizou-se o sobrepeso, subestimaram-se os problemas de saúde que ele cria e aos quais leva, recusando-se a sensibilizar as pessoas que não viam os riscos que corriam caso continuassem a engordar.

A obesidade não é uma entidade médica autônoma. Não chegamos ao mundo obesos, mas nos tornamos obesos. E sempre passamos pelo estado de um simples sobrepeso para depois nos tornarmos obesos, sem sequer perceber quando o índice de massa corporal (IMC) passa de 29 para 30. Então, aqueles considerados *bons vivants* mudam bruscamente de classificação e entram no campo da "verdadeira" medicina, o da patologia cardiovascular, do diabetes e do câncer. Depois de terem sido levados pelos violentos comerciantes de açúcares ao sobrepeso e à obesidade, essas pessoas passam a ser orientadas e tratadas pelos comerciantes de medicamentos. Entre 1980 e 1995, o sobrepeso e a obesidade progrediram regular e inegavelmente. Em 1997, após a proibição dos medicamentos anorexígenos, essa progressão aumentou ainda mais e constatou-se que as dietas clássicas, ditas de "baixa caloria", se mostravam profundamente inoperantes. Durante esse tempo, a indústria do açúcar, da farinha branca e produtos derivados apresentava uma progressão de lucros. E aconteceu exatamente a mesma coisa com o setor farmacêutico que vendia medicamentos para curar as complicações e comorbidades do sobrepeso. Tudo isso exercia uma ação extremamente favorável na atividade econômica, mantendo a França no grupo dos países ricos. Essa é, provavelmente, o motivo de tanta indulgência àqueles cuja atividade influencia na progressão do sobrepeso. Para citar apenas um exemplo, em meio a tantos outros, você sabia que, na França, existe uma "Semana do Paladar"? Ela se infiltra no mundo da criança, mesmo nas maternidades, e essa "educação" à gula, feita na idade de maior impregnação sensorial e emocional, é patrocinada... pela indústria do açúcar.

Como não podemos mudar o mundo e sua governança econômica, é preciso que os fabricantes, o mundo médico e os políticos entendam que devem arbitrar entre o cidadão e o Estado, entre a economia e a saúde. Essa direção é a direção do futuro. O caminho está livre, e eu acredito, como já lhe disse antes, que a França é o país com legitimidade internacional para conduzir esse combate, que seria nosso equivalente ao petróleo.

Para entender melhor e seguir minha segunda frente de combate, parece-me indispensável resumir os princípios-chave do meu método original de emagrecimento. Eu lutava contra a obesidade havia muitos anos em meu consultório, quando o desenvolvi.

Foi uma pesquisa longa e muito minuciosa que o tornou eficaz. Esse método fez com que eu contasse com um apoio extraordinário de uma comunidade de pessoas entusiastas e orgulhosas por terem conseguido resolver seu problema. Morando nos quatro cantos do mundo, evoluindo em culturas muito diversas, com hábitos alimentares diferentes, essas pessoas usaram meu método para emagrecer e nunca mais voltaram a engordar.

Isso foi possível para eles, e talvez seja para você também. É o desejável e o necessário. Estou certo disso.

Entenda bem que a abertura desta segunda frente não está, de maneira alguma, destinada a substituir a primeira frente de combate. É uma frente a mais, que se adiciona à primeira.

Se, diante da leitura desta *Escada Nutricional*, você está ainda mais apressado para combater o sobrepeso, talvez a primeira frente do meu método lhe seja mais conveniente, pelo menos agora. Nesse caso, simplesmente leia *Eu não consigo emagrecer*, no qual você vai encontrar, com mais detalhes, meus conselhos de acompanhamento sobre o modo de procedimento.

Saiba que a maneira forte, meu método original, é uma receita simples, dividida em quatro fases: duas para emagrecer rapidamente, o que é muito motivador para se chegar ao Peso Ideal (seu cálculo pode ser feito gratuitamente em meu site na internet, **www.dietadukan.com.br**), além de duas outras fases, destinadas a fazer com que você não engorde novamente. Meu método desenvolve-se em um, dois ou mesmo três meses, de acordo com a quantidade de peso a ser perdida. Pensando em retrospecto, posso dizer que o meu método se parece com meu jeito de ser, passional, decidido, não fazendo nada pela metade e dando o melhor de mim mesmo. E que ele convém a um tipo específico de paciente, aquele que também não gosta de perder tempo. Esses pacientes encontram em meu método uma recompensa rápida, global e suficiente para substituir a gratificação e o efeito tranquilizante que procuravam nos alimentos engordativos. O sucesso dessas pessoas foi o meu principal motivador para continuar inovando.

Nas indicações e nos conselhos que estruturam a segunda frente de combate, você encontrará o essencial do método original, mas orquestrado de um jeito muito diferente. A maneira de organizar suas refeições estende-se por sete dias, e deve ser repetida até serem perdidos os cinco, dez ou mesmo 15 quilos a mais. Em seguida, os conselhos e as instruções para a fase de consolidação (em duas partes) e a de estabilização unem-se aos da maneira forte do meu método.

Quais são os pontos-chave do método inicial?

Antes de mais nada, renunciei à contagem de calorias, às tão inoperantes dietas de "baixa caloria", para privilegiar as proteínas animais e vegetais (tofu, seitan, tempeh) e os legumes. Descobri a importância do farelo de aveia e do konjak, que não contêm calorias, sempre pensando na natureza humana e nas atividades "felizes", as que muitas vezes faltam na vida daqueles com sobrepeso ou obesos. Também desenvolvi a duração das quatro fases (ataque, cruzeiro, consolidação e estabilização). Não existia nada para o pós-emagrecimento e, desse modo, prescrevi uma alimentação equilibrada a longo prazo e recomendei três medidas simples a serem seguidas para o resto da vida.

Resumidamente, estas são as vantagens do método inicial que você também encontrará no método da segunda frente.

• Sua simplicidade

Cem alimentos à vontade — dos quais 66 são proteínas: carnes magras, vitela, boi (exceto a costela), miúdos, todos os peixes e crustáceos, aves sem pele (exceto pato e ganso), presuntos magros, fatias de peito de peru e de frango, ovos, proteínas vegetais (tofu, seitan, tempeh, hambúrguer de soja), laticínios, iogurtes e queijo fresco com 0% de gordura.

Além disso, também são permitidos 34 legumes (tomate, pepino, rabanete, espinafre, aspargo, alho-poró, vagem, couve, cogumelos, aipo, alfaces diversas, endívia, berinjela, abobrinha, pimentão, acelga etc.).

• Sua naturalidade

Legumes e proteínas constituíram a base da alimentação humana desde suas origens até os anos 1940. Eles foram e são, ainda hoje, indispensáveis e benéficos para o nosso corpo e a nossa saúde.

• Sua facilidade

Você pode se fartar, pois os alimentos prescritos podem ser consumidos **sem limite de quantidade.** Você é livre para misturar o que mais gostar e comer nas horas em que bem entender. É prático e agradável. O prazer da comida abundante, variada e com muito gosto (as especiarias e os condimentos são altamente recomendados!) vai acompanhá-lo.

• Sua firmeza

Instaurei uma estrutura de enquadramento forte, dividida em quatro fases, todas articuladas entre si, para que você tenha o máximo de suporte e acompanhamento durante sua empreitada. Para mim, foi preciso apoiá-lo e encorajá-lo da maneira mais eficaz possível.

• Sua perenidade

A proteção do peso perdido é de extrema importância, pois duas das quatro fases são dedicadas à consolidação e, em seguida, à estabilização para o resto da vida. Uma aposta, um desafio, a prova de que é possível — não existe fatalidade.

• Sua variedade

Meu método dispõe de 2 mil receitas admiráveis, fáceis, vindas de todos os cantos do mundo. Elas são saborosas, originais e corretas no plano nutricional, pois se a ideia é eliminar peso, que seja com prazer e satisfação!

• Sua inovação

A adição do farelo de aveia é uma das bases do meu plano alimentar. Suas virtudes fazem dele um aliado indispensável e muito eficaz.

• Sua sabedoria

A atividade física cotidiana privilegia a caminhada e a dose prescrita em atestado médico é de caminhar vinte minutos por dia.

• Sua presença constante

O Programa de Emagrecimento Online foi desenvolvido para que você tivesse o apoio, o acompanhamento e a interação com minha equipe especializada no meu Método. Pela manhã, você recebe orientações e, à noite, envia um relatório, com o objetivo de reforçar a motivação e as decisões certas no cotidiano.

• Seu sucesso

O que, é claro, é fundamental. Baseado na eficácia e na rapidez dos resultados obtidos, meu método foi usado por dezenas de milhões de pessoas que o difundiram espontaneamente e, ao que me consta, nunca causou qualquer dano a quem quer que seja.

Se a teoria lhe interessa, saiba que, no plano metabólico, o funcionamento do meu método baseia-se em cinco pontos:

1) Meu método rompe com o sistema de calorias, ao menos da maneira que ainda se pratica. A contagem de calorias diárias apoia-se em um argumento simples, que parece óbvio, mas falso. A caloria serve de unidade de medida e, por definição, uma caloria seria equivalente à outra, como um grama é sempre um grama. Isso é válido se tomarmos a caloria isoladamente, de maneira teórica e abstrata, fora do corpo. Mas as calorias existem apenas dentro de um alimento, e seu impacto real é exercido apenas quando são tratadas *dentro* do nosso corpo. E esse impacto não é sempre o mesmo. Para que você entenda o que quero dizer, dou um exemplo: um quilograma é equivalente a um quilograma. De acordo. Imagine que eu jogue um quilo de plumas pela janela e, depois, outro quilo, mas de chumbo. Para quem está passando, é melhor ser atingido por um quilo de plumas do que um quilo de chumbo!

Exatamente o mesmo acontece com as calorias dos diferentes alimentos que o corpo recebe. Elas não são tratadas da mesma forma e não terão o mesmo efeito sobre ele.

O corpo digere e assimila os alimentos de maneira muito diferente, de acordo com sua composição química ou física. Desse modo, cem calorias de açúcar ou de óleo pedem muito pouco esforço ao corpo para serem desintegradas e passarem para o sangue: apenas duas ou três calorias. Enquanto isso, para eliminar as proteínas de um bife em seus aminoácidos de base e fazê-los passar, um a um, para o sangue, o corpo deverá gastar dez vezes mais, ou seja: 32 calorias.

Além disso, as calorias são fornecidas por alimentos de gosto, textura e consistência muito diferentes. Não se come da mesma forma — nem com o mesmo ardor — cem calorias de alho-poró ou de mexilhões e cem calorias de chocolate. As sensações diferem, e nosso cérebro pode, rapidamente, nos incitar a preferir o chocolate ao alho-poró cozido no vapor.

Infinitamente piores, os açúcares (carboidratos rápidos) iniciam, assim que chegam ao sangue, uma reação de defesa que induz à secreção reflexa de insulina, que transforma o açúcar em gordura e o armazena no tecido adiposo.

Não, decididamente, as calorias não são todas iguais.

2) Meu método considera os carboidratos violentos, rápidos e invasivos como os principais responsáveis pelo sobrepeso, pela obesidade e pelo diabetes, reunidos no termo "diabesidade".

Xaropes de glicose, de frutose, refrigerantes com açúcar, farinhas brancas refinadas, pães brancos, cereais matinais, sucos, farináceos doces, biscoitos... Por que são tão perigosos? Eles têm um índice de penetração rápida, invasiva — índice glicêmico — no corpo, são agressivos para o pâncreas, que secreta insulina para proteger o organismo. A insulina os reprime, transformando-os em gordura, e essa gordura instala-se no tecido adiposo. Ao longo dos anos, o pâncreas se cansa, reduz a produção de insulina e o diabetes se anuncia. O homem não é dotado de uma *fisiologia* capaz de lidar, sem danos, com a invasão de carboidratos violentos. Eles se concentram, em sua maioria, nos produtos alimentícios industrializados.

Insisto neste ponto e preciso de toda a sua atenção para lhe mostrar por quê: quer você escolha a primeira ou a segunda frente de combate, o que explicarei terá um papel fundamental não apenas para que você emagreça e estabilize seu peso, mas também para que proteja sua saúde.

Se você não for diabético, seu sangue contém um grama de glicose por litro. Como seu corpo contém cinco litros de sangue, você tem cinco vezes um grama, ou seja, cinco gramas de glicose, o que equivale a uma colher de café de açúcar em pó. Quando você come um pacote de biscoitos, absorve mais de cem gramas de carboidratos que chegarão ao seu sangue em quarenta minutos, chegando a vinte gramas por litro de sangue. Isso o mataria com um coma diabético se o seu pâncreas não secretasse insulina. Sim, esse hormônio salva sua vida quando você come açúcares rápidos em excesso, mas também faz com que você engorde. Quando você come pão branco, cereais matinais, purê de batata, massas muito cozidas, mel, quando bebe refrigerante com açúcar, quando absorve tudo o que contém "carboidratos violentos", a insulina jorra para expulsar imediatamente o aumento alarmante de carboidrato em seu sangue.

A primeira ação da insulina é obrigar todas as células do corpo a priorizar a queima dessa glicose, bloqueando a utilização de ácidos graxos presentes no sangue. Tais ácidos voltam, assim, para suas reservas, os adipócitos.

A segunda ação da insulina é, com toda a urgência, expulsar a glicose para fora do sangue. E, para isso, existem apenas três lugares de acolhida possíveis: o fígado, os músculos e o tecido adiposo.

Vejamos com maiores detalhes: o fígado pode acolher glicose armazenando-a sob forma de glicogênio, mas seu espaço de armazenamento é limitado e, frequentemente, já obstruído — nas pessoas sedentárias —

pela glicose armazenada na véspera. O mesmo acontece com os músculos, que são os primeiros consumidores de glicose — com a condição de serem utilizados. No caso do sedentário, a glicose inutilizada fica estagnada nos músculos, que não podem mais aceitar outra coisa. Assim, é essencialmente no tecido adiposo que a glicose, expulsa do sangue pela insulina e transformada em gordura, chegará a um espaço de armazenamento praticamente ilimitado, podendo acolher vorazmente mais de um milhão de calorias!

3) Meu método reduz a quantidade de lipídios, unicamente graças à sua riqueza calórica. Eles são necessários, mas apenas um pouco já é suficiente. Um grama de lipídio fornece nove calorias, enquanto as proteínas e os carboidratos trazem apenas quatro.

4) Meu método abre um belo e imenso espaço aos legumes, que, insisto, devem ser, tanto no método original quanto na segunda frente de combate, não apenas consumidos à vontade, mas "tanto quanto possível". Eles são essenciais, riquíssimos em vitaminas, sais minerais e fibras, além de serem pobres em carboidratos.

5) Meu método confere um papel central e basilar às proteínas. As proteínas são os alimentos que mais geram a sensação de saciedade, mas demandam do corpo um trabalho pesado de digestão e assimilação, reduzindo em muito o seu proveito. Ao longo desses últimos sessenta anos, à parte alguns detalhes, as proteínas permanecem as mesmas. Um ovo de antes de 1944 e um ovo de hoje em dia são idênticos. O mesmo pode ser dito sobre um bife, uma posta de bacalhau, uma coxa de frango, camarões ou caranguejos. Além disso, estudos financiados pela Comissão Europeia mostraram que a manutenção de um peso estabilizado é condicionado por seu teor em alimentos ricos em proteínas.

O que podemos constatar? O território alimentar que, durante a segunda parte do século XX, viveu um verdadeiro progresso é o dos alimentos elaborados a partir do terceiro nutriente: os carboidratos. E, entre eles, é claro, o açúcar branco e a farinha branca ultrarrefinada, além dos xaropes de glucose e de frutose, grandes responsáveis pela explosão da obesidade mundial. Hoje, o perigo vem dos farináceos doces, dos biscoitos e, por extensão, da imensa gama de produtos para beliscar, cujo índice glicêmico (ou taxa de penetração no sangue) representa uma agressão direta ao pâncreas e uma secreção massiva de insulina. A glicose, destino final desses alimentos para beliscar, é o alimento energético por excelência. Mas se torna um veneno dissimulado quando o corpo, mergulhado no sedentarismo, quase não a utiliza mais e o pâncreas, cansado, reduz sua produção de insulina e deixa que sua porcentagem sanguínea de base aumente.

Na França, passamos de mil pessoas com sobrepeso em 1950 a um milhão em 1960, e 27 milhões em 2009.

Este furacão sanitário está relacionado à ação de dois efetores biológicos: **a serotonina** e **a insulina**, cujos efeitos combinados explicam a intensidade do fenômeno.

• **A serotonina** é um neurotransmissor que o cérebro produz quando adotamos comportamentos que, direta ou indiretamente, protegem nossa sobrevivência. Somos recompensados com uma sensação de prazer e recarga de vontade de viver. Quando estamos carentes de serotonina, não temos consciência, mas sentimos um vago mal-estar que, de maneira tão inconsciente quanto, nos leva a comportamentos capazes de produzi-la. É dessa forma que, apesar da contrariedade consciente ao ganho de peso, nos sentimos atraídos por alimentos mais gratificantes, os que têm o maior poder de produção intracerebral de serotonina.

• **A insulina** age de maneira muito diferente. Trata-se do hormônio secretado pelo pâncreas para controlar o nível de glicose no sangue e mantê-lo em uma concentração em que não seja perigoso para os órgãos irrigados. A invasão de alimentos ricos em carboidratos violentos, para os quais o homem e seu pâncreas não foram fisiologicamente preparados, leva a uma secreção cada vez maior de insulina, que é responsável por um ganho de peso e, para uma parte das pessoas dotadas de um pâncreas frágil, pelo diabetes.

Em suma, por trás da ação dessas duas substâncias biológicas vitais revela-se um único e mesmo agente causal, uma mesma responsabilidade, um mesmo culpado: os carboidratos violentos ou açúcares-relâmpago. Esses alimentos (açúcar, farinha branca, cereais matinais, bolinhos, balas, biscoitos, chocolates, refrigerantes, purês etc.) são tão tóxicos quanto o álcool e o tabaco e, como eles, precisam do poderoso apoio dos *lobbies* para continuarem a ser explorados e promovidos.

Além disso, esses alimentos "não humanos" que, no âmbito do paladar, nos parecem deliciosos, geram sensações que nosso cérebro trata nos mesmos circuitos da recompensa em que agem as drogas mais pesadas. Os neurocientistas sabem que os açúcares rápidos são substâncias viciantes. Elas são usadas para combater o mal-estar, a insatisfação, o sofrimento, o que explica como esses alimentos, suficientemente sensoriais para serem gratificantes, engordam principalmente as pessoas vulneráveis e submersas na adversidade.

E, finalmente, com um mesmo valor calórico, esses alimentos são os mais baratos do mercado, o que explica o fato de a obesidade atingir, prioritariamente, as classes mais desfavorecidas, que precisam, mais que as outras, de um prazer intenso e de baixo custo. O ciclo se completa.

Considero o açúcar e os carboidratos violentos os principais responsáveis não apenas pela epidemia da obesidade, mas também pela do diabetes. Essas duas doenças que, desde sempre, foram estudadas e classificadas separadamente, revelaram sua junção a partir de sua fulgurante ascensão concomitante. Elas têm a mesma origem e o mesmo agente causal. Sua evolução depende do estado do pâncreas.

Se o seu pâncreas for hereditária e geneticamente resistente, o excesso constante de consumo de açúcar vai levá-lo ao sobrepeso e, caso continue, à obesidade.

Mas, se seu pâncreas for geneticamente vulnerável, graças a uma tendência familiar ao diabetes, você engordará e se tornará diabético.

Quando, depois de terem sido alimentados com excesso de açúcar, obesos e diabéticos chegam aos 50 anos, seu corpo, sufocante, começa a se deteriorar. Em geral, é o momento em que as grandes complicações do sobrepeso podem agir, afetando o sistema cardiovascular, a pressão arterial, com risco de acidente vascular cerebral, câncer, apneias do sono, artroses, insuficiência renal e diálise, amputações, cegueira...

Como se desenvolve a primeira frente de combate?

O método original é constituído por quatro fases: duas para emagrecer, concentrando todas as forças em uma forte motivação para caminhar em marcha rápida em direção ao Peso Ideal, e duas outras criadas para que você não engorde novamente.

1) A fase de ataque dura, em média, quatro dias (entre três e sete, dependendo do peso a ser perdido). Nela, são utilizados 66 alimentos naturais, ricos em proteínas, autorizados à vontade. Os cortes magros de boi e vitela, todos os peixes e frutos do mar, sem qualquer exceção, as aves sem pele (exceto as de bico chato, como pato e ganso), os ovos, os presuntos magros de peru, frango e embutidos magros, os laticínios com 0% de gordura e as proteínas vegetais, como o tofu, o seitan e o tempeh. A tudo isso, adicionam-se uma colher e meia de sopa de farelo de aveia por dia e vinte minutos de caminhada cotidiana.

Seus resultados são fulminantes: a perda de peso obtida varia entre um quilo e meio para um sobrepeso de cinco quilos, e cinco quilos, para um sobrepeso superior a 25 quilos. A rapidez dos resultados é muito encorajadora. É um reforço poderoso e durável da motivação do paciente que quer fazer a dieta.

2) A fase de cruzeiro é o que se segue imediatamente à fase de ataque e introduz todos os legumes, com exceção dos feculentos. Essa fase avança com o ritmo de um quilo perdido por semana, até a obtenção do peso determinado.

Aos legumes, adicionam-se duas colheres de sopa de farelo de aveia por dia e trinta minutos de caminhada cotidiana. Em caso de estagnação, deve-se passar a sessenta minutos de caminhada durante quatro dias.

Para um objetivo de perda de peso de dez quilos, por exemplo, quatro dias de fase de ataque são necessários para uma perda de dois quilos, além de oito semanas de fase de cruzeiro para uma perda global desses dez quilos em dois meses.

3) A fase de consolidação começa no dia em que o Peso Ideal é obtido.

Seu objetivo é evitar a volta imediata ao sobrepeso, o famoso "efeito-sanfona", abrindo-se suficientemente a gama alimentar não para se continuar a emagrecer, mas sim para se evitar que se ganhe peso novamente.

Sua duração é proporcional à perda de peso, ou seja, dez dias por quilo perdido.

Por exemplo: são necessários cem dias de consolidação para uma perda de peso de dez quilos.

A fase de consolidação divide-se em duas partes iguais.

Se são cem dias de consolidação, temos duas vezes cinquenta dias.

A primeira parte da consolidação associa os seguintes alimentos:

- As proteínas continuam autorizadas à vontade, tanto quanto necessário.
- Os legumes também são autorizados à vontade, não apenas tanto quanto necessário, mas sempre que possível.

A isso, adicionamos:

- Uma fruta por dia: todas, com exceção de uvas e bananas.
- Duas fatias de pão integral.
- Uma porção de quarenta gramas de queijo light, se possível, nunca passando dos 45% de gordura.
- Uma porção de 180 gramas de feculentos: massas cozidas *al dente*, arroz integral, sêmola de trigo, lentilhas, feijão-branco ou grão-de-bico.
- Evite batatas, arroz branco e massas muito cozidas, cujos carboidratos invasivos ocasionam secreção de insulina e armazenamento de gordura.
- E, finalmente, uma refeição de gala por semana, composta por uma entrada totalmente livre, assim como um prato principal, uma sobremesa e uma bela taça de vinho ou um bom copo de cerveja. Ao longo da refeição, tudo é permitido, menos se servir duas vezes.

A segunda parte da consolidação tem a mesma estrutura da primeira, mas se estende da seguinte maneira:

- Duas frutas, em vez de uma.
- Duas porções de feculentos, em vez de uma.
- Duas refeições de gala por semana, em vez de uma.

Todos os alimentos reúnem-se e constituem um modelo de alimentação humana ideal. Essa fase de consolidação é próxima da dieta cretense, a maneira mediterrânea de se alimentar. E, se pudesse ser seguida por todos, seria possível conservar o peso normal e fazer com que todos os que emagreceram não engordem novamente.

4) A fase de estabilização é a última da minha dieta. Ela demanda boa gestão da autonomia de uma total liberdade no plano alimentar. Essa fase é, ao mesmo tempo, a principal e a mais vulnerável: é o momento em que a estrutura e as direções do enquadramento são interrompidas para dar lugar a três medidas, reduzidas à sua mais pura expressão, para que possam ser conservadas para o resto da vida.

A única maneira de vencer o sobrepeso é, fundamentalmente, nunca mais voltar a engordar, pois todas as pessoas que têm peso a perder, inclusive as que sofrem de uma obesidade mais grave, já perderam seu sobrepeso ao menos uma vez na vida.

Trata-se de conservar a base dos alimentos da fase de consolidação como referência de alimentação humana ideal. Tais alimentos compõem uma plataforma de segurança que o ajudará a recuar em caso de excessos alimentares que coloquem a estabilidade em risco.

Durante essa fase, as três medidas são simples e garantem a melhor relação entre restrição e eficácia:

- **A Quinta-feira Proteica**, que é um dia de proteção por semana, para proteger os seis outros dias. Esse dia faz com que você erradique qualquer desequilíbrio. Não fazer a Quinta-feira Proteica é transgredir as regras e perder os bons hábitos. Conseguir realizá-la é manter o controle.
- **Vinte minutos de caminhada por dia** e o abandono dos elevadores e escadas rolantes. Aqui, trata-se de se manter ativo, resistir ao sedentarismo ou à passividade.
- **Três colheres de sopa de farelo de trigo por dia.** Uma medida virtuosa, indolor e útil.

Essas três medidas funcionam como um ritual e, além disso, são eficazes e pouquíssimo incômodas. Elas reforçam sua motivação para não colocar seu Peso Ideal em risco. Atuam como um "kit de vigilância", de certa forma.

Constatei este fato com entusiasmo: todos os que aceitam essas três medidas não engordam novamente. Frequentemente, ou mesmo muito frequentemente, eles observam que o centro de gravidade alimentar deslocou-se para os legumes e as proteínas. Seu apetite não é mais voltado para os feculentos, para o açúcar ou as gorduras. E tudo isso acontece de maneira flexível, ao longo dos dias de seguimento do meu método e, em seguida, com toda a liberdade. Para minha grande alegria, o leque de nutrientes que cuidadosamente disseminei nas diferentes fases ainda é uma aquisição tanto prática quanto teórica. Mesmo quando essas pessoas vivem em um ambiente muito tentador (almoços de negócios, grandes encontros de família), elas sabem se manter firmes, evitar os excessos e integrar o ritual protetor da Quinta-feira Proteica, que lhes garante que nunca mais voltarão a engordar.

Agora, você já conhece o essencial do meu método original. Na *Escada Nutricional* da segunda frente de combate, você encontrará os mesmos princípios, mas aplicados ao longo da ou das semanas que lhe serão necessárias para chegar ao seu Peso Ideal. Depois, virão as fases de consolidação e de estabilização; você vai se deparar novamente com meus três conselhos do "kit de vigilância" e de controle do seu peso.

O prazer e a serotonina

Tenho, agora, um presente extremamente importante para lhe dar. Posso garantir que a leitura das próximas páginas mudará o curso de sua vida. Na verdade, gostaria de parar um instante para entretê-lo com um ponto ao qual atribuo extrema importância, um ponto sobre o qual pensei muito e que me trouxe muitas reflexões, tanto sobre minha relação profissional com o sobrepeso quanto — e mais ainda — sobre minha compreensão do mundo e elaboração da minha filosofia de vida. Quero muito compartilhar esse presente com você, e você decide como fará uso dele.

Tenho certeza de que ele vai ajudá-lo a viver melhor, particularmente no âmbito do sobrepeso, que, muitas vezes, revela uma insatisfação latente.

O que você é, como aquilo que eu sou, seja no plano corpóreo, fisiológico, físico, mental, afetivo, psicológico e espiritual, não foi programado para viver no mundo em que habitamos. Quando uma mãe coloca uma criança no mundo hoje, coloca em seu berço um pequeno humano concebido pelas leis da evolução para sobreviver no ambiente original de nossa espécie. Ele "sai da fábrica" para viver em um âmbito natural, ao qual resiste e, permanentemente, deve superar, sob o risco de perecer. Um mundo em que o alimento é raro e se defende, um mundo sem antibióticos, sem concreto e metralhadora, sem telefone, sem telas, sem hospitais ou maternidades, sem seguro social, sem cinema, sem sites de relacionamento ou redes sociais. No que nos diz respeito, com relação à alimentação, um mundo sem qualquer rastro de açúcar, sem supermercados — esses lugares em que a oferta de comida é tanta que o esforço se inverte: não precisamos mais lutar para encontrá-la, mas para recusá-la.

Sim, houve um tempo em que a vida era arriscada, em que ninguém acordava com a certeza de que se deitaria vivo à noite, à mercê de um ferimento infectado, um parto difícil, fome ou frio. Mas, nesse mundo sem segurança, havia o imenso prazer da caça e da colheita em meio a uma natureza virgem, que se impunha, ou ainda das ligações solidárias para garantir a sobrevivência em uma família mais extensa. E no coração desse grupo estava o parceiro de vida, cujo magnetismo da diferença sexual torna a presença indispensável. Assim como o apego às crianças e aos pais que, sem esforço, se tece em uma necessidade aguda e permanente de sobreviver.

Um grupo em que cada pessoa se destaca no que sabe fazer de melhor e no qual o conjunto coordenado avança como uma proa frágil em uma maré alta, muito alta. Um chefe que é nada menos que o primeiro no combate; o *medecine man*, um curador natural, que conhece os gestos e as plantas que curam; o feiticeiro que fala com as forças invisíveis e com os deuses; o "bobo" que alegra, canta, dança, faz mímica; e o caçador que conhece a linguagem dos animais e os mata pedindo desculpas, porque o faz por sua sobrevivência. Um grupo do qual se reivindica o pertencimento ciumento e quase biológico, fora do qual a insegurança é absoluta e a morte é certa.

O hábitat, imenso e natural, em meio a um espaço tão disponível quanto o céu e o mar. Um hábitat que protege e do qual se precisa para dar segurança a todos aqueles que importam e sem o qual é impossível sonhar enquanto se dorme.

Um corpo vivido e utilizado como instrumento primeiro da sobrevivência, um corpo que alimenta, que protege e defende, uma arma e uma ferramenta, cujo uso é prazeroso e cuja posse revela o sagrado. Um corpo do qual temos necessidade.

Uma natureza hostil, mas que alimenta, que pode ser tanto um berço quanto uma mortalha, espaço suntuoso povoado por predadores e presas. Uma natureza à qual se pertence e que se divide com animais, plantas e os elementos.

A necessidade de jogar, de rir, porque isso é próprio do homem, de estar junto para se divertir e aprender a viver.

Enfim, a imensa e imponente necessidade do sagrado, o que faz a grandeza do primitivo, sua necessidade orgânica de acreditar em um universo governado por poderes invisíveis, mas palpáveis, e cuja magia rege sua vida. Essa necessidade irracional impõe-se a ele como as pulsações de seu coração. Tudo é interpretado em função daquilo em que ele acredita, sem qualquer necessidade de provas. É essa energia mágica que o faz erguer totens, rever tabus, submeter-se às forças de dilúvios, ventos e tempestades e aos mandamentos dos deuses que, diante de uma simples evocação, dissolvem a angústia da morte. Não importa o quão longe olhemos, o homem viveu em um mundo enfebrecido pelo sagrado.

E, para se endereçar a essas forças veneradas e inquietantes, uma necessidade síncrona e gêmea, uma atração, ou mesmo uma fascinação biológica e cerebral pela linguagem e pela beleza, uma necessidade de se impregnar do belo, de reconhecê-lo e, para alguns, de criá-lo. O belo espiritualiza tudo aquilo que impregna.

Eis o nosso homem, o Sapiens sapiens. Este é você, este sou eu.

Esse homem emergiu há 200 mil anos da fábrica da evolução das espécies, com um manual de instruções sublime que o situa no topo do degrau da vida. E, depois, ele se reproduziu, durante 190 mil anos, em um mundo em que sobrevivem e se reproduzem apenas os indivíduos que têm garra para viver, seguindo a voz interior de seus instintos.

Hoje, como ele, somos programados para responder a esses mesmos instintos, habitados por comportamentos de busca de prazer, prazer que nos é entregue quando perseguimos nossos objetivos, aqueles que garantem a sobrevivência do indivíduo e da espécie.

Quando estou com fome, como, saboreio e sobrevivo.

Amo uma mulher, ela e eu buscamos prazer nisso, damos a vida, e a espécie sobrevive.

Esse guia e essa sincronia de nossas ações são orquestrados em nosso cérebro sob a forma de uma magnífica sinfonia neuronal.

Chamo o maestro dessa orquestra de **Pulsar de vida**, um emissor primordial situado nas profundezas do cérebro arcaico. Ele começa sua emissão muito cedo, no conforto do ventre materno, para nunca mais parar, exceto em caso de acidente depressivo.

Preste atenção, pois não estou falando de um homem genérico, virtual ou teórico. Estou falando de você.

Desse modo, seu Pulsar emite, constantemente, nada menos que o que faz a diferença entre um ser vivo e um morto (ou um grande depressivo): uma energia vital, vivida como seu desejo de viver. Essa energia ou pulsão serve para estimular a dezena de **comportamentos de busca de recompensa** encarregados de ajudá-lo a viver melhor. Sua missão é fazer com que você produza uma recompensa particular, chamada **Prazer**, cuja sensação pode variar em função dos alvos que esses comportamentos atingem.

Existe um abismo entre o prazer de comer, o prazer sexual, uma caminhada na floresta ou a leitura de um livro; contudo, quaisquer que sejam os prazeres recolhidos e os diferentes caminhos, todos levam a Roma. Sua missão é comum e era desconhecida há pouco menos de vinte anos: fazer com que o cérebro secrete um mediador químico extraordinário. Trata-se da **serotonina**, fiadora do pilar do edifício humano, o gosto pela vida, a vontade de viver e a necessidade de existir, sem a qual tudo pode parar rapidamente.

Como se efetua essa missão majestosa?

> O Pulsar fornece a energia, os comportamentos de busca perseguem seu alvo, a serotonina é produzida e volta constantemente em direção ao Pulsar, para recarregá-lo e garantir a manutenção de sua pulsação.

É dessa maneira que os homens vivem e é por isso que, hoje, estamos vivos.

Depois de 190 mil anos de vida "natural", o homem descobriu que podia criar animais, em vez de caçá-los, e cultivar vegetais, em vez de colhê-los. Outro tipo de vida humana nascia, mais segura e mais longa.

O grupo humano livrou-se da violência da sobrevivência imediata. O cérebro humano desenvolveu-se e organizou-se para produzir o progresso e gerar descobertas muito simples, mas decisivas, como a roda, a vela, o arco, o metal e o jugo, que melhoraram enorme e progressivamente a vida cotidiana.

E assim foi até 1944, quando a ciência, a tecnologia, a comunicação, os transportes e a medicina deram origem a uma revolução tão importante quanto a do Neolítico, que deu fim à vida primitiva. Essa revolução marcou a entrada do universo do "todo econômico", em que o mandamento mestre tornou-se o Crescimento. Em troca do conforto e do espetáculo, os indivíduos abdicam em favor de suas sociedades, cujas prioridades, a partir desse momento, eclipsam as suas próprias e fragilizam o princípio humano fundador.

Se o modelo de funcionamento do animal humano jaz em uma colheita suficiente de serotonina, sem a qual não pode sentir prazer ou necessidade de viver, o das sociedades atuais jaz na necessidade infinita de crescimento.

Para garantir esse crescimento, nossas sociedades precisam, a cada ano, produzir um pouco mais de riquezas e bens. E, para absorver essa produção, precisam que seus membros consumam o que é produzido. Nesse tipo de sociedade, cuja religião é a economia, você permanece integrado ao grupo e beneficia-se de sua profusão, mas com a condição de exercer seu papel de consumidor. Isso poderia ser perfeitamente legítimo e possível, mas você não foi programado para esse papel e esse destino. Em você, "o humano resiste".

Assim, a sociedade precisa condicioná-lo a adaptar-se a ela, e é nesse caminho de influência surda que reencontramos a problemática do sobrepeso, um efeito colateral desse adestramento. Um adestramento é exercido sob o fogo cruzado de duas incitações.

A primeira incitação você já conhece, pois está impregnado dela em seu cotidiano. Ela usa a publicidade, o marketing, as embalagens, o *lobbying*, o som, a imagem, a escrita, a sedução, o sexo, o lúdico, as competições, os formadores de opinião, o "visto na televisão". Sem precisar, você se vê comprando um pacote de viagem para a Tailândia, tendo dois celulares, bebendo um refrigerante importado. A experiência prova que, na maioria dos casos, assumimos esse papel de consumidores e, com muita frequência, pensamos que isso é progresso e faz parte dos caminhos da História.

A segunda incitação tem mais a ver com a dissuasão ou o evitamento, é uma incitação negativa da sociedade. Ela é surda, latente e avança mascarada, pois é cínica, imoral e dificilmente confessável. Ela o leva, pura e simplesmente, a desligar-se de tudo que foi programado em sua natureza e que pode torná-lo naturalmente feliz.

As satisfações naturais são gratuitas. Se você seguisse seu instinto, iria, espontaneamente, em direção a essas satisfações simples, mas densas e profundas.

Mas, então, o que aconteceu em 1944?

Nesse ano, os acordos de Bretton-Woods selaram um novo pacto monetário e econômico que instaurou uma mudança radical em nossa condição humana: as necessidades da sociedade e de seu funcionamento devem prevalecer sobre as do indivíduo. A partir desse momento, tudo é feito não para proporcionar o desenvolvimento do indivíduo, mas o de um novo tipo de sociedade, que não pode sobreviver senão produzindo e consumindo cada vez mais, a cada ano.

Façamos uma reflexão sobre essa nova equação da vida humana. Ela lhe diz respeito de maneira direta, caso você tenha problemas de peso.

A sociedade, através dos produtores, lhe propõe uma imensa gama de produtos de consumo, o que inclui os produtos alimentares. Certamente, eles lhe trazem satisfações, mas superficiais e efêmeras, às quais você rapidamente se habitua e que, por isso mesmo, acabam se tornando necessárias. De acordo! Entretanto, ao mesmo tempo, essa pressão entra em concorrência surda e acalorada com as satisfações que seus receptores cerebrais esperam para secretar serotonina, sua "razão biológica de viver".

Tendo chegado a esse momento do livro, pergunto-me se não o estou levando um pouco longe demais, a uma reflexão que pode lhe parecer distante de sua preocupação concreta de emagrecer e da descoberta da segunda frente de combate contra o sobrepeso. No entanto, pensando melhor, acho que não, pois, em meus livros, costumo ter a oportunidade de levantar esse debate e me dei conta — para grande surpresa do meu editor — de que meus leitores ficavam muito agradecidos.

Sempre vou me lembrar do que, para mim, foi um evento muito significativo. Fui convidado a participar de um programa de televisão, de um canal aberto famoso, em um horário de grande audiência. Alguns momentos antes de entrar no palco, o assistente do set de filmagem veio até mim e me disse: "Doutor Dukan, queria pedir que o senhor evitasse frases muito longas e, principalmente, acima de tudo, que se exprima como se estivesse falando com crianças de 5 anos." Fiquei revoltado e profundamente indignado contra o que Dalí chamava de "cretinização das massas"! Então, quero acreditar que você não tem medo da profundidade, quando ela é expressa com simplicidade.

Sendo assim, continuarei, e, se não estiver nem um pouco interessado no fundamento mais íntimo e, logo, a mais forte das razões que levaram você e mais 27 milhões de franceses a entrar no grupo do sobrepeso, você pode, sem problema algum, passar diretamente à apresentação da segunda frente de combate.

Tudo que acabo de expor aqui está diretamente ligado ao papel da serotonina. Essa descoberta relativamente recente, da qual ainda não conhecemos totalmente a dimensão, indica-nos, pura e simplesmente, os caminhos que devem ser seguidos e os comportamentos a se praticar e que, desde sempre, existem em nós, porque temos vontade de viver, e de viver felizes. Um indivíduo que perdeu a vontade de viver não vive muito tempo, e, se todos os indivíduos de uma espécie se encontram nessa situação, essa espécie corre o risco de extinção.

Como somos programados para continuar a viver? Graças a um sistema simples e genial, utilizado ao longo da evolução de todo o reino animal: o jogo de atração e repulsa.

A serotonina é a peça mestre de um sistema cerebral que recompensa os atos e os comportamentos protetores da vida e que, ao mesmo tempo, reforçam a vontade biológica, metabólica e psíquica, emocional e afetiva de viver. Comer, amar, realizar, mexer-se, brincar, tocar a natureza, ter um lar, crer, estar perto do belo, pertencer a um grupo, todos esses comportamentos, de perto ou de longe, protegem a vida e afastam os riscos e perigos que a freiam ou ameaçam. Ao adotá-los, você sentirá uma satisfação, variável de acordo com a via escolhida, mas que sempre vai na direção de um mesmo efetor: a secreção da serotonina, que, por si mesma, serve para recarregar seu Pulsar de vida.

Contrariamente a isso, tudo que fragiliza, atrapalha ou ameaça a vida é sancionado pelo desconforto e, em seguida, pelo desagradável, pela ansiedade, pelo doloroso, até chegar ao intolerável, levando você a abandonar os atos e os comportamentos que os criam, para voltar ao caminho impregnado de serotonina.

Para ser ainda mais claro, quanto mais seu cérebro secreta serotonina, mais sua vida se mostra desenvolvida, mais você tem vontade de prolongá-la, mais você produz felicidade.

Infelizmente, nem você, nem nenhum ser humano tem a possibilidade de secretar serotonina voluntariamente. Para conseguir fazê-lo, precisamos de um intermediário: usar os comportamentos naturalmente inscritos dentro de nós que, ao atingirem seu objetivo, ativam a liberação de serotonina em nosso cérebro.

E, quando você opta por esses comportamentos, evidentemente, não é porque está buscando serotonina, uma vez que não sabe da sua existência — e, ainda menos, seu modo de funcionamento —, mas porque está em busca dessa fabulosa e magnética sensação a que chamamos prazer.

O prazer é uma sensação "inventada" pela evolução para incitar você a adotar comportamentos que protegem o projeto vital que o habita. E, de maneira simétrica, o sofrimento serve para afastá-lo do que pode ameaçar tal projeto.

Aonde isso nos leva, e qual é a relação disso com o problema do sobrepeso, e do seu sobrepeso em particular? Trata-se, pura e simplesmente, do cerne do problema, no que ele tem de mais concreto e mais decisivo, caso você queira emagrecer e, principalmente, não voltar a engordar.
O que você está aprendendo aqui será a garantia do seu sucesso. Chego a pensar que descobrir como funciona seu cérebro pode ajudá-lo a viver melhor, pois é ele quem decide sua felicidade.

Espero ter esclarecido o abismo entre as prioridades da sociedade mercantil e as do indivíduo. Nossa sociedade só pode sobreviver se você consumir, mas você, enquanto indivíduo, só pode sobreviver se sentir a necessidade biológica de viver. O problema vem do fato de a sociedade colocar em ação um conjunto de meios de pressão de que dispõe a fim de que você aceite trocar verdadeiras satisfações simples, naturais e adaptadas à sua "fisiologia da felicidade" por satisfações superficiais, artificiais, efêmeras e, por esse mesmo motivo, incapazes de produzir a serotonina indispensável à sua existência.

Os dez pilares da felicidade

Ao longo da minha vida de médico especializado em nutrição, tive a oportunidade de conhecer milhares de pacientes que engordaram usando, mal ou em excesso, a comida para compensar faltas ou insatisfações latentes. A maioria desses pacientes não tinha consciência desse processo e, logo, não me falava sobre isso. Eles atribuíam seu sobrepeso a uma causa hormonal ou familiar, a um excesso de gula ou à falta de força de vontade.

Com o passar dos anos, interrogando meus pacientes e, principalmente, ouvindo o que eles tinham a dizer, sempre acabava sabendo de obstáculos, contrariedades, agressões diversas em suas vidas, dificuldades em seus relacionamentos amorosos, uma falta afetiva, um isolamento sexual, às vezes, problemas financeiros, um emprego enfadonho, sem alegria, uma moradia exígua ou um sentimento de ser mal-amado. Assim, orientei e direcionei um pouco mais minhas perguntas, para confirmar tais pistas e encontrar outras.

Ao lado das duas grandes fontes clássicas de satisfação e tranquilidade, que são o prazer alimentar e o prazer sexual, eu via aparecerem outras, cuja ausência parecia exercer um papel importante no comportamento excessivo de meus pacientes com relação à comida.

O que me fascinava era ver a relação direta e quase mecânica entre a perda de acesso a uma dessas fontes de satisfação e a necessidade de compensar a perda com um suplemento de alimentos gratificantes.

Desse modo, um divórcio, o afastamento dos filhos ou perder o emprego frequentemente levava a um ganho de peso.

Foi através dessas pesquisas cativantes que pude identificar certo número de necessidades cuja satisfação gerava prazer, contentamento e vontade de viver. **Dez pedras preciosas de prazer e crescimento pessoal que — hoje, eu sei — representam as dez maneiras naturais de produzir serotonina.** Dez necessidades fundamentais, universais, que podem ser encontradas em qualquer lugar e, aparentemente, em todas as idades, uma vez que a maioria delas também existe em animais: os **"dez pilares da felicidade"**. Essas necessidades têm um papel e uma função, existem em nossa composição para nos incitar a satisfazê-las, a fim de que tenhamos maiores e melhores chances de sobreviver. Essa incitação ocorre com a recompensa, quando adotamos tais necessidades, ou com a punição, quando as recusamos.

A maquinaria cerebral e o seu modo de funcionamento são tão simples e lógicos que, a partir do momento em que os descobrimos, emagrecer e viver melhor também se tornam ações infinitamente mais simples.

1) O primeiro pilar é a necessidade de amor sexual e familiar.

Juntamente com a necessidade de se alimentar, esta é, provavelmente, a mais essencial das necessidades do ser humano.

Seja homem ou mulher, você pertence a uma metade sexuada da humanidade, sendo ligado a ela pela sexualidade, um campo que é, ao mesmo tempo, regido por seus genes, seus hormônios e a cultura que o cerca. A sexualidade é feita de atração e repulsa, coações e poderes que estruturam sua vida, ocupam-na e lhe dão sentido. Trata-se do ciclo soberano da sexualidade, com o jogo da sedução, a seriedade de uma união, o prazer sexual e seus frutos. Como todos os mamíferos, os seres humanos dividem-se entre o sexo e o cuidado com os pequenos. Sem o poder fascinante dessa necessidade, nossa espécie teria desaparecido há muito tempo. Isso revela sua importância crucial. E contam muito os prazeres do estado amoroso, da sexualidade, do poder e da fecundidade do casal, sem contar a alegria inefável do cuidado dado às crianças e aos parentes. A serotonina inunda abundantemente todas essas relações múltiplas e difusas. É difícil imaginar um casal rodeado de parentes e filhos que não seja tocado pela felicidade.

2) A necessidade de realização social

Como todos os animais sociais, buscamos, conscientemente ou não, encontrar o melhor lugar possível na sociedade. Imagino que você, como cada um de nós, sinta a necessidade de ser reconhecido pelos outros e por si mesmo. Alguns chegam a isso exercendo um domínio natural, adotam comportamentos e atitudes parecidos com os de quem chamamos de "alfa", que são os "dominadores" nas sociedades animais. Outros têm competências ou talentos manuais, intelectuais ou artísticos particulares. Graças às suas aptidões, às suas habilidades, eles se exprimem e se posicionam suficientemente bem na sociedade. Frequentemente, têm facilidade para empreender ou criar, o que lhes confere o reconhecimento de seus iguais. Até a explosão exponencial do progresso e das tecnologias, o trabalho humano, por menos remunerado e por mais difícil que fosse, continha uma parte de concepção e realização, dando prazer àquele que o executava. Chamávamos isso de gosto do "trabalho bem-feito", bem-começado e bem-acabado. Atualmente, raros são os que sentem prazer no trabalho. Para aumentar a produtividade, o trabalho foi fragmentado e privado dessa globalidade que nos fazia entender seu sentido e sua importância. Além disso, em tempos de crise, ter um trabalho torna-se algo raro. Perder o emprego é sempre causa de sofrimento.

Há pouco tempo, conheci um cego que estava tentando encontrar seu caminho no metrô parisiense. Ele me disse que, para ele, era infinitamente mais fácil na época dos perfuradores de bilhetes, de cuja humanidade se lembrava com gratidão. As satisfações recolhidas no domínio da realização social encontram-se terrivelmente empobrecidas. Trabalhar não tem mais o mesmo sentido, nem a mesma dignidade. Para muitas pessoas, suas atividades profissionais reduzem-se a meros "ganha-pães", que servem apenas para alimentar... o consumo! A porcentagem de pessoas que exercem uma profissão por paixão é ínfima. No entanto, seria possível voltar a investir nesse imenso território humano. Qualquer que seja a atividade, encontrar um sentido para ela, implementando a criatividade e a responsabilidade necessárias e, assim, extrair dela as satisfações — tudo isso é de uma importância primordial.

3) A necessidade do hábitat

Cada um de nós dispõe de uma parcela de território para si, onde possa se sentir em casa, em segurança, em um lugar calmo e com conforto. Um espaço em que tudo que lhe pertence e todos aqueles que você ama estão reunidos. Esse lugar é o equivalente da cova, da cabana ou do iglu. Todos os filmes ou depoimentos coletados por quem viu como viviam povos primitivos notaram a importância que esses povos davam à sua morada. Esse lugar protegido satisfaz a necessidade vital de segurança. Na África, existiam árvores para dormir. Há pouco tempo, especialistas do sono descobriram que é muito difícil sonhar em um ambiente que não seja suficientemente seguro. E o sonho é indispensável à vida. Os abrigos sob rochas, escolhidos por caçadores e colhedores do período magdaleniano, nas falésias da costa da Dordonha, são um exemplo dos mais impressionantes. Esse hábitat primitivo tem uma posição elevada, diante do sol. Dele, era possível observar a chegada e a posição dos rebanhos para caçar e, ao mesmo tempo, lhes dar perfeita tranquilidade. Os espreitadores, localizados em pontos estratégicos do rio, davam o alarme, em caso de ataque.

Hoje, essa imensa necessidade natural e as satisfações que ela é capaz de oferecer colidem com o prosaico e proibitivo preço do metro quadrado — e isso mostra o quanto a modernidade nos frustra e nos demanda adaptação! Sem falar daqueles que, em megalópoles consumistas, nem sequer têm um teto e são obrigados a dormir nas ruas.

4) A necessidade de estar em contato com a natureza

Aqui, trata-se da necessidade da proximidade e intimidade instintiva com o meio ambiente e nosso planeta em geral. Os animais viveram nele por cerca de um bilhão de anos, e não podemos nos furtar deles, apesar da longa, paciente e progressiva "desaprendizagem" imposta pela cultura. A caminhada dominical na floresta é um sinal enfraquecido disso. Alguns continuaram conectados com as alegrias que a terra oferece, com o que nela vive e o que nela se produz. Eles amam os animais, mas à sua própria maneira. De brincadeira, costumo dizer que o mundo é dividido em quatro tipos de ser humano: os que gostam de cachorros, e apenas de cachorros; os que gostam apenas de gatos; os que gostam tanto de cachorros quanto de gatos; e aqueles que não gostam de nenhum dos dois! E, além desses, existem aqueles que precisam não apenas da fauna, mas também da flora, do céu e suas nuvens, dos ventos, alísios e brisas ou ventos violentos, dos mares e oceanos e suas tempestades, das florestas, do pôr do sol, do arco-íris, da bruma, dos vulcões... Tudo isso os atrai e lhes dá um grande prazer. Eles são veterinários, zoólogos, agricultores, herboristas, criadores de animais, caçadores, paisagistas, jardineiros, vulcanólogos, marinheiros, navegadores, alpinistas, espeleólogos, exploradores, climatólogos, ecologistas.

5) O lúdico e a necessidade de brincar

A brincadeira é uma necessidade que habita todo o universo mamífero. Você já observou os filhotes de gatos ou leões? Eles se educam e se afrontam, estimulando os gestos que matam, mas sem nunca mostrar suas garras. Como todas as necessidades, brincar tem um sentido e uma utilidade vital para o indivíduo e para a espécie. Brincar facilita o aprendizado, ao mesmo tempo que facilita o contato com os outros. Brincar evita o tédio, a lassidão e dá asas à imaginação e à fantasia. Brincamos, rimos, dançamos, cantamos e contamos histórias.

Brincar é uma atividade natural que melhora o humor, cria ligações e reduz a agressividade. Comunicar-se, trocar, aprender brincando, viver como em um jogo: um belíssimo programa! É a alegria comunicativa do animador, do ator, do cômico, do artista de circo. Para todos aqueles que souberam guardar a infância dentro de si, é a capacidade de se divertir, fazer piadas, pregar peças, jogar baralho, dados, criar histórias em quadrinhos.

Infelizmente, a necessidade natural de brincar confinou-se no espetáculo oferecido pelas telas (a televisão, os videogames agressivos, a internet) e pelas inúmeras engenhocas que saem de moda rapidamente. Privada da relação com o outro, a alegria do jogo se perde. E, apesar de seus custos elevados, os novos jogos precisam ser constantemente renovados. Quando dinheiro e atrativo do ganho se misturam a ele, o jogo perde sua natureza e se torna um vício.

6) A necessidade de pertencer a um grupo

Essa é uma grande necessidade, uma força de coesão biológica que autoriza e cimenta o grupo. Você sabe como vive uma pantera? Ela caça e vive sozinha. Em sua lógica cerebral, essa necessidade simplesmente não foi implantada. Até mesmo seus filhotes acabam por não suportar. Ela os educa apenas durante tempo suficiente para garantir uma autonomia indispensável. Mas pensemos, por exemplo, em macacos, pássaros migradores, bancos de peixes, alcateias. Você rapidamente entenderá que nos parecemos um pouco mais com eles. Tribo, clã, clube esportivo, coral, associação de bairro, comitê, sindicato, partido político — vivemos em bando, em grupo.

Essa necessidade própria das espécies sociais também se relaciona à sobrevivência imediata. A exclusão de um chimpanzé por seu grupo é o equivalente à morte certa. O mesmo acontecia ao homem primitivo. Um exemplo impressionante vem de um costume de um povo aborígene da Austrália: se um membro cometeu muitos erros, sem levar em consideração as censuras e ameaças do grupo, ele é acordado, certa manhã, pelo chefe, o feiticeiro e o *medecine man*, que retiram seu "osso da morte". Basta, então, erguê-lo diante do membro desobediente, pronunciando a maldição tradicional, para vê-lo se extinguir em algumas semanas e morrer graças a esse banimento.

O homem é um animal social, mas alguns o são mais que outros. Na necessidade de pertencer a um grupo, encontram um verdadeiro modo de realização pessoal. São apaixonados por leis, regras em vigor, crenças, costumes, religiões ou moda. Eles valorizam as tradições. Atualmente, a extraordinária densidade das redes sociais é a tradução contemporânea do velho clã tribal do caçador e colhedor.

Mas a necessidade de pertencer a um grupo tende, às vezes, ao conformismo, à obediência.

É uma das raras necessidades que a sociedade autoriza e estimula, pois ela exerce um papel essencial na servidão voluntária: aqui, falo da incitação constante ao consumo.

7) A necessidade de usar o próprio corpo

Esta é uma necessidade da qual lhe falo tanto, recomendando que você caminhe, que suba escadas. Ela nasceu com a passagem do vegetal ao animal, da imobilidade à mobilidade. Se o vegetal vive de suas raízes e dos captores solares de suas folhas, o animal deve se mexer para sobreviver, e deve fazê-lo de maneira eficaz e inteligente. É a razão pela qual a atividade física é dotada de uma recompensa suprema: a secreção de serotonina. A produção desse neurotransmissor é comprovada tanto no animal quanto no homem que se mexe. Ratos que dispõem de rodas de exercícios em sua gaiola de laboratório e que são submetidos a situações estressantes neutralizam-nas andando ou correndo nas rodas. Amostras de cérebro de ratos autopsiados atestam um teor elevado de serotonina depois de uma atividade muscular suficiente. No homem, comparou-se a eficácia da atividade física regular aos maiores antidepressivos em organismos de pacientes deprimidos. Em seis meses, os resultados são quase idênticos. Nota-se, no entanto, uma vantagem para a atividade física, que produz serotonina ajustando-a às necessidades, de maneira perfeitamente integrada, e ao funcionamento do cérebro. Enquanto isso, o efeito dos medicamentos é ligado apenas à quantidade e ao horário em que são tomados. Infelizmente, a atividade física benéfica desaparece em nossa vida cotidiana. Automóveis, televisão e equipamentos domésticos fazem com que as oportunidades de se mexer desapareçam. Atividades sãs e normais são mecanizadas e substituídas por máquinas, até mesmo nos nossos menores gestos. Da roda ao carro, do cálamo ao teclado, passando pelo cortador de grama e o liquidificador, a tecnologia eliminou praticamente todas as tarefas que deveriam ser cumpridas pelo homem. Poderia ser algo muito bom, mas tudo isso priva o corpo de uma mobilidade necessária ao seu equilíbrio. O consumidor é levado, de maneira lenta, mas certa, em direção à inatividade — apresentada como o suprassumo da felicidade. Os produtores empenham-se para justificar o injustificável, pregando o prazer da imobilidade e do sedentarismo, enquanto, na realidade, ser ativo e móvel na vida cotidiana nos torna biologicamente felizes. E a felicidade emagrece.

Desse modo, uma vez que a atividade física é um dos dez provedores de serotonina, gostaria de ajudar você a entender tudo o que pode extrair do uso do seu corpo. Para fazê-lo, você não precisa, fundamentalmente, de uma roupa de esportes de marca, de uma academia da moda, de uma esteira de corrida, de bicicleta ergométrica, de GPS para saber onde está correndo. Tudo isso é agradável, mas não indispensável. Tudo isso faz com que a economia funcione, mas não tem qualquer impacto sobre a serotonina. Caminhe, simples e regularmente, **durante meia**

hora todos os dias, e você terá um bom complemento de serotonina. E, posso garantir, você também terá um pouco menos de necessidade de compensar com a comida, um pouco menos de tendência a engordar e mais facilidade para emagrecer e não voltar a engordar.

E, se você seguir e entender bem minha teoria, o que é válido para a atividade física também é valido para os oito demais provedores de serotonina.

Pensando bem, essas necessidades que acabo de descrever são comuns ao homem e ao animal. Mas existem **dois outros meios exclusivamente humanos** de recolher o sustento supremo, essa música melodiosa emitida pelo instrumento serotonina: o oitavo e o nono pilares da felicidade.

8) A necessidade do sagrado

Em nenhum lugar, desde que os etnólogos exploram o planeta, se deixou de encontrar populações ou culturas, por mais rudes que fossem, que não tenham necessidade de erguer a cabeça aos céus dobrando os joelhos, uma necessidade absoluta de crer sem saber. O gosto pelo sagrado, pela divindade, pelos ritos, um imenso registro de satisfações e encorajamentos para viver, a que chamamos de sacramento.

Entre o último dos macacos e o primeiro dos homens, um fenômeno espantoso se produziu: a aparição da consciência, a última conquista da evolução da vida. Infelizmente, ao tomar posse de sua consciência, o homem compreende que sua vida tem um fim e que ele está condenado a morrer. Essa revelação coloca o futuro da espécie humana em perigo. A resposta da evolução é maravilhosa: ela inscreve o sagrado no coração das necessidades mais fundamentais do homem.

Diante de sua angústia nata e constitutiva, o homem relaciona seus mitos, a mágica, o transcendental, o céu, o desconhecido, a uma razão superior que explica, através de outra dimensão, o que prevalece no cotidiano — a religião, a espiritualidade, a necessidade de acreditar sem ter provas é capaz de desafiar o bom senso. Tudo isso delimita o domínio e a necessidade do sagrado, sem a qual não somos nada mais que uma bolha de vida que se destruirá em pouco tempo, fatalmente. Existem seres cuja personalidade é tecida nessa fibra do sagrado, que têm nela uma necessidade crucial e que fazem com que todo o resto fique em último plano. Quando esse recurso se torna muito prioritário, também se torna excessivo e subordina toda a vida a um modelo de exclusividade absoluta, que encontramos nos místicos. Para outros, é um modo de vida baseado na interiorização, no imaterial, na espiritualidade, em conexão estreita com uma verdadeira liberação de serotonina.

9) A necessidade da beleza

Juntamente com o sagrado, aconteceu um fenômeno bastante misterioso e inédito na evolução das espécies: o apego natural e universal ao belo. A necessidade da beleza aparece por volta de cem mil anos antes da nossa era. Pela primeira vez, os homens decoram seus mortos com desenhos com ocre e os enterram com flores e objetos para que, assim, a última viagem seja embelezada.

Desde Lascaux e Altamira, o homem deixou, em todos os lugares, registros suntuosos e espontâneos de seu culto ao belo. Ele começou a coletar belas formas, depois quis criá-las: nascia a arte. Deusas-mães esculpidas, utensílios, adornos e adereços, pinturas corporais, objetos esculpidos etc. Pintar, cantar, fazer música, dançar: o homem cria a beleza e se utiliza dela para encantar o mundo. Essa aspiração ao belo, inicialmente ligada ao sagrado, em todas as práticas artísticas que dela se originam, é excelente provedora de serotonina. Não estou resumindo a beleza e o sagrado a simples propriedades físico-químicas do cérebro. Muito pelo contrário: esses traços neuroquímicos de "recompensa" provam até que ponto tais necessidades não são exteriores a nós; elas nos constituem, de maneira simples, fluida, natural, imaterial. A necessidade de harmonia e de emoção estética é mais uma coisa fundamental da natureza humana, e devemos satisfazê-la para vivermos plenamente. E, como todos os prazeres naturais, o sagrado e o belo são gratuitos. Fazer orações, meditar, admirar o pôr do sol, um seixo branco, uma cerejeira que floresce — nada disso custa dinheiro. É aí que fere a ferida. Atualmente, o belo cede o lugar ao utilitário, apaga-se diante da economia. O gosto pela beleza enobrece, enquanto o utilitário escraviza.

Se você quiser viver sem ser excluído da felicidade, deve, imperativamente, compreender que nem tudo o que o solicita e o atrai responde às mesmas necessidades. Você deve aprender a distinguir as necessidades naturais esperadas e recompensadas pelo seu cérebro das outras necessidades, artificiais, e que suas satisfações também são bastante diferentes.

As verdadeiras necessidades do homem, as que alimentam os dez pilares da felicidade, proporcionam satisfações profundas e quase biológicas, recompensas postas à nossa disposição desde o início dos tempos para elevar a vida ao seu melhor nível. Nisso tudo reconhece-se o papel da serotonina.

As necessidades geradas e condicionadas pela sociedade e o mercado revelam uma prodigiosa inventividade e um imenso poder de sedução. Elas nos dão satisfações certamente espetaculares, mas superficiais, em constante renovação, mas efêmeras e sem poder real, logo sem ligação ou relação com a liberação de serotonina.

Aprender a diferenciar essas necessidades naturais das satisfações artificiais deveria ser ensinado na escola, pois é algo essencial para se chegar à única verdadeira razão de viver que vale a pena: ser verdadeiramente feliz e ter vontade de que "isso dure".

Acabo de expor **nove necessidades fundamentais** que enquadram, mobilizam e recompensam o projeto humano. Não acho que exista um único ser humano que escape totalmente da influência de cada uma dessas necessidades, mas é evidente que elas não nos solicitam da mesma maneira e, ainda menos, com a mesma intensidade. Cada um de nós, do nascimento à maturidade, responde ao chamado dessas dez necessidades em função de sua história pessoal e familiar. Você mesmo, que acaba de tomar consciência disso: tente distinguir quais são as forças vitais que mais o solicitam e graças às quais realiza mais coisas e se desenvolve melhor. Sem a menor dúvida, lá estarão seus melhores fornecedores de serotonina e a base sólida de suas razões de viver. Seria a família, o amor, seu par? O trabalho? Sua casa? Sua espiritualidade? Sua criatividade, a arte, o belo? A necessidade de estar em contato com a natureza? A brincadeira e a fantasia? A necessidade de estar em grupo? Todas as opções? Algumas? Qual é a dominante? Pense bem, veja como fazê-las funcionar e perceberá como isso pode lhe beneficiar.

10) A necessidade de se alimentar

O décimo pilar situa-se no epicentro da questão que tratamos juntos aqui. É a necessidade de se alimentar, de buscar e encontrar alimentos, de deleitar-se com eles, viver deles. **O alimento é a necessidade mais imediata e a mais vital, mais que a sexualidade.** Seu programa neuronal deve protegê-lo de maneira eficaz e recompensá-lo ao máximo. Consequentemente, além do prazer que temos quando comemos, é a necessidade que, quando satisfeita, faz com que o cérebro secrete mais serotonina — vindo imediatamente atrás do orgasmo sexual.

Foi tentando entender as razões do ganho de peso indesejado dos meus pacientes que descobri três explicações conjuntas:

- A primeira remete a uma sensibilidade particular, desenvolvida a partir da infância, que consiste em se consolar ou se acalmar com a comida.
- A segunda tem a ver com as dificuldades passageiras ou duradouras para se desenvolver pessoalmente em um grande número de territórios provedores de contentamento. Aqueles que, por diferentes razões, têm acesso restrito a tais territórios, rebaixam-se ao da comida, do levar coisas à boca, da oralidade.
- Cheguei à terceira explicação graças à história da crise do sobrepeso. Se, como atestam os fatos, essa crise surgiu, pela primeira vez na história humana, por volta dos anos 1945-1950 é porque está necessariamente ligada a uma mudança de modo de vida que surgiu à época: o desenvolvimento da sociedade mercantil ou de consumo, sobre a qual já falamos.

Nunca deixei de observar que a maioria dos meus pacientes com sobrepeso considerável fazia parte do grupo de pessoas cuja cultura ambiente impedia de chegar a certas fontes de realização — penso, especialmente, no trabalho "parcelado", na fragilidade do casal ou da família. Vendo essas fontes de prazer secarem, esses pacientes iam buscar prazer onde podiam encontrá-lo. Quanto maior a carência, mais a busca tornava-se compulsiva.

Essa insatisfação profunda, longe de ser inofensiva, não pode durar muito tempo sem que a própria vontade de viver diminua e se instale a depressão.

É por essa razão que, mesmo que odeiem ver que estão engordando, essas pessoas não param de absorver alimentos de gratificação que produzam o máximo de serotonina. O problema é que tais alimentos são alimentos ricos e, consequentemente, engordativos.

A solução não é refazer o mundo ou a sociedade, mas entender como funcionamos para conseguir viver de maneira natural, em um mundo que se torna cada vez mais artificial.

Cultive as necessidades das quais você se sente mais próximo e mais conectado. Não existem pessoas sintonizadas a todas essas necessidades, basta satisfazer a duas ou três delas para irradiar. É gravíssimo para o peso quando restam a você tão-somente a comida e a televisão como substitutos do lúdico. Infelizmente, isso já não é mais tão raro assim em um mundo em que o casal se encontra tão ameaçado, o trabalho tão frequentemente insatisfatório, onde as moradias são precárias, a natureza está longe, o corpo está abandonado, Deus é esquecido, o belo está preso em museus e o grupo, eclipsado pela solidão.

A experiência de médico mostrou-me que as pessoas que, em suas vidas, têm um acesso fácil a algumas dessas grandes satisfações naturais, impregnadas por uma dose suficiente de serotonina, não engordam. E, caso isso aconteça, apesar de tudo, graças a um estresse forte e persistente, emagrecem bem mais facilmente que os outros. É claro, existem outras razões para engordar, como hereditariedade ou problemas hormonais, mas a carência de serotonina é, para mim, de muito longe, a primeira causa de todas.

Sexo, Alimentação, Poder, Casa, Lúdico, Grupo, Corpo, Natureza, Sagrado, Belo. É o que você deve buscar; esses são os territórios em que você deve tentar se desenvolver.

O tempo, o acúmulo de depoimentos, as descobertas da neurociência, as imagens do cérebro, o modo de funcionamento dos medicamentos antidepressivos e o conhecimento dos neurotransmissores cerebrais ajudam-me a entender melhor as relações fundamentais entre satisfação, realização, vontade e necessidade de viver.

No terreno, meus pacientes escapavam de um mal-estar criando um bem-estar de compensação. No estágio da vida emocional, reproduziam uma grande função da fisiologia: a homeostasia, que regula automaticamente nossas funções vitais. Quando você tem falta de ar e de oxigênio, por exemplo, seu coração baterá mais forte imediatamente, para compensar.

Sem se dar conta, meus pacientes reagiam inconscientemente à extinção de certo número de satisfações naturais, solicitando excessivamente outra fonte de satisfação, mais fácil de controlar: a comida.

Foi o que me levou a criar essa teoria dos "dez pilares da felicidade" e postular que o sobrepeso pode ser concebido como um sintoma de uma "doença da felicidade".

Todos os anos, aumenta um pouco mais o número de pessoas que não conseguem se realizar e se satisfazer no modelo de sociedade ambiente, que os exclui dos dez pilares da felicidade, suas fontes naturais de crescimento pessoal. Esses que me consultam e a quem assisto desde sempre não produzem mais serotonina em quantidade suficiente. Assim, são levados, mecânica e biologicamente, sem perceberem totalmente, a adotar instintivamente os gestos, os atos e comportamentos que os ajudam a produzi-la.

As pessoas que engordam facilmente e voltam a engordar também facilmente depois de terem emagrecido são marcadas por uma vulnerabilidade adquirida ao longo da primeira infância, quando aprenderam a dissipar as preocupações ou a ansiedade colocando o dedo na boca — e, depois, um substituto alimentar. Adultos, quando se encontram em dificuldades, em situações difíceis e de sofrimento, voltam a esses caminhos e reflexos profundamente inscritos em seu cérebro arcaico, a fim de produzirem a libertadora serotonina. E essa busca os leva aos alimentos que mais a produzem, os mais sensoriais e agradáveis.

Açúcar, farinha, incitação e dependência, consumo, afastamento das verdadeiras razões de viver, custo muito baixo dos alimentos que engordam — carboidratos e lipídios — e custo cada vez mais elevado das proteínas e legumes: todas essas razões, em conjunto, levam a uma proporção cada vez maior das populações dos países ricos ou emergentes ao sobrepeso, à obesidade e ao diabetes.

Se insisto tanto na multiplicidade das fontes de felicidade e se expliquei com tanta insistência sobre o papel e a função da serotonina na busca do ardor de viver, é para que você tire disso um ensinamento prático e útil para o futuro do seu peso.

Em todos os alimentos, coexistem o nutritivo — calorias e nutrientes — e o sensorial — gosto e sabor. Se você engordou, é porque privilegiou os alimentos mais ricos em sabor, em consistência, em gordura e açúcar. E você fez isso sem sequer se dar conta, levado pelo que chamo de "o piloto", que cria em você essa aptidão para se manter em vida. E se o seu piloto o fez é porque uma ameaça lhe pesava, do mesmo modo que você teria feito tudo para respirar caso lhe pusessem uma mordaça. Você deve se familiarizar com o fato de que a vigilância da chama da vida de um indivíduo é uma ação de importância tão grande que não pode ser deixada à livre disposição do sujeito consciente. Seu piloto é, assim, programado para que seus comportamentos de busca de recompensa atinjam seus alvos de prazer e serotonina.

Em um ambiente que valoriza o consumo em detrimento das satisfações naturais, caso você se submeta a esse condicionamento, seu piloto o obriga a se satisfazer no que lhe resta de natural, a se concentrar no alimento e no lúdico.

Fortalecido por esses novos conhecimentos que nos foram transmitidos pelos neurocientistas, você pode, por sua vez, se impor sobre as decisões do piloto. A resposta é simples, observe sua própria vida: existem grandes chances para que, como para a maior parte das pessoas que odeiam se ver engordando, você tenha gerido sua busca de serotonina apoiando-se um pouco demais nos alimentos e nas telas de televisão e computador. Saiba que existem dez fontes de realização pessoal e que o sistema funciona de acordo com o princípio dos vasos comunicantes: quando certas fontes se esgotam, as que permanecem devem compensar a falta. E é assim que você acaba engordando. Se quiser inverter esse processo, será preciso reativar as fontes que você vem negligenciando e consolidar outros pilares.

Estou certo de que você pode revitalizar certos territórios, até aqui deixados de lado, simplesmente porque estava com muita pressa, muito cansado e sem consciência do papel que eles podem exercer.

E, finalmente, passe a se fazer uma pergunta primordial: o que é o mais importante em sua vida?

Assim, você entenderá que tudo que acabo de expor não é, de forma alguma, uma digressão. Antes de começar um método para emagrecer, é, de fato, fundamental entender o que nos levou a precisar emagrecer. Para garantir o sucesso absoluto de seu objetivo — perder esses quilos que colocam um obstáculo entre você mesmo e sua realização pessoal — é essencial controlar o mecanismo que produziu o ganho de peso. Desse modo, se a segunda frente da Escada Nutricional é um plano de batalha, essas páginas sobre a serotonina e os dez pilares da felicidade o ajudarão a entender melhor por que e como conduzi-la. Meu maior desejo é ajudar você a se colocar de volta no comando do seu próprio corpo e voltar a ser seu piloto.

Os dois perfis

Eis que chegamos ao objetivo: abrir uma segunda frente de combate contra o sobrepeso. Como seu qualificativo indica, ele se coloca ao lado da primeira frente para aumentar seu público, remetendo a novos usuários, a quem será mais conveniente que o método original.

Durante muito tempo, pensei que meu método inicial bastaria, mas havia me esquecido de duas coisas. A primeira é que o construí com pacientes suficientemente motivados a fazê-lo depois de se consultarem comigo. A segunda é que os resultados obtidos, em grande parte, advinham de uma relação face a face, o que demandava minha presença, minha empatia e meu suporte pessoal. Quando escrevi minha mensagem e meu método em um livro, fiz de tudo para oferecer o melhor de mim, para preservar essa empatia, retomando o tom e as palavras que usava em minhas consultas. O livro e o método, tendo se tornado uma ferramenta de massa, me trazia de volta um número considerável de excelentes resultados, que contrastavam com os resultados de métodos anteriores, apegados única e exclusivamente à contagem de calorias. No entanto, apesar dessa abertura entusiasmante, também pude constatar certos limites. Uma parte dos leitores do meu método não entrava no programa ou saía dele antes de chegar ao objetivo.

Quando se dedica a própria vida a um projeto tão importante quanto contribuir para a luta contra uma calamidade mundial, sempre se está assombrado pela preocupação de afiar, sem cessar, as armas para melhorar os resultados. Podendo receber apenas uma dúzia de pacientes por dia e sabendo o quanto o enquadramento e o suporte podem ajudar quem está tentando emagrecer, criei o Programa de Emagrecimento pela internet. Escrevi cada uma das 12 mil páginas de instruções alimentares, de atividade física e de suporte de motivação, todas destinadas a um acompanhamento diário. Mas, acima de tudo, quis que a Dieta Dukan Online fosse interativa, que o usuário, recebendo instruções todas as manhãs, pudesse, todas as noites, prestar conta de seus resultados e da maneira que seguiu as instruções.

Com esse enquadramento, vi os resultados melhorarem ainda mais. Mas apenas com os usuários já conquistados pelo modelo e pela filosofia de meu método original.

Assim, progressivamente, fui percebendo que existia outra categoria de usuários potenciais, os quais eu não discernia por uma razão muito simples: eles não começavam minha dieta, pois temiam que ela lhes demandasse muito esforço e muito envolvimento.

Muitos dos meus pacientes sempre me pediam que eu suavizasse a dieta. Outros me escreviam, eu lia comentários em fóruns da internet ou conhecia, ao acaso, algumas pessoas que julgavam meu método guerreiro, apaixonado e militante demais para elas. Pessoas que, certamente, tinham consciência de seu sobrepeso, mas que, por inúmeras razões (motivação, personalidade, temperamento e modo de vida), não se sentiam prontas para emagrecer com a garra e o engajamento de quem conseguia seguir a primeira frente de combate. De fato, o que, para alguns, representava a força do meu método podia repelir outros, menos dedicados, que estivessem sofrendo menos, menos impacientes para chegar ao objetivo.

Foi assim que, entre as pessoas com sobrepeso, acabei distinguindo dois perfis diferentes e entendi que, até então, estava dialogando apenas com o primeiro perfil, o perfil muito dedicado das minhas consultas pessoais, com o qual dividia o mesmo temperamento, o da entrega de corpo e alma.

Tentarei apresentar esses dois perfis:

O primeiro perfil é o de uma pessoa com grande sobrepeso, que deve perder mais de 15 quilos e que sofre física e psicologicamente. Com frequência, essa pessoa cresceu em meio a um contexto familiar ou profissional difícil ou tumultuado. Como pano de fundo, há uma vulnerabilidade ou uma hipersensibilidade vindas da infância e o desenvolvimento de uma "linha de fuga em direção à comida" diante das dificuldades. A intolerância às agressões do cotidiano e ao estresse é compensada por uma alimentação vista como gratificante. É o que explica que, apesar do ganho de peso incômodo e mal vivido, a necessidade de comer para neutralizar tal contexto negativo seja imponente demais para não apenas poder ser abandonada, mas fazer com que se passe a seu exato oposto: uma dieta emagrecedora.

Até o dia em que recebo pessoas do primeiro perfil em uma consulta:

"Doutor, acabo de passar esses três últimos anos tentando esconder meu problema de peso, afligido(a) pela invasão desses quilos incômodos, mas incapaz de fazer algo para remediá-los. Eu sentia vergonha de ver os meses e os anos se passando e continuar sem fazer nada. Evitava me ver despido(a) e fugia dos olhares no espelho, me escondia em roupas muito largas. Minha mulher (meu marido), minha família, meus amigos calavam-se e eu me sentia paralisado(a) à medida que os dias passavam."

E, assim, bastava um incidente, um olhar, um sorriso, um encontro, uma viagem, um check-up da saúde, uma reflexão ou uma foto das férias para vir o estalo: tudo muda, e uma decisão brusca é tomada, um sopro de seiva e energia surge das profundezas, trazendo uma necessidade urgente de emagrecer. Tudo o que parecia inacessível torna-se simples, óbvio, desejável, procurado.

Assim, já pude ouvir: "Há pouco tempo, senti uma mudança radical. Uma porta se abriu, e sei que posso emagrecer e que tenho essa força que não tinha antes. Não sei o que aconteceu, mas quero usar essa força para me livrar desta prisão de gordura."

A maioria dos pacientes já viveu essa experiência; eles sabem, por instinto, que o vento favorável que se precipita em suas velas, essa energia, esse controle, exultantes e, até então, desconhecidos, não têm vocação para durar. Sabendo disso, precisam de um instrumento, uma mola, um trampolim para aproveitar a força plenamente e o máximo de tempo possível.

Já me disseram: "Doutor, me sinto impaciente, quero aproveitar a oportunidade para ir em frente enquanto a força ainda está em mim.

Tenho a sensação de estar sentado(a) em um trator que esmagará todas as resistências em meu caminho. Estou pronto(a) para fazer todos os esforços necessários. Mas, por favor, quero uma dieta de verdade, a mais eficaz e a mais rápida possível, com resultados imediatos, quero ver com meus próprios olhos que sou capaz e quero manter minha motivação. Você está me entendendo, doutor?"

Na maioria esmagadora dos casos, esses pacientes emagrecem sem dificuldades, graças ao método inicial criado para eles. E eles conseguem emagrecer com leveza e bem-estar.

O segundo perfil é bem diferente.

Trata-se, com muita frequência, de uma pessoa que sente necessidade de emagrecer, mas sem passar pela intolerância, pelo sofrimento e pela dolorosa impaciência que o sobrepeso pode provocar. São pessoas mais calmas, menos dilaceradas por seus quilos excedentes e que, por esse mesmo motivo, os toleram melhor.

O que diferencia essa abordagem e a opõe ao primeiro perfil?

Em primeiro lugar, a quantidade de peso a se perder. O segundo perfil costuma situar-se na barra simbólica dos 15 quilos; um sobrepeso entre 5 e 15 quilos é menos difícil de se carregar e se mostrar.

A ressonância do sobrepeso varia muito de acordo com as pessoas. Frequentemente um homem tolerará mais ou menos bem seus vinte quilos supérfluos e viverá com eles sem sofrer muito, enquanto outro viverá muito mal com seus sete ou oito quilos excedentes. Além disso, sempre tenho a impressão de que existe uma desproporção fenomenal entre o que ouço dos meus pacientes e o que constato na balança. Tenho, na memória, casos de mulheres muito agradáveis de se ver que, diante de mim, em meu consultório, me falavam como se tivessem se tornado verdadeiros "monstros"! Uma delas me disse:

"Desde que tive meu último filho, me tornei horrível, nado em gordura e preciso me livrar disso tudo, não consigo mais suportar."

Alguns instantes depois, despida e na balança, constato que tenho diante de mim uma mulher cujo corpo é ligeiramente encorpado e que precisa de uma dieta de pouco mais de algumas semanas. É óbvio que esse tipo de caso, em que há um exaspero e, logo, um sofrimento, pertence ao primeiro perfil, pouco importando o número de quilos a se perder. Mas cuidado, não se deve pensar que o segundo perfil não é afetado por seu sobrepeso; simplesmente, as pessoas desse grupo têm um pouco mais de paciência e um pouco menos de sofrimento que o primeiro.

Todavia existem — o que constato com bastante frequência — pacientes classificados entre os tolerantes do segundo perfil que acabam se religando ao primeiro, quando, com o tempo, o sobrepeso aumenta e ultrapassa certo limite, especialmente o das dezenas (como a marca dos dez ou vinte quilos).

Além disso, as pessoas do segundo perfil costumam ser menos vulneráveis que as do primeiro: sua emotividade e sua afetividade são menos exacerbadas e seu peso não influencia tanto no humor e na vida cotidiana quanto acontece com o primeiro perfil.

Outro ponto importante está relacionado à repartição do peso. As pessoas cujo sobrepeso está repartido de maneira mais uniforme toleram-no melhor. O que é muito mal vivido, às vezes chegando a beirar a obsessão, é a barriga saliente para os homens e os quadris e as coxas fartos para as mulheres. Graças a isso, a "celulite" ou a "pança" mostra a intolerância que os acúmulos de gordura muito localizados criam nessas pessoas. Esses casos quase sempre se encaixam no primeiro perfil, enquanto o sobrepeso harmonioso e bem repartido pertence ao segundo.

Veja como se apresenta uma paciente do segundo perfil, enquadrando-se melhor à segunda frente de combate:

"Doutor, sei que preciso emagrecer, não há nada de novo nisso, faz muito tempo que luto contra esses quilos a mais, mas, para dizer a verdade, nunca me dediquei inteiramente. Nunca sofri a ponto de começar uma dieta muito rígida. Não estou com muita pressa de emagrecer."

Ou, ainda: "Tenho que admitir para o senhor que gosto de aproveitar as coisas da vida e que meu marido nunca reclamou do meu sobrepeso. Por outro lado, tenho uma vida social bem cheia, uma família grande e inúmeras oportunidades de sair, de ter encontros, principalmente nos finais de semana. Isso tudo faz parte da minha vida e, francamente, não consigo me imaginar abandonando tudo de maneira radical."

E, também: "Acredito estar bem de saúde e não me sinto em perigo, não tenho diabetes ou colesterol alto, logo não tenho verdadeiros motivos para começar uma dieta muito rígida."

Ou, até mesmo: "Na verdade, quero realmente emagrecer e tenho bom senso o suficiente para saber que isso não acontecerá se eu não fizer uma dieta, mas não me sinto capaz de fazer uma dieta sem me autorizar, de vez em quando, um pequeno prazer. Seria extremamente difícil para mim, por exemplo, cortar completamente o pão ou recusar sistematicamente uma taça de vinho."

Durante muito tempo, tomei uma parte pelo todo e pensei que a dieta que construí convinha a todos aqueles que tinham verdadeira necessidade e razões genuínas para emagrecer. E, quando conhecia uma pessoa menos determinada, pensava que bastava insistir um pouco mais, enquadrá-la ainda mais, ao fixar prestações de contas mais frequentes, para fazer com que ela aceitasse o método exatamente como o concebi: minha primeira frente.

Mas, mesmo assim, eu acabava vendo, entre diversos pacientes particularmente combativos, orgulhosos de seus resultados e sempre prontos a lutar ainda mais, uma paciente sufocada pela minha dieta e que, depois de ter seguido uma etapa com constância e de ser recompensada por bons resultados, pedia misericórdia e aspirava a uma pequena recompensa bem merecida. O que podia se traduzir em coisas como: "Posso adicionar um pouco de maisena à minha panqueca de farelo de aveia ou uma colher de sopa de cacau sem açúcar ao meu pudim caseiro?"

No início da minha vida de nutrólogo eu era muito jovem, gostava de inovar e precisava mostrar uma autoridade competente, mostrar um rigor que, na verdade, não faz parte da minha natureza. Por isso, eu era muito intolerante com o que considerava "escapadas da dieta". Mas, com o passar do tempo e com a idade e, principalmente, com a confiança adquirida na prática e os resultados do meu método, tive vontade de agradar essas pessoas que se impunham um esforço muito próximo dos limites de sua motivação.

E foi com alegria que comecei a atribuir algumas pequenas tolerâncias, que eu pensava ser individuais.

Mas, quase sempre, já no dia seguinte, a boa-nova aparecia em um blog ou em um fórum de um site de internet, e a tolerância tornava-se parte integrante do meu método.

Isso mostra a maneira com que o construí, durante muitos anos e em constante interatividade com meus pacientes, meus leitores e o imenso público dos internautas.

Foi assim que se formou a integralidade do que se tornou a lista de "Tolerados Dukan", que acabei integrando ao método, para não deixar que a monotonia das refeições enfraquecesse a motivação dos meus pacientes. São ingredientes que lhes permitem enfeitar o cotidiano da dieta e diversificar sua alimentação. Eles contêm um pouco mais de açúcar ou de gorduras que os alimentos autorizados, mas seu consumo, limitado a um máximo de duas porções por dia, não representa um freio ao emagrecimento. Mas tome cuidado: eles só podem ser usados a partir da fase de cruzeiro e são proibidos nas Quintas Proteicas.

Os alimentos tolerados

- Cacau sem açúcar (1 colher de café ou 7 gramas)
- Creme de leite com 3% de gordura (1 colher de sopa ou 30 gramas)
- Farinha de soja (1 colher de sopa ou 20 gramas)
- Leite de soja (1 copo ou 150 mililitros)
- Amido de milho (1 colher de sopa bem cheia ou 20 gramas)
- Molho de soja (1 colher de café ou 5 gramas)
- Salsichas de frango com 10% de gordura no máximo (100 gramas)
- Tempeh (50 gramas)
- Vinho para cozinhar (3 colheres de sopa ou 30 gramas)
- Iogurte com 0% de gordura (1)
- Iogurte de mel com 0% de gordura (1)
- Iogurte de soja natural (1)
- Goji berries (1 a 3 colheres de sopa)
- Queijo com até 7% de gordura (30 gramas)
- Requeijão com até 7% de gordura (40 gramas)
- Óleo (3 gotas ou 3 gramas)

Foi nesse mesmo espírito de adaptação do meu método a um público menos combativo e de perfil menos heroico que criei os famosos "Jokers" no meu site de emagrecimento.

Eu lhe disse que minha dieta online era interativa e que o usuário enviava, todas as noites, seu relatório do dia, respondendo a sete perguntas. Uma delas é a seguinte: "Qual é o alimento que, ao longo do dia, mais lhe fez falta?"

E quando um alimento que falta aparece cinco dias seguidos, um Joker é enviado ao usuário, permitindo que ele possa comer o que lhe faz falta. Desse modo, quando, durante cinco dias seguidos, um usuário me indica que sentiu falta de comer massa, ele recebe, nas instruções do dia seguinte, a possibilidade de preparar um jantar com um prato de massas al dente em uma porção de 200 gramas, com um bom molho de tomate, todos os legumes que quiser e uma colher de sopa de parmesão. E pode terminar sua refeição com dois iogurtes e mais nada, nenhuma proteína.

Da mesma maneira, quando a falta é de frutas, envio um Joker de 800 gramas de frutas e dois iogurtes para a refeição da noite.

Conduzindo e experimentando esse trabalho de abrandamento do meu método, constatei dois fatos previsíveis. Aqueles que tinham, fundamentalmente, vontade de emagrecer e de fazê-lo com toda a eficácia possível consideravam desmotivadoras essas medidas. Uma dessas pacientes me disse, um dia, de maneira abrupta: "Doutor, não preciso dos Tolerados nem dos Jokers, quero conseguir sem isso, pois meu motor de motivação é ver que sou capaz de controlar o inimigo. O que obtenho na dificuldade me convém mais que aquilo que chega até mim com facilidade."

Para ela, emagrecer era uma recompensa! Belo exemplo do primeiro perfil!

Em contrapartida, outros consideravam essas medidas insuficientes. Tentavam seguir minha dieta e repetiam: "Você está me pedindo demais."

Emagrecer, para essas pessoas, era uma forma de punição. Elas se enquadram ao segundo perfil.

Assim, percebi que tinha dois grupos bem diferentes: para uns, perder (peso) é ganhar; para os outros, perder (peso) é perder ainda mais. O motor e a razão do sucesso para uns era difícil para outros.

Por outro lado, as mídias, que adoram as modas e se aplicam a criá-las e que, durante tanto tempo, apoiaram as dietas mais enquadradas, passavam a um modo "pausa", simbolizado pelo slogan publicitário do Vigilantes do Peso: "Pare de fazer dieta." Um slogan de puro marketing, pois, desde os anos 1960, o responsável pela originalidade da indústria americana é a terapia de grupo — e não sua dieta, que, desde o início dos tempos, continuou a mesma, com base em "baixas calorias" ou em um sistema de "pontos". Desse modo, o que quer que esse slogan queira sugerir, a força da reunião é fazer com que se aceite essa dieta de restrição de calorias.

E, finalmente, a promessa louca, extremista e comercial daqueles para quem todas as dietas, quaisquer que sejam, devem ser banidas, adiciona-se a esse contexto. Segundo seus partidários, contra todo sobrepeso e obesidade, a única solução seria voltar às sensações naturais do corpo, fazer a distinção entre fome e saciedade, comer apenas quando se está com fome e parar quando ela desaparecer. É o mesmo que dizer a um alcoólatra para beber só quando estiver com sede!

Em um contexto desmotivador, inúmeras pessoas com sobrepeso e obesos com riscos muito grandes de saúde agarraram-se a esse pretexto para retardar a decisão de começar uma dieta. Essas pessoas, diabéticas ou hipertensas, sujeitas a riscos cardiovasculares ou cerebrais, com insuficiência respiratória ou renal, devem, no entanto, saber que o tempo não está do seu lado.

Dito isso, eu estaria mentindo se dissesse que não me sensibilizei com o debate do "Não às dietas!". Depois de uma vida inteira lutando contra o sobrepeso, eu sabia bem do perigo e das complicações desse discurso. Como médico, fiquei preocupado com o risco de desmotivação daqueles que viviam sob essa ameaça sem necessariamente se dar conta disso. É verdade que um slogan como "Não às dietas!" tem todos os motivos para atrair, principalmente quando se associa essa promessa à possibilidade de emagrecer sem esforços. Mas, passando pelas redes sociais, blogs e fóruns, fiquei aliviado ao ver que ainda existiam muitas pessoas lutando de corpo e alma para ter um peso correto, uma silhueta conveniente e uma autoimagem valorizada.

No entanto, também ouvi com atenção as pessoas para quem minha dieta era rígida demais e que, por isso, se deixavam seduzir pelo canto permissivo dos vendedores de sonhos. Ouvi atentamente suas críticas e objeções. Além de certas críticas parciais e infundadas, também havia outras, bem reais, sensíveis e pertinentes. Elas retomavam os argumentos que apresentei a você na comparação dos dois perfis. Essas observações provinham, essencialmente, de mulheres que tentaram seguir minha dieta em vão.

Eu ficava feliz ao ouvir essas reclamações e esses pedidos. Agradecia àqueles que os faziam, pois são construtivos, verdadeiros e frutos de uma experiência vivida. Tudo isso teve participação no aprimoramento e aperfeiçoamento da minha maneira de apreender a luta contra o sobrepeso, a calamidade contra a qual não entrar em batalha é o mesmo que desertar ou colaborar com o inimigo.

Assim, trabalhei com ardor para finalizar o trabalho que havia começado em 2007, com base no que chamava de *Escada Nutricional*, uma abordagem mais progressiva, mais didática, mais lúdica e menos rígida. O objetivo era trazer uma resposta a todos que precisam emagrecer, que sabem disso, que desejam emagrecer, mas que não se sentem animados, no momento em que tentam fazer isso, pelo impulso e pela motivação necessários.

Para alguns, trata-se de uma motivação que ainda não atingiu sua maturidade plena, mas esperar que ela venha é o mesmo que aceitar o peso excedente e correr o risco de entrar no grupo da obesidade.

Para outros, era algo bem diferente: uma vulnerabilidade emocional e afetiva que busca consolo ou reconforto no alimento de gratificação e que não pode ser controlada de maneira muito violenta e, principalmente, em um prazo muito longo.

Depois dessa constatação, consegui desdobrar meu próprio método.

Evidentemente, conservei o que já existia, meu método original, "a maneira forte", que se tornou minha primeira frente de combate.

E, assim, criei uma segunda frente, "a maneira suave", para aqueles que necessitam de uma abordagem menos ofensiva, mas tão eficaz quanto.

Antes de descrever em detalhes a prática da segunda frente de combate, apresento um quadro comparativo dos dois que poderá ajudá-lo a se situar melhor.

Quadro comparativo dos dois perfis

**Perfil da primeira frente de combate —
A original ou a "maneira forte"**

- Motivação poderosa
- Pressa para emagrecer rapidamente
- Personalidade forte, estilo oito ou oitenta, esforçado, do tipo que não faz nada pela metade e quer emagrecer rápido para manter a motivação
- Sobrepeso considerável ou obesidade (mais de 15 quilos)
- Riscos de saúde, problemas cardiovasculares, diabetes, colesterol, problemas articulares: joelhos, quadris
- Vida social moderada
- Constituição robusta, pressão arterial mais elevada ou normal
- Gosto por alimentos ricos em proteínas e legumes
- Capaz de manter uma dieta rígida, sem falhas, consegue se privar de vinho, pão, chocolate por tempo determinado de dois a três meses

**Perfil da segunda frente de combate —
Escada Nutricional ou "a maneira suave"**

- Motivação moderada ou imatura
- Sem pressa para emagrecer
- Personalidade moderada e equilibrada, menos inclinado aos extremos, quer emagrecer, mas progressivamente, segundo seu próprio ritmo
- Sobrepeso moderado, frequentemente inferior a 15 quilos
- Sem risco de saúde aparente ou hereditariedade cardiovascular ou diabetes
- Vida social agitada
- Constituição leve e cansativa, pressão arterial baixa ou normal
- Gosto moderado ou fraco por proteínas e legumes
- Dificuldade em manter uma dieta rígida a longo prazo. A perda de peso leva mais a uma escapada de recompensa do que a um reforço das instruções

A segunda frente de combate ou... "a maneira suave"

A Escada de socorro ou o Reflexo dos carboidratos

Este novo método, esta segunda frente, foi experimentado por inúmeras pessoas e seus resultados são excepcionais. O método é baseado nos mesmos princípios, mesmos valores e mesma filosofia da primeira frente de combate. Sua forma, sua abordagem e seu desenrolar são diferentes, e a novidade gera entusiasmo e adesão naqueles que a adotam.

No que a segunda frente de combate difere da primeira?

Como já disse, a primeira frente, o método original, a "maneira forte", é composta por quatro fases: duas para emagrecer e duas para não voltar a engordar. Ao longo das duas primeiras fases, a prescrição é simples: cem alimentos são autorizados à vontade, dos quais 66 são proteínas e 34, legumes, até a obtenção do Peso Ideal. As duas fases em questão duram diversos dias ou semanas. Depois, entra-se na terceira fase, de consolidação, e termina-se na quarta fase, de estabilização definitiva, com uma alimentação variada e completa, com três medidas simples de precaução para o resto da vida.

A segunda frente desenvolve-se de maneira bem diferente.

Sua unidade de base no tempo é a semana.

Uma semana, de segunda-feira a domingo, que imaginei em forma de escada com sete degraus relacionados a cada um dos sete dias da semana.

Todos os dias, o cenário muda. A cada novo degrau, uma família de alimentos faz sua aparição e é adicionada à família precedente. De degrau em degrau, a progressão abre-se a alimentos cada vez mais gratificantes. A progressão e a adição de famílias de alimentos partem do mais vital e do mais nutricional: é um leque que se abre e, desse modo, vai do que mais emagrece ao mais gratificante e mais livre. A semana termina como uma festa, uma refeição de gala, e, na segunda-feira seguinte, tudo recomeça. É difícil encontrar uma dieta mais vivaz e menos monótona.

A segunda frente em forma de escada tem intenção didática: aprender e emagrecer ao mesmo tempo. De degrau em degrau, de semana em semana, a escada repete o caminho que, de maneira bastante concreta, mostra a importância estratégica dos alimentos, assim como as escolhas que devem ser feitas para se estabilizar o peso de modo eficaz. Quando você tiver atingido o seu Peso Ideal (que pode ser calculado gratuitamente em meu site **www.dietadukan.com.br)**, a repetição terá gravado em você certo número de reflexos e automatismos úteis. Reforçados semana após semana, esses bons reflexos vão fazer com que você integre em sua vida certo número de informações teóricas sobre a nutrição.

Eu já disse que discutia fervorosamente contra aqueles que recusam a ideia de uma dieta. Eles querem acreditar que existe em nós um sistema natural que gera fome e saciedade e que apenas isso bastaria para respeitar seus sinais e, assim, emagrecer até encontrar um ponto de equilíbrio.

Esse sistema, com seus sinais e sensações, de fato existiu e teve um papel considerável em uma época em que a necessidade fazia a lei, e o homem, torturado por sua fome, devia pensar, a cada instante de sua vida, em encontrar calorias para sobreviver. Mas, hoje, vivemos o oposto desse contexto porque temos dificuldades em nos proteger da abundância. Além disso, os que comem demais e engordam não o fazem para se alimentar, mas para buscar na comida um antídoto ao mal-estar e a uma existência que, mesmo que pareça aceitável, não lhes traz o que sua natureza profunda exige.

Atualmente a fome e a saciedade das pessoas com sobrepeso não podem mais desempenhar seu papel original. São sensações que funcionam como fechaduras que teriam sido "forçadas". Raros são os que comem levados pela fome: a maioria continua, justamente, comendo sem sentir fome alguma. Além disso, a comida não é apenas facilmente acessível, mas se tornou excitante, tentadora e magnética. Certos alimentos foram "inventados" para serem viciantes e fazer com que seus usuários se tornem fiéis.

Escolha um biscoito clássico, leia a embalagem. O que você vai encontrar? Farinha branca e açúcar e, de acordo com as marcas, pouca ou muita gordura. Seus elementos sensoriais — gosto, composição química, teor de açúcar puro e em glicose, consistência e textura, sabores extremos — são manipulados para serem transformados em argumentos de marketing comportamental. Especialistas trabalham para criar verdadeiras drogas leves, quando usadas em pequenas quantidades, e drogas mais pesadas, quando consumidas em grande quantidade e repetidamente.

Alguns psicólogos, que são contra as dietas, denunciam o que chamam, em seu jargão, de "restrição cognitiva".

O que esse termo significa? Restringir-se cognitivamente é, simplesmente, entender que nossa fisiologia e nossos reflexos ancestrais não são mais suficientes para nos proteger e fazer apelo à nossa inteligência — nossa cognição — para nos ajudar. Quando a vista se torna fraca, não hesitamos em usar óculos; quando a memória definha, enchemos cadernos e computadores. Por que deveríamos nos recusar a ler as etiquetas das embalagens dos alimentos para saber o que eles contêm e usar nossos conhecimentos dietéticos para nos orientarmos melhor na caverna de Ali Babá em que os supermercados se tornaram? Isso não nos torna pessoas enfermas, e menos ainda obesas, por restrição cognitiva. De que serve e para quem serve esse discurso? Para os grandes comerciantes de açúcar, de chocolate, de produtos para beliscar, de refrigerantes, de balas e de sobremesas lácteas.

Se você está lendo meu livro agora, é porque tem um problema com seu peso e sua imagem, ou até mesmo com sua saúde. Peço a você que tenha a bondade de me ouvir: desconfie dos açúcares. Se eu pudesse deixar apenas uma mensagem para a atenção que você está me dando agora, seria a seguinte: **os açúcares são perigosos para você, para seus filhos, para seus parentes.** Se você gosta de açúcar, consuma esses alimentos como se bebe ou como se fuma: sabendo que, um dia, será preciso considerar que são artigos de risco e que seu consumo deve ser limitado.

Os alimentos sobre os quais falo, os açúcares ou carboidratos violentos que compõem a imensa gama de produtos industriais para beliscar, não existiam há 200 mil anos, quando nasceu a nossa espécie, nem mesmo há 7 ou 8 mil anos, na entrada do Neolítico, ou na época de Jesus. Também não existiam há 2 mil anos, nem há mil anos, nem mesmo à época de Luís XIV ou Napoleão. O açúcar branco, extraído da beterraba, só passou a existir industrialmente a partir de Napoleão III. Um homem primitivo da Amazônia ou da Austrália consumia dois ou três quilos por ano e um americano consome, hoje, uma média de 72 quilos por ano, com todos os danos que conhecemos.

Dessa perspectiva, iniciei um movimento que se chama "Adote o reflexo dos carboidratos". Explicarei a você e espero que passe a usá-lo, caso eu consiga convencê-lo. Tomemos um exemplo do cotidiano. Você está pronto para comprar um pacote de biscoitos para si ou para seus filhos. É nesse momento em que lhe peço que tenha o "Reflexo dos carboidratos". Para todo alimento produzido industrialmente, seu fabricante tem a obrigação legal de apresentar seu valor nutricional na embalagem. Na França, costuma ser um quadradinho divulgado da seguinte maneira:

Para 100g
Valor energético em kcal
(esqueça os kjoules, que não têm importância para você)
Proteínas
Carboidratos, dos quais açúcares
Lipídios, dos quais ácidos graxos saturados
Fibras alimentares
Sódio (equivalente ao sal)

Repare na linha dos "carboidratos": o teor em carboidratos é indicado por cem gramas de produto. Verifiquei todos os produtos para beliscar disponíveis nos supermercados franceses para comparar seu teor de açúcares violentos (farinha e açúcar). Você poderia pensar que a maior parte dos biscoitos tem um teor de carboidratos equivalente. Pois bem, isso não é verdade: o teor varia do simples ao dobro, quer dizer, de quarenta a oitenta gramas no mercado francês, raramente menos e raramente mais.

A oitenta gramas, você encontra biscoitos, barras de cereal e cereais matinais; cinicamente, eles são apresentados como alimentos "energéticos" ou mesmo vendidos com o selo "dietético". Para diabéticos, são verdadeiros venenos, e para pessoas com sobrepeso e obesas, são os primeiros responsáveis pelo armazenamento de gorduras.

A quarenta gramas, significa que restam sessenta gramas que não são carboidratos e que esses produtos são extremamente ricos em fibras protetoras, as quais diminuem a progressão dos carboidratos no sangue. Para fabricar tais produtos que afixam um teor tão baixo de carboidratos, não se pode prepará-los com açúcar branco, que é substituído por edulcorantes clássicos, como o maltitol, que contém um pouco de carboidratos, mas extremamente lentos e com um efeito muito fraco sobre a glicemia. Logo, esses produtos são particularmente aconselháveis às pessoas que estão de olho no peso e aos diabéticos. Você encontrará tais produtos com a seguinte advertência legal: "Sem adição de açúcar" ou "Sem açúcar", como podemos ver nos chicletes e refrigerantes zero.

Meu objetivo é fazer com que você esteja informado e que esses números lhe sejam transparentes, porque isso está longe de ser um detalhe. Uma vida são 90 mil refeições, e repetir o mesmo erro alimentar durante um ano inteiro pode afetar muito a sua saúde. Um produto pode muito bem ser fabricado de maneira rigorosa, em condições de higiene perfeitas, com produtos impecáveis e rastreabilidade perfeita, mas revelar-se perigoso para sua saúde caso consumido em excesso. Certos fabricantes gabam-se de uma competência nutricional, mas comercializam produtos ditos "dietéticos", cujo teor em carboidratos violentos pode, facilmente, atingir setenta gramas para cem gramas de produto! Não seja enganado. Você é livre para fazer suas escolhas, com a condição de decidir com conhecimento de causa. É o que justifica minha ação em favor do estabelecimento do "Reflexo dos carboidratos".

A segunda linha tem a ver com a menção "dos quais, açúcares".

Isso tem a ver com a quantidade de açúcar branco, sacarose, que foi adicionada aos cem gramas do produto. Atualmente, em 2013, a presença de açúcar verdadeiro representa um grande perigo. Não digo que não se deva consumir açúcar em hipótese alguma, mas, como para a velocidade de um carro, existe um risco. E, quando esse risco é tomado todos os dias e muitas vezes por dia, em grande quantidade, o risco de engordar torna-se imenso. Quando um membro de sua família (tio, tia, demais parentes) é diabético, o risco de você mesmo se tornar um aumenta ainda mais.

Sendo assim, tenha o "Reflexo dos carboidratos". Este é o meu conselho. Eu o tive para meus filhos, meus amigos e, principalmente, para meus pacientes. Quando conheço um leitor, um paciente ou um internauta que perdeu peso com meu método e não engordou novamente, pergunto o que, em sua opinião, mais o ajudou a não ganhar peso de novo. E, quase sempre, ouço que ele incluiu em seu cotidiano essa desconfiança para com os açúcares: "Consumo menos açúcar que antes e como um pouco mais de legumes ou alimentos proteicos."

A Escada Nutricional

Segunda-feira

> **As palavras de ordem**
> **A segunda-feira fornece o vital,**
> a terça, o essencial,
> a quarta, o importante,
> a quinta, o útil,
> a sexta, o cremoso,
> o sábado, o energético
> e o domingo, a liberdade!

Se quiser entrar na segunda frente de ataque, é essencial começar em uma segunda-feira. Não importa em que momento você decidiu fazer a dieta, espere para começar em uma segunda-feira.

É o início da Escada Nutricional, e sua composição foi pensada para durar uma semana inteira.

Em uma segunda-feira, o dia D, você poderá se alimentar de todos os alimentos que inscreverei nas páginas consagradas ao primeiro dia da primeira semana.

São alimentos ricos em proteínas, e eu os classifiquei em **11 categorias.**

Durante esta primeira segunda-feira, todos os alimentos desta lista são para você. Você poderá consumi-los o quanto desejar ou o quanto lhe convier, sem qualquer limite de quantidade e a qualquer hora do dia.

Você também terá a liberdade de misturá-los entre si. Assim, poderá escolher os alimentos de que mais gosta, sem tocar nos outros, ou até mesmo se alimentar de uma única categoria de alimentos durante uma refeição ou mesmo um dia inteiro.

O essencial é não sair dessa lista perfeitamente definida.

Como você verá, o leque de escolhas é grande. Mas, durante esse primeiro dia, o mais importante de todos os que você passará em minha companhia, é que você **não poderá sair da dieta.** A menor ultrapassagem de barreiras, por mínima que seja, agirá como uma picada de agulha em um balão de gás. Qualquer escapada da dieta, aparentemente benigna, bastará para fazer com que você perca o benefício dessa preciosa liberdade de comer sem limites. Por um pouquinho de qualitativo, você pode perder o acesso ao quantitativo e ser obrigado, no dia em curso, a entrar na enfadonha contagem de calorias e a comer limitando as quantidades — o contrário do que espero de você.

Para resumir, a palavra de ordem é simples e não negociável: tudo que estiver mencionado na lista que segue é para você, totalmente seu. Tudo que não se encontra nela não é para você, esqueça por enquanto, sabendo que, a partir de amanhã, terça-feira, adicionarei mais uma família de alimentos.

As 11 categorias de alimentos da segunda-feira

Primeira categoria: as carnes magras

Por carne magra, quero me referir a dois tipos de carne: vitela e boi, se você ainda for daqueles que os consomem.

* O boi: todos os pedaços que servem para assar ou grelhar são autorizados, especialmente bife, filé, contrafilé, rosbife e cortes para churrasco, evitando, escrupulosamente, o entrecosto e a costela de boi, ambos gordurosos demais.
* A vitela: os cortes aconselhados são: escalope, assado de vitela e fígado, se, para este último, seu colesterol lhe permitir.
* A costela de vitela é autorizada, com a condição de se retirar a capa de gordura que a envolve.
* O porco e o cordeiro não são autorizados.

- O coelho é uma carne magra que pode ser consumida assada, cozida, com mostarda e requeijão cremoso com 0% de gordura.

O preparo dessas carnes pode ser feito da maneira que mais lhe convier, mas sem uso de gordura, logo nada de manteiga, óleo ou creme de leite, mesmo light.

Para conservar o gosto do grelhado, adicione algumas gotas de óleo à sua frigideira e enxugue o excesso com papel-toalha.

O cozimento aconselhado é o grelhado, mas essas carnes também podem ser assadas no forno ou na churrasqueira, ou ainda preparadas em papelotes ou mesmo como cozido.

O grau de cozimento pode ser de acordo com seu gosto: saiba que o cozimento, progressivamente, desengordura a carne.

A carne de hambúrguer é autorizada. Cuidado, os preparos em tartare ou carpaccio devem ser feitos sem óleo.

A carne moída cozida ou em forma de hambúrguer é aconselhada para aqueles que tendem a enjoar da carne em cortes e que gostam de preparar almôndegas amalgamadas a ovo, ervas, alcaparras e cozidas no forno.

Cuidado! Os hambúrgueres kosher são muito gordurosos e é melhor que você moa um corte menos gorduroso em casa.

Mesmo correndo o risco de ser repetitivo, quero lembrá-lo que as quantidades desses alimentos não são limitadas.

Segunda categoria: os miúdos

Apenas fígado e língua são permitidos: fígado de vitela, de boi ou de frango.

Línguas de vitela e cordeiro, pouco gordurosas, também são autorizadas.

Quanto ao boi, consuma apenas a metade anterior da língua, especialmente a ponta, que é mais magra. Evite a parte de trás, muito gordurosa.

O fígado é um alimento prodigiosamente rico em vitaminas, mas também em colesterol. Seja prudente, se você for sensível a esse problema.

Terceira categoria: os peixes

Para essa família de alimentos não existe qualquer restrição ou limites. Todos os peixes são autorizados, sejam gordurosos ou magros, brancos ou azuis, frescos ou congelados, ou ainda em conserva, ao natural (mas sem óleo), defumados ou secos.

* Todos os peixes gordurosos e azuis são autorizados, especialmente sardinha, atum e salmão.
* Todos os peixes brancos ou magros também são autorizados, como linguado, pescada, bacalhau fresco, dourado, tainha, traíra, badejo, arraia, truta, sargo, lota e muitos outros peixes, menos comuns.
* O peixe defumado também é autorizado, especialmente o salmão defumado, que, mesmo sendo gorduroso e reluzente, tem menos gordura que um bife com 10% de gordura. O mesmo vale para truta defumada, enguia e demais peixes defumados.
* O peixe em conserva, muito útil para uma refeição rápida ou uma fome fora de hora, também é autorizado quando estiver em conserva ao natural, como atum, salmão ou sardinha com molho de tomate.
* E, finalmente, o kani. É um preparo de origem japonesa, à base de peixe branco extremamente magro, aromatizado com molho de caranguejo. Muitos pacientes e leitores têm um preconceito desfavorável contra o kani. É verdade, trata-se de um alimento reconstituído. Por ter procurado saber mais sobre seu modo de preparo, sei que também é um alimento de boa qualidade nutricional. Ele é confeccionado imediatamente após a pesca dos pequenos peixes brancos a partir dos quais é feito, nos navios-fábrica, em alto-mar.

Outras pessoas me mostraram que, em sua embalagem, é possível ver que o kani tem um pequeno teor de carboidratos. É verdade, mas tal teor não é redibitório, pois trata-se do amido e o restante de suas qualidades é tão interessante que o teor é tolerável. De fato, seu teor de gordura é muito baixo, e seu uso é muito prático: é fácil de se transportar, não tem cheiro e não precisa de preparo ou cozimento. Pode servir para beliscar a qualquer hora do dia.

Os peixes devem ser preparados sem adição de gordura (três gotas de óleo + papel-toalha). Pode-se usar suco de limão e salpicar com temperos, no forno, recheado de ervas e limão, ou em molho — mas, de preferência, cozido no vapor. O melhor cozimento é em papelote, que conserva o molho integralmente.

Quarta categoria: os frutos do mar

Nesta classe de alimentos, reúno todos os crustáceos e todos os mariscos.

* Camarões rosas e cinza, camarão VG, caranguejo, sapateira, lagosta e lagostim.
* Ostras, mexilhões, amêijoa e vieira.

É importante sempre pensar nesses frutos do mar que diversificam a alimentação e podem dar um ar de festa à dieta. Eles também têm grande poder de saciedade.

Quinta categoria: as aves

* Todas as aves são autorizadas, menos as de bico chato (pato e ganso), mas com a condição expressa de serem consumidas sem a pele. Atenção! O cozimento é feito com a pele, para evitar o ressecamento da carne, mas, uma vez no prato, retira-se a pele.
* O frango é a ave mais comum e a mais prática. Todos os seus pedaços são autorizados, menos a parte externa da asa, inseparável da pele e gordurosa demais. Existe uma clara diferença de teor em gorduras entre as diferentes partes do frango. A parte mais magra é o peito e, logo em seguida, a coxa e a asa. Além disso, quanto mais jovem, melhor é o frango.
* O peru em todas as formas, em escalope na frigideira ou a coxa assada no forno e recheada de alho.
* A codorna é autorizada, assim como aves selvagens, faisão e até mesmo pato selvagem, que é uma carne magra.

Sexta categoria: os presuntos

Atualmente, em qualquer supermercado, podemos encontrar presuntos de porco magros, mas também os de peru, ligeiramente defumados, e de frango, cujo teor de gordura varia entre 2% e 4%, o que é bem mais magro que as carnes e peixes mais magros. Assim sendo, os presuntos são autorizados e até mesmo aconselhados, graças à sua extrema disponibilidade e facilidade de uso.

O mesmo serve para a carne de caça, assim como a bresaola, adaptação italiana da carne de caça, ambas oriundas do filé de boi seco, ou ainda a cecina espanhola, particularmente saborosa, mas mal distribuída. Essas carnes secas são especialmente magras e muito apreciadas, mas também bastante caras.

Você pode encontrá-las em supermercados, embaladas, mas são bem mais saborosas e menos salgadas quando cortadas no açougueiro ou em uma delicatéssen italiana.

Na embalagem, já cortadas em fatias e sem cheiro ou resíduos, elas podem, facilmente, ser transportadas e fazer parte da confecção do almoço. Além disso, mesmo que seu gosto não chegue perto dos presuntos de partes da charcutaria, seu valor nutritivo é comparável, em todos os aspectos. Gostaria de lembrar que os presuntos de charcutaria e o pernil não são autorizados, e que os presuntos crus e defumados, mais gordurosos ainda, são muito menos.

Sétima categoria: os ovos

Os ovos podem ser consumidos cozidos, em omelete ou mexidos em uma frigideira antiaderente, ou seja, sem adição de óleo ou manteiga (três gotas de óleo + papel-toalha).

Para tornar o consumo dos ovos algo ainda mais refinado e menos monótono, você pode adicionar alguns camarões ou lagostins, ou mesmo um pouco de caranguejo desfiado. Também é possível preparar omeletes com cebolas picadas, como uma tortilla espanhola, ou com alguns pedaços de aspargos como condimento.

Como os alimentos que você está autorizado a comer podem ser consumidos em quantidade ilimitada, os ovos podem causar problemas, em função de seu teor de colesterol e da tolerância, respectivamente. São, efetivamente, ricos em colesterol, e você deve controlar o consumo, caso seja sensível ao problema. Nesse caso, não passe de quatro gemas de ovos por semana. Em contrapartida, consuma quantas claras quiser, pois elas constituem um dos alimentos mais saudáveis que existem.

Tente preparar suas omeletes e ovos mexidos usando uma gema e duas claras.

Existe uma autêntica alergia às gemas de ovos, mas ela é raríssima e, em geral, conhecida pelo paciente, que sofre dela desde a infância e, portanto, sabe o que deve evitar. Mais frequente ainda é a má digestão dos ovos, que, equivocadamente, é atribuída a uma suposta fragilidade do fígado. À parte os ovos de má qualidade ou que não são frescos o suficiente, o que o fígado não suporta não é o ovo em si, mas a manteiga cozida na qual o ovo foi preparado. Desse modo, caso você não seja verdadeiramente alérgico e queira preparar ovos sem gordura, poderá consumi-los sem qualquer perigo nesta segunda-feira.

Oitava categoria: as proteínas vegetais

Há cerca de 15 anos, o vegetarianismo apareceu na França, por diversas razões éticas, espirituais ou médicas. Inúmeros pacientes me pediram para adaptar o método às suas exigências. Esta é a razão pela qual, progressivamente, introduzi e valorizei essa categoria de alimentos ricos em proteínas e vindos do mundo vegetal. A maior parte dessas proteínas vegetais, à base de soja e trigo, vem da Ásia, principalmente do Japão. No Ocidente, a alimentação e os restaurantes japoneses viraram moda.

Nesta oitava categoria, reuni sete alimentos riquíssimos em proteínas e com pouca gordura. No entanto, apenas os dois primeiros, **tofu** e **seitan**, dois alimentos derivados, respectivamente, da soja e do trigo, têm quantidade dominante de proteínas suficiente para poderem ser consumidos "à vontade", como os alimentos das sete categorias anteriores. Os cinco últimos, tempeh, hambúrgueres vegetais, proteínas de soja texturizadas, leite e iogurte de soja, são alimentos muito interessantes, mas reservados apenas àqueles que não comem carne ou peixe.

1) O tofu

Fazer tofu em casa é muito divertido! Basta triturar grãos de soja na água para fazer leite de soja e, em seguida, coalhar no sal para fazer tofu firme, com a consistência de queijo fresco. Para fazer creme de soja, basta adicionar um coagulante chamado "sal amargo" (sulfato de magnésio) e esquentar. Caso goste da ideia, você pode encontrar essas duas receitas de maneira mais detalhada em inúmeros sites de culinária.

Para quem não tem muito tempo na parte da manhã, o tofu pode ser encontrado em muitos supermercados e lojas de produtos asiáticos, assim como em lojas de produtos orgânicos.

O tofu existe em duas formas: cremosa e firme.

* **O tofu cremoso** é uma base culinária com a consistência de um pudim ou de um iogurte. É vendido em embalagem de cartolina, à temperatura ambiente, mas é preferível conservá-lo por três ou quatro dias na geladeira. Nessa forma, é especialmente útil em receitas de sobremesas e confeitaria, ou ainda de quiches com base de panqueca de farelo de aveia. É excelente para o preparo de molhos, nos quais substitui a maionese ou o creme de leite. Sua consistência também faz com que possa ser batido, para se transformar em uma espécie de chantilly.
* **O tofu firme** é aquele com a consistência de um queijo fresco firme. É parte integrante de inúmeras receitas. Pode ser consumido esmigalhado, ralado, em cubinhos ou como purê para todos os tipos de pratos, entradas ou sobremesas. Naturalmente sem gosto, impregna-se de todos os sabores dos alimentos que o cercam. Vai bem com cebolinha, molho shoyu light ou condimentos suaves. Prepare em cubinhos para acompanhar saladas ou em tortas de legumes feitas com farelo de aveia. Antes de ser cozido, fica excelente quando marinado durantes algumas horas no molho à sua escolha. Para que fique ainda mais saboroso, retire bem a água, pressionando o tofu em duas tábuas ou pratos.

Assim como a mozarela, o tofu firme pode ser conservado na geladeira e na água, que deve ser trocada a cada dois dias, sem passar de um total de dez dias. O tofu está sendo cada vez mais utilizado no Ocidente, assim como o kani, e tem lugar privilegiado no meu método. Hoje em dia, é possível encontrar tofu preparado com ervas, curry e até mesmo tofu defumado, assim como em receitas como tofu à moda provençal, com alho e ervas finas, com curry ou açafrão. Também é possível encontrar diversas preparações com estes ingredientes. Mas cuidado! Nem todos esses pratos e receitas foram preparados de acordo com nossos códigos dietéticos, e você deve ler a embalagem com atenção, a fim de evitar os que têm teor de gordura acima de 8%.

2) O seitan

O seitan, ou "carne vegetal", é um equivalente do tofu, mas fabricado a partir das proteínas do trigo, em vez das de soja. Sua textura resistente lembra a da carne, e esse alimento pode ser usado na maior parte dos ensopados: estrogonofes, cozidos, paneladas... Também pode ser preparado em forma de espetinho ou fricassê. É encontrado já pronto, natural ou aromatizado em lojas de produtos orgânicos ou asiáticos.

Como sua fabricação caseira é simples e barata, se tiver tempo e vontade, você pode preparar sozinho; é uma atividade lúdica e sustentável. O seitan pode ser fabricado lavando-se a farinha de trigo em um saco de tecido, para eliminar seu amido e conservar apenas o glúten. Se não tiver muito tempo, compre pronto, mas use esse ganho de tempo para prepará-lo.

O seitan entrou em cena na alimentação ocidental nas lojas de produtos orgânicos para os vegetarianos. Defendo que o seitan seja colocado à disposição de um público maior, especialmente para aqueles que querem emagrecer aumentando suas opções de alimentação.

No plano nutricional, o seitan é um alimento extremamente rico em proteínas (25%), pouco calórico (110 calorias para 100 gramas), praticamente não contém carboidratos e gorduras, colesterol ou purina.

O seitan pode ser conservado por três a quatro dias na geladeira (dentro do seu caldo) e durante meses no congelador.

Se quiser cozinhá-lo, faça-o sem tampar e a fogo brando, sem refogar, para evitar que endureça.

Melhor ainda, cozinhe em uma frigideira, para deixá-lo ainda mais macio. E, para conservar melhor a consistência e o sabor, evite fazer fatias muito espessas.

Você também pode marinar o seitan em uma mistura de molho shoyu light, ervas, temperos e alho antes de levar à frigideira. Deixe que as fatias fiquem embebidas do molho à sua escolha e sirva com ou sem legumes a partir da terça-feira.

3) O tempeh

Este é outro alimento derivado da soja. Originário da Indonésia, é obtido a partir da fermentação de seus grãos. O tempeh tem uma textura firme e um sabor natural de avelã e cogumelo. Sua riqueza em proteínas, seu baixo teor de gorduras e a ausência de colesterol fazem desse alimento uma excelente escolha para o vegetariano.

4) Os hambúrgueres de soja ou hambúrgueres vegetais

São uma alternativa vegetal à carne, essencialmente útil para os vegetarianos. Comumente, os fãs de carne não gostam desses hambúrgueres e os consomem apenas quando obrigados ou forçados, mas os vegetarianos gostam muito e, uma vez que se habituam, sabem bem como prepará-los.

Você deve, imperativamente, ler a embalagem, pois o teor de lipídios e gorduras dos hambúrgueres de soja pode variar do normal ao dobro do aceitável, especialmente nas lojas de produtos orgânicos. A referência da marca vendida nos supermercados franceses é o Sojasun, cujo teor de gordura é de 8%, o que é próximo do bife semimagro em um açougue.

5) As proteínas de soja texturizadas ou PST

Apresentam-se como pedrinhas granulosas, que se parecem com bombons. Podem ser preparadas a partir de farinha de soja sem gordura. A farinha é misturada com água e esquentada em uma panela de pressão. A mistura deve, depois, ser enxuta e fragmentada em grãos ou pedaços grandes.

As proteínas texturizadas de soja apresentam muitas vantagens. Elas contêm duas vezes mais proteínas que a carne de boi. Têm poucas calorias e não contêm colesterol. Podem ser armazenadas facilmente e conservadas durante muito tempo. E, finalmente, são baratas e fáceis de cozinhar.

Quando preparadas, desenvolvem uma textura próxima da carne, o que dá aos vegetarianos um excelente substituto para pratos e receitas tradicionalmente preparados com carne.

Contudo, no estado bruto, tem uma consistência crocante e um gostinho natural de amendoim, o que faz com que sejam muito agradáveis como um alimento para beliscar.

6) O leite de soja

Trata-se de uma bebida sem lactose, rica em proteínas vegetais, pouco calórica, pobre em lipídios, em cálcio, em vitamina D e desprovida de colesterol. Pode se tornar um substituto ao leite para quem se recusa a consumir leite de vaca (vegetarianos intolerantes à lactose ou, simplesmente, avessos ao gosto do leite de vaca) ou em caso de tendência ao colesterol.

Pode ser bebido ao natural, aromatizado ou, ainda, fazer parte da composição de todos os molhos nos quais se costuma usar leite, como o bechamel, o holandês etc.

O leite de soja pode ser conservado na geladeira de cinco a sete dias.

Esse alimento não é autorizado "à vontade", mas pode ser consumido na dose de um copo por dia, em substituição ao leite desnatado de vaca. Escolha sempre sua versão ao natural.

7) O iogurte de soja

Fabricado a partir do leite de soja, apresenta as mesmas características desse alimento. É uma boa alternativa a todas as pessoas intolerantes à lactose ou que digerem mal os laticínios.

No plano calórico e nutricional, difere um pouco do iogurte de leite semidesnatado, com um teor médio, de acordo com a marca, de 2% de gordura, mas sem colesterol.

O iogurte de soja não é autorizado "à vontade", mas na dose de dois iogurtes por dia e, claro, em sua versão ao natural.

Nona categoria: os laticínios magros
(iogurtes e queijos brancos com 0% de gordura)

Esses alimentos foram concebidos para facilitar uma alimentação dietética e são autênticos laticínios, semelhantes, em todos os aspectos, aos iogurtes e queijos brancos tradicionais, embora sem o mesmo teor de gordura. Na medida em que a transformação do leite em queijo é responsável pela eliminação da lactose, único açúcar contido no leite, os laticínios magros são um pouco menos ricos em proteínas.

Há alguns anos, os produtores de laticínios disponibilizaram no mercado uma nova geração de iogurtes magros com adoçante e aromatizados ou enriquecidos com polpa de fruta. Mesmo que os adoçantes e os aromas sejam artifícios desprovidos de valor calórico, o enriquecimento com frutas introduz uma quantidade indesejada de carboidratos. Por conseguinte, e para que a instrução fique perfeitamente clara, existem três tipos de iogurtes com 0% de gordura: os brancos, os aromatizados — de coco, baunilha, limão... — e os iogurtes com 0% de gordura, mas também com pedaços de frutas. Apenas os brancos são totalmente autorizados, sem a menor reserva. Assim, evite os iogurtes com pedaços de frutas e, a partir da quarta-feira, prefira frutas frescas.

Décima categoria: um litro e meio de líquido por dia

Esta é a única categoria obrigatória da lista, enquanto todas as outras são facultativas e dependem do seu gosto.

Beber é uma função vital, principalmente quando se quer perder peso. Sem essa drenagem intensa, seu emagrecimento, mesmo que seja conduzido perfeitamente, pode correr o risco de estagnar, pois os dejetos são oriundos da combustão de gorduras que se acumulam a ponto de apagar seu fogo.

Todas as águas são autorizadas, especialmente as de fontes ligeiramente diuréticas. Contudo, evite águas com alto teor de sal.

Se você não gosta muito de beber água natural, pode, sem problemas, beber água gaseificada, tomando cuidado para escolher marcas com baixo teor de sal. O gás não tem qualquer incidência sobre a dieta, apenas o sal deve ser evitado.

Caso não goste muito de bebidas frescas, saiba que café, chá e qualquer outra infusão, como tisana, são assimiláveis à água, logo contam na dose diária de um litro e meio por dia. Enfim, pessoalmente, como médico e nutrólogo, assumi a responsabilidade de autorizar os refrigerantes dietéticos de qualquer marca que não tenham mais que uma caloria por copo. Você deve saber que existe um grande debate a respeito desse assunto entre o público e os próprios nutricionistas. Alguns acreditam que o efeito de ilusão dessas bebidas é detectado e compensado pelo organismo. Outros afirmam que seu consumo mantém o gosto e a necessidade de açúcar.

A prática me ensinou que a abstinência, por mais prolongada que seja, nunca faz com que o gosto ou a necessidade de açúcar desapareçam por completo. Assim sendo, não vejo qualquer razão para privá-lo desse sabor desprovido de calorias. Por outro lado, constatei que o uso dessas bebidas facilita muito a disciplina da dieta e que seu sabor açucarado, seu alto teor aromático, sua cor e sem borbulhar, assim como sua aura de bebida festiva, conjugam-se para transformá-las em um alimento de gratificação, com forte ação sensorial, que acalma a vontade de "comer um docinho", tão frequente para quem tem o hábito de beliscar.

Outra polêmica relaciona-se aos adoçantes, pois há quem os considere cancerígenos. Entendo que isso possa deixá-lo preocupado. É preciso saber que novos adoçantes chegam ao mercado há mais de cinquenta anos e que, a cada novo produto lançado, a mesma polêmica surge. Isso, a meu ver, torna tal polêmica um pouco suspeita. Gostaria de lembrar que os adoçantes são "autorizados" em todos os países do mundo. De acordo com meus conhecimentos, nenhum país impõe qualquer restrição, a não ser para a dose máxima por dia — o que acontece com todos os produtos. Nenhum consumidor jamais reclamou de seus efeitos colaterais, em nenhum lugar do mundo, ao mesmo tempo que milhares de pessoas consomem adoçantes diariamente. Enquanto isso, aproveito para lembrar, mais uma vez, que o sobrepeso, a obesidade e o diabetes são uma grande máquina mortífera. E eu sei, pois posso constatar todos os dias, que os adoçantes facilitam a luta contra tais calamidades. Em nome de que princípio de precaução, levado a um nível absurdo, se deveria lançar um olhar duvidoso sobre esses excelentes instrumentos: gosto e sabor sem calorias e sem insulina? Essa é a minha opinião. Evidentemente, você é livre para fazer o que quiser, mas eu, minha mulher e meus filhos consumimos adoçantes regularmente.

Décima primeira categoria: uma colher e meia de farelo de aveia

Durante anos, meu método não autorizava, nas duas primeiras fases, particularmente emagrecedoras, qualquer farináceo, cereal ou feculento.

Isso não o impedia de funcionar, mas as pessoas que começavam minha dieta, ao longo do tempo, começavam a sonhar com carboidratos!

Descobri o farelo de aveia em um congresso de cardiologia em Nova York. Foi um período em que os Estados Unidos declararam guerra ao colesterol, pois era um dos países onde mais se morria de infarto no mundo. Em 1988, pesquisadores americanos provaram, por meio de estudos feitos em grandes populações, que o farelo de aveia atuava na redução do teor de colesterol no sangue. Essa novidade teve o efeito de uma verdadeira bomba, e o consumo do farelo de aveia explodiu. A moda dos muffins de farelo de aveia teve seu momento de glória nos anos 1990: os "Oat-Bran Muffins" viraram capa do *New York Times*!

Em seguida, os laboratórios farmacêuticos descobriram os fibratos e, mais tarde, as estatinas, uma família de medicamentos de eficácia absoluta no combate ao colesterol, atualmente usada em todos os cantos do mundo. Assim, o farelo de aveia foi abandonado. Enfim, durante esse congresso, um cardiologista vegetariano, que continuava fiel ao farelo de aveia, me ofereceu um pacote, que eu trouxe em minha bagagem. Certa manhã, minha filha Maya, não encontrando nada para colocar na boca, no que ela chamava de "cozinha de nutricionista", me pediu, faminta, para ajudá-la a preparar um aperitivo. Como não tínhamos farinha, preparei para ela um creme improvisado com farelo de aveia, uma clara de ovo, requeijão cremoso com 0% de gordura, um pouco de canela e adoçante, pois, como você pode imaginar, não existe açúcar na minha casa!

Maya ficou felicíssima e de estômago satisfeito. Por volta das 13 horas, ela me ligou da cantina da escola, dizendo que, estranhamente, não estava com fome — o que a estava deixando preocupada. Não teria sido graças ao "crepe esquisito"? Tudo começou ali. Assim, comecei a aconselhar o farelo de aveia a alguns dos meus pacientes, os mais gulosos, e a impressão inicial foi confirmada. Foi assim que, aos poucos, o farelo de aveia criou seu lugar nos fundamentos do meu método, sendo o único carboidrato admitido no meio do santuário das proteínas da fase de ataque do meu método original.

No plano clínico, constatei rapidamente uma melhora global dos resultados, uma melhora na disciplina da dieta, atenuação do apetite, sensação de saciedade mais precoce e boa redução da frustração a longo prazo.

O farelo de aveia

O farelo de aveia é o envelope fibroso que envolve e protege o grão da aveia. Apenas o grão e sua consistência suave interessavam aos produtores durante muito tempo, sob forma de farinha de aveia ou de aveia em flocos. O farelo de aveia, pobre em açúcares e extremamente rico em fibras, era dado aos animais e servia para a confecção de colchonetes e travesseiros.

Para entender melhor o modo de ação do farelo de aveia, apoiei-me nos trabalhos dos cardiologistas americanos, que demonstraram uma redução da absorção do colesterol intestinal, além dos estudos dos endocrinologistas, que observaram uma diminuição de velocidade na assimilação dos açúcares rápidos. Evidentemente, isso chamou minha atenção e fui levado a pesquisar o trajeto do farelo de aveia no tubo digestório, no estômago e, finalmente, no intestino delgado.

Assim, dei-me conta de que as fibras dispunham de duas propriedades físicas que lhe conferiam um papel medicinal:

* **Seu poder de absorção:** o farelo de aveia pode absorver vinte vezes seu volume de água. Para fazer a experiência, basta colocá-lo em um recipiente com água e observar. Do mesmo modo, assim que chega ao estômago, o farelo de aveia incha e ocupa espaço suficiente para nos levar a uma sensação de saciedade rápida e mecânica, pela simples distensão do estômago.
* **Sua extrema viscosidade:** chegando ao intestino delgado, misturado aos alimentos reduzidos e mastigados, o farelo de aveia une-se a todos os nutrientes à sua volta. Desse modo, freia sua passagem ao sangue e leva uma pequena parte consigo, nas fezes. Isso ajuda a emagrecer.

Saciedade e perda calórica: esses dois aspectos fazem do farelo de aveia um precioso aliado na luta contra o sobrepeso. Ele se insere no meu método original, e também o prescrevo na segunda frente de combate, a partir desta segunda-feira, inteiramente dedicada às proteínas.

Como consumir o farelo de aveia?

Na segunda frente de combate, o farelo de aveia deve ser usado na dose de uma colher e meia de sopa por dia.

A panqueca de farelo de aveia salgada ou adoçada com adoçantes

Adicione 1 ½ colher de sopa de farelo de aveia em um recipiente com 1 colher de sopa de requeijão cremoso com 0% de gordura ou de iogurte, 1 clara de ovo ou 1 ovo inteiro, se você não tiver problemas de colesterol.

Adicione 1 colher de sopa de estévia, sucralose ou o adoçante à sua escolha. Você também pode salgar um pouco, de acordo com seu gosto. Misture bem e despeje a massa em uma frigideira antiaderente preaquecida, com algumas gotas de óleo e enxugadas com papel-toalha. Cozinhe durante quatro a cinco minutos para cada lado.

As panquecas podem ser conservadas durante um pouco mais de uma semana na geladeira, embaladas com papel-alumínio ou filme, para evitar que fiquem ressecadas. Você também pode congelar as panquecas, que conservarão seu sabor, sua consistência e seus nutrientes.

A maioria dos meus pacientes come a panqueca de manhã, o que evita que sintam fome antes da hora do almoço. Outros usam-na como sanduíche para o almoço, com uma bela fatia de salmão defumado ou de presunto magro.

Outras pessoas comem a panqueca no meio da tarde, na "hora do crime", momento em que costumam ter vontades compulsivas. Ou ainda depois do jantar, quando dão uma conferida na despensa, em busca de uma comida para acalmar a fome antes da hora de dormir.

Se você quiser outros preparos à base de farelo de aveia, encontrará no meu site www.dietadukan.com.br inúmeras receitas de crepes, muffins, pão de especiarias, bases para pizza, pão de farelo de aveia...

Nos supermercados e na minha loja virtual www.lojadietadukan.com. br você também pode encontrar diversos produtos fabricados com farelo de aveia: biscoitos, barras de cereais, panquecas... Tudo pode ser consumido, desde que se respeitem as quantidades aconselhadas. Verifique bem se esses alimentos não contêm farinha de trigo refinada, que, com seu açúcar, faz parte dos alimentos que mais provocam secreção de insulina e, por conseguinte, fabricam gordura; mesmo tendo o mesmo número de calorias, é o alimento mais engordativo que existe.

Outra qualidade da panqueca de farelo de aveia é o fato de ela ser um excelente instrumento de defesa contra os desejos súbitos de comer e as bulimias. As pessoas que provocam vômitos de maneira regular precisam de uma ajuda psicoterapêutica para curar esse grave distúrbio, mas se, por acaso, os bulímicos lerem meu livro, saibam — algo que constato regularmente nos meus pacientes — que a panqueca de farelo de aveia com os aromas que quiserem evitará picos calóricos decorrentes da ingestão de outros alimentos de péssima qualidade.

Você não é bulímico, mas pode passar por períodos difíceis em sua vida, durante os quais surgem vontades irreprimíveis de comer. Você acaba cedendo e não consegue mais controlar seu peso! Nesses momentos, você pode aumentar o consumo de panquecas de farelo de aveia para três vezes por dia, durante um curto período.

Décima segunda categoria: o konjac

Juntamente com o farelo de aveia, o konjac é o segundo alimento que entrou na minha vida de nutrólogo, para minha grande felicidade. Estou convencido de que, nos anos por vir, ele terá um papel fundamental na luta mundial contra o sobrepeso, a obesidade e o diabetes.

Isso significa que, para mim, o konjac não é um alimento simples, é um conceito alimentar, que chega ao ponto de proteger a vida do homem atual, exposto à abundância alimentar. O konjac desmente a regra que postula que os alimentos que mais nos atraem são os mais ricos em calorias e carboidratos. O konjac teria sido cuidadosamente evitado por nossos ancestrais das savanas originárias, mas, em nossa sociedade industrializada e nas dietas nutricionais, é um alimento providencial.

Deixe-me apresentá-lo a esse alimento.

Trata-se de um alimento do patrimônio alimentar dos japoneses, que o utilizam há séculos. Durante uma temporada no Japão, descobri o konjac em um restaurante, em companhia do meu editor. Experimentei esses "shiratakis", que tinham a aparência de um macarrão chinês de arroz ou de soja. Meu editor explicou-me que essa massa era fabricada com um legume local, o konjac. Ele me contou que, como todos os alimentos preciosos, o konjac também tinha sua história gloriosa de origens, seu mito: os japoneses acreditam que ele é um presente dos deuses e consideram-no sagrado, festejando sua existência todos os anos, durante um dia inteiro.

Quando voltei para a França, descobri, por acaso, que o konjac era um alimento desprovido de calorias e que a massa que eu tinha consumido era, também ela, acalórica. Você pode imaginar o espanto de um nutrólogo diante de uma esquisitice dessas: uma massa "amigável"! E a alegria para um médico engajado na luta contra o sobrepeso, a obesidade e o diabetes que, agora, dispunha de uma mercadoria mágica!

O konjac

O konjac é um tubérculo do tamanho de uma trufa grande que vive enterrado na terra. Na estação propícia, um caule sai do tubérculo, cresce e se desenvolve com pequenos galhos, folhas e flores.

A singularidade do konjac é viver em reservas cercadas em si próprio. Inevitavelmente, chega um momento em que a planta, que vive apenas de suas reservas, acaba por esgotá-las. Ela seca, definha e, depois, morre. A história poderia parar por aqui, mas os japoneses recolhem esse tubérculo, que é rico em uma fibra solúvel, o glucomannan. Uma vez moído, o tubérculo de konjac apresenta-se em forma de pó, que os japoneses usam para o preparo de um grande número de alimentos derivados. Durante séculos, eles não sabiam que estavam consumindo um alimento desprovido de calorias. Apreciavam-no por sua consistência elástica e crocante, assim como gostam de algas e outros legumes desconhecidos no Ocidente. Os produtos derivados mais usados no Japão são os shiratakis de konjac, que, como já disse antes, se parecem com macarrão chinês de arroz ou soja, mas sem todas as suas calorias. O pó de konjac é objeto de estudo de inúmeras pesquisas científicas, que analisam suas propriedades medicinais.

Seus benefícios.

* Uma poderosa ação no apetite e o **acionamento rápido da sensação de saciedade.**
* Uma **ação de redução do colesterol e dos triglicerídeos** que faz com que seja indicado na proteção de patologias cardiovasculares.
* Uma **ação conjunta no metabolismo do açúcar** por uma ação intensa de suas fibras solúveis, que diminuem a velocidade da digestão e da assimilação do açúcar e dos carboidratos com índice glicêmico elevado, como a farinha branca e demais farináceos.

Desde que tive a oportunidade de realizar tais descobertas, fiz de tudo para que esse alimento fosse mais conhecido e aperfeiçoado, a fim de que entre nos hábitos alimentares ocidentais do século XXI. Para o obeso ou diabético, comer massa e comer o quanto se quer, agora, é algo possível e mesmo benéfico para a saúde, pois o konjac, além de não calórico, é muito rico em fibras solúveis, intervindo no abrandamento da passagem de nutrientes para o sangue. Quem poderia imaginar coisa melhor?

Assim como hoje existem refrigerantes zero, chicletes sem açúcar e laticínios com 0% de gordura, milito para introduzir o konjac como alternativa dietética e parcial aos feculentos e farináceos.

Atualmente, tendo em vista a epidemia do sobrepeso e da obesidade, devemos nos render ao óbvio: as massas alimentares e o arroz branco, compostos quase exclusivamente por carboidratos de penetração intermediária, são alimentos ricos demais para nós. Tudo que é feito de farinha branca demanda muita ação do pâncreas e secreção de insulina. Um consumo excessivo e frequente desses farináceos, que costumam ser alimentos de acompanhamento, aumenta a probabilidade de ocorrência de diabetes e facilita o armazenamento de gorduras, graças ao seu grande impacto calórico. É um dos fatores que certamente mais contribuem para a progressão do sobrepeso no mundo.

Note, também, que os italianos, líderes incontestáveis das massas no mundo e seus defensores mais ativos, são, hoje, os que mais consomem konjac na Europa! Esse é um fato muito importante para se guardar na memória.

Como consumir o konjac?

Antes de mais nada, saiba que a quantidade a ser consumida é LI-VRE; como todos os outros alimentos da segunda-feira, você pode comer konjac sem restrições. O que fará com que você pare é a sensação de saciedade que esse alimento mágico produz.

Você poderá utilizá-lo de diversas maneiras, mas, por enquanto, levando-se em conta os gostos ocidentais, aconselho-o em duas formas: massas e arroz.

- **Massas de konjac**

As massas existem em diferentes variedades.

As mais clássicas são as que prescrevi desde o início: em forma de aletria. Desde então, trabalhei bastante com fabricantes asiáticos para que eles nos oferecessem outras apresentações. Atualmente, você pode encontrar konjac em forma de talharim ou espaguete na Europa e nos Estados Unidos. Muito em breve, chegarão as formas de farfalle, penne, linguine e fusili.

A receita essencial para a segunda é de talharim à bolonhesa. Você deve adicionar carne moída de boi e molho de tomate ao seu konjac, mas o molho deve vir em dose bem pequena, sendo um simples aromatizante, e não um legume de acompanhamento. Os legumes só entrarão no seu cardápio a partir de amanhã, terça-feira.

Não hesite em se fartar e se deleitar com massa de konjac ao molho pesto (sem óleo e apenas com ingredientes permitidos) ou com coentro e alho, vinagre de vinho branco e um pouco de pimenta-de-caiena. Também aconselho adicionar algumas fatias de salmão defumado, pedacinhos de frango, fígado de vitela, camarões, vieiras, vieiras-rainha, rodelas de salsicha previamente grelhadas no forno, para retirar o excesso de gordura ou presunto. E, principalmente, não se esqueça de usar condimentos e especiarias, pois o konjac absorve muito bem os sabores adicionados a ele. Desse modo, você poderá testar com coentro, alho, cebola, pesto, curry, cúrcuma, cominho, páprica ou ainda gengibre marinado.

• Arroz ou pérolas de konjac

O arroz de konjac ainda não é vendido nos supermercados, mas você pode adquiri-los em delicatessens, em lojas de produtos orgânicos ou asiáticos. Esse produto fará com que você adicione mais variedade à segunda frente de combate. As pérolas apresentam uma consistência muito diferente da massa. Elas tendem a escapar sobre a pressão dos dentes, mas, com uma boa bocada, cria-se uma fricção agradável na boca, o que ajuda a aumentar ainda mais seu sabor.

Assim como a massa, podemos preparar o arroz em pérolas de uma infinidade de maneiras diferentes: tabule, risoto de todas as formas, arroz-doce, molho de chocolate (com cacau em pó sem açúcar ou com aroma).

A pimenta-de-caiena

As virtudes termogênicas da pimenta-de-caiena são conhecidas há muito tempo. Essa virtude é muito interessante para você.

Termogênese é a produção de calor pelo organismo, por meio do aumento do metabolismo das células. No estado normal, ela intervém em inúmeros processos químicos da vida do corpo: digestão, assimilação, combustão etc. Seu corpo utiliza um desses processos da termogênese a fim de manter sua temperatura acima do mínimo vital.

Para melhorar o rendimento da minha dieta, interessei-me pelos detalhes do papel do frescor e da adaptação ao frio.

O princípio é o da homeotermia, ou seja, o de que a temperatura do corpo humano deve ser superior a 35,5 graus Celsius. Para manter essa temperatura, o corpo está pronto para queimar todas as calorias de que dispõe para sobreviver.

Tomar banho ou nadar em uma água cuja temperatura seja inferior à do corpo obriga-o a queimar calorias para não se resfriar perigosamente e correr o risco de sofrer hipotermia. Quando você nada em uma água a vinte graus e seu corpo deve manter sua temperatura entre 36 e 37, ele deve "esquentar-se" bastante e muito rápido. Desse modo, essa reação gasta mais calorias que a braçada ou o crawl que você faz.

O mesmo acontece com os líquidos que você ingere. Quando você bebe um litro de água que acaba de sair da geladeira, a quatro graus, e esse líquido é eliminado em forma de urina a 36 graus, o corpo é obrigado a queimar calorias o suficiente para elevar a 33 graus a temperatura desse litro de água. Trata-se do mesmo calor, logo do mesmo número de calorias que uma chapa queimaria para realizar esse trabalho. Não se perca em cálculos complicados, eu os fiz para você: isso equivale a um pouco mais de cinquenta calorias.

Isso é a termogênese: combustão de calorias. O órgão que regula a função da termogênese é a glândula tireoide. Por esse motivo, quem sofre de hipotireoidismo, ou seja, quem não produz muito desse hormônio, queima menos calor para se esquentar que os demais. Em geral, são mais friorentos. Com a mesma alimentação e a mesma atividade física, quem sofre desse mal engorda mais facilmente que os outros e, caso faça uma dieta, também tem mais dificuldade para emagrecer.

Como você sabe, os alimentos são compostos por uma mistura variável de três nutrientes universais: proteínas, carboidratos e lipídios. Já expliquei que sua digestão e, em seguida, sua assimilação pelo organismo dependiam da natureza dos nutrientes que os compõem. Lembre-se de que esse trabalho é pouco custoso para os lipídios e os carboidratos — as gorduras e os açúcares —, duas ou três calorias para cem consumidas. Enquanto isso, as proteínas demandam um enorme trabalho de desmantelamento de seus longos canais de aminoácidos, extremamente unidos, e o mesmo trabalho impõe, assim, um gasto de 32 calorias para cem consumidas. Mais uma vez, trata-se de uma diferença de termogênese e as proteínas são muito termogênicas.

Você deve estar se perguntando: e a pimenta-de-caiena no meio disso tudo? Pois bem, a pimenta-de-caiena é uma especiaria muito forte e eleva o nível de base da termogênese do seu corpo. Sua ação entra no mesmo domínio da reação ao frio, da degradação das proteínas e da atividade física. Certamente em proporções bem menores, mas suficientes para ser usada com objetivo emagrecedor.

A propósito, verificou-se que o chá-verde tem uma ação similar, bastante conhecida e suficientemente interessante para que inúmeros laboratórios explorem sua fabricação em complementos alimentares ditos "queimadores de gordura".

Na segunda frente de combate da minha dieta, a segunda-feira é reservada a uma alimentação rica em proteínas, que têm boa atividade termogênica. Proponho que você prepare uma bebida para aumentar a termogênese e melhorar o rendimento e a eficácia da sua segunda-feira.

Bebida da segunda-feira: chá-verde com pimenta-de-caiena, uma infusão ativadora

Prepare sua infusão com 15 gramas de chá-verde em folhas ou em pó para 1 litro de água. Adicione uma pitada de pimenta-de-caiena em pó, o suco de 1 pequeno limão verde e 4 colheres de café de sucralose. Não se esqueça do papel do frio na termogênese: beba a infusão o mais gelada possível, em 5 porções, divididas ao longo do dia.

A **teína**, a **capsaicina da pimenta**, o **limão**, o **frio** da bebida, as **proteínas** e a **caminhada**, em conjunto e reagrupadas, não apenas farão com que você aumente a termogênese do seu corpo, mas também otimizarão sua eliminação renal e, assim, drenarão melhor o seu corpo ao longo desta segunda-feira.

Repito, e essa repetição faz parte do meu acompanhamento, ela é didática: beba líquidos gelados e caminhe o máximo possível para aumentar ainda mais a termogênese iniciada por seu consumo de proteínas nesta segunda-feira. Sem esquecer, também nunca deixarei de repetir, que a água é o melhor dos moderadores de apetite mecânicos naturais.

Mas, talvez, você seja daqueles que têm estômago hipersensível e não toleram qualquer especiaria, pimenta-do-reino ou pimenta? Bem, se não puder consumi-las, beba água, muita água. É simples, não é?

Os adjuvantes

- O **leite desnatado**, seja gelado conservado em embalagem fechada, ou em pó, está autorizado. Ele melhora o gosto e a consistência do chá ou do café e pode ser utilizado no preparo de molhos, cremes, pudins e de diversas outras receitas feitas com ingredientes autorizados, como queijos brancos 0% de gordura, adoçantes, ágar-ágar etc.

- Os **adoçantes** são autorizados, o açúcar é proibido. Para quem não quiser usar adoçante sintético, aconselho a estévia, totalmente natural. E, para aqueles que buscam a perfeição do gosto e a maior proximidade possível com o açúcar, aconselho a sucralose, é o que eu mesmo uso.

- O **vinagre**, os **condimentos**, as **ervas**, tomilho, alho, salsa, cebola, echalota, cebolinha etc. podem ser usados livremente.
- Os **temperos**, assim como os condimentos, não apenas são autorizados, como amplamente aconselhados. Seu uso ajuda a enriquecer o sabor dos alimentos e aumentar seu valor sensorial, ou seja, a percepção de todas as sensações da boca pelo centro nervoso, que gera saciedade e aumenta o poder de fartura.

Os temperos servem não apenas para sublimar gostos — o que, por si só, já não seria nada mau —, mas também são alimentos que facilitam a perda de peso. Certos temperos, como baunilha ou canela, servem, por exemplo, para trocar seu sabor caloroso, tranquilizador e afetivo contra o sabor açucarado. Outros, como coentro, curry e cravo, servem para reduzir a necessidade de sal, especialmente para as pessoas com problemas de retenção de líquidos e que acham difícil não colocar um pouco mais de sal no prato, mesmo antes de experimentar a comida.

E, finalmente, gostaria de lembrar a importância da pimenta-de-caiena, do gengibre e do wasabi, graças a seus efeitos termogênicos.

- O **picles**, assim como a **cebola**, é autorizado nesta segunda-feira, apenas se for usado **como condimento**, mas não se as quantidades chegarem ao ponto de ser considerado um acompanhamento.
- O **limão** pode ser usado para temperar peixes ou frutos do mar, mas não pode ser consumido em forma de suco de limão ou limonada, mesmo sem açúcar, pois, desse modo, não seria mais um tempero, mas uma fruta — cítrica, sem dúvidas, mas cujo consumo será reservado à quarta-feira, quando poderá entrar na sua dieta.
- O **sal** e a **mostarda** são autorizados, mas seu uso deve ser moderado, especialmente em caso de tendência à retenção de líquidos, particularmente frequente em adolescentes que menstruam de maneira irregular ou em mulheres na pré-menopausa ou em curso de instauração de um tratamento hormonal de substituição. Para quem não consegue viver sem esses sabores, existem mostardas sem sal e sais dietéticos, com pouco sódio.

- O ketchup normal não é autorizado, pois é, ao mesmo tempo, muito doce e muito salgado, mas, caso procure bem, você encontrará **ketchups sem açúcar e sem gordura**, que poderão ser usados em receitas de carne.
- Os **chicletes** merecem um lugar de predileção na categoria dos adjuvantes. Para mim, representam uma importante vantagem na luta contra o sobrepeso. Eu mesmo não sou um grande consumidor de chiclete, mas posso muito bem mastigar um quando me sinto um pouco estressado.

Os dentistas chamam de "bruxismo" a doença noturna que consiste em ranger os dentes durante o sono, até corroer o esmalte. E, como muitas pessoas com sobrepeso comem "sob estresse", o chiclete pode atenuar a tendência mecânica do estresse a exagerar na comida. Além disso, uma boca ocupada mascando chiclete não pode conter outra coisa! Evidentemente, falo dos chicletes sem açúcar, que, atualmente, são deliciosos, cheios de sabores variados e estimulantes.

Inúmeros estudos científicos comprovam, regularmente, os benefícios do chiclete na luta contra o sobrepeso, o diabetes e a cárie dentária.

O que é preciso atentar na composição nutricional dos chicletes sem açúcar e quais escolher?

"Sem açúcar" significa, na verdade, sem açúcar branco de mesa, sem sacarose. Os edulcorantes utilizados nos chicletes são, principalmente, os polióis, que têm certo valor calórico, mas um poder adoçante infinitamente superior ao do açúcar comum. Por isso, são usados em quantidade muito menor. Além disso, os polióis têm absorção intestinal e assimilação muito lentas, dispensando a secreção de insulina e o armazenamento de gorduras associado a ela. Escolha chicletes sem açúcar, em função de seu gosto, mas dê preferência àqueles cujo sabor dura mais tempo na boca.

É isto: para sua segunda-feira, à parte os adjuvantes e as 11 categorias de alimentos descritas anteriormente, NADA MAIS É PERMITIDO.

Todo o resto, tudo que não tiver sido expressamente mencionado nessa lista, é proibido hoje, sabendo que, a partir de terça-feira, alimentos novos serão adicionados e assim será em todos os dias da semana, até domingo.

A atividade física

Em um Médoto de emagrecimento de duração de sete dias, a segunda-feira é o dia mais poderoso da semana. Você deve seguir a dieta à risca. No plano dos gastos, tente adicionar um reforço de eficácia com uma dose de atividade física. A palavra de ordem é mexer-se sem gerar apetite nem cansaço. Para tanto, o melhor método é caminhar o máximo possível e, em todo caso, **não menos que vinte minutos.** O ideal seria uma hora, mas sei que raras são as pessoas que têm tempo e vontade de fazê-lo. Para os mais jovens, um jogging de vinte a trinta minutos é uma excelente opção.

Sendo assim, não se esqueça do limite requisitado: vinte minutos de caminhada na segunda-feira!

Alguns conselhos gerais

Coma toda vez que sentir vontade.

Na segunda-feira, você tem a possibilidade de comer o quanto quiser, até mesmo antes de sentir fome, pois ela é uma má conselheira, que pode levá-lo a sucumbir a um alimento tentador que não faz parte dessa lista.

Nunca pule refeições.

Este é um erro gravíssimo, mesmo que a intenção seja das melhores. Mas, como você sabe, de boas intenções o inferno está cheio. Pulando refeições, você corre o risco de, aos poucos, desestabilizar sua segunda-feira e, com ela, o resto da semana. A economia realizada ao longo de uma refeição está longe de ser uma economia, pois será imediatamente compensada por uma quantidade maior de comida na refeição seguinte. E, pior ainda, o organismo intensifica o proveito que tira da refeição de compensação e extrai dela até a última caloria.

Além disso, a fome, contida e controlada, terá tendência — afinal, é este o seu papel — a se deslocar para alimentos mais gratificantes, fazendo com que você precise se esforçar ainda mais para resistir. Uma solicitação muito frequente desse gênero pode destruir as motivações mais fortes. Nunca pule uma refeição, e coma até se sentir satisfeito.

Beba a cada vez que comer.

Por razões estranhas, uma instrução que remonta aos anos 1970, cuja prescrição é a de que não se deve beber durante as refeições, perdura até hoje. Tal instrução não tem qualquer interesse nutricional para nenhum mortal e pode até mesmo ser nociva para quem está fazendo uma dieta. Deixar de beber ao comer faz, pura e simplesmente, com que se corra o risco de se esquecer de beber. Além disso, beber enquanto se come produz um aumento do conteúdo gástrico e gera uma sensação de saciedade. Dessa maneira, a água dilui os alimentos, retarda sua absorção e aumenta a duração de saciedade.

Nunca deixe de ter os alimentos necessários à mão em uma segunda-feira.

Tenha sempre em mãos ou na geladeira muitas opções de produtos das 11 categorias para comer, que se tornarão seus amigos e alimentos-fetiche. Leve-os consigo quando precisar sair de casa. A maior parte dos alimentos proteicos precisa de preparo; assim, prepare anteriormente tudo de que for preciso. Ao contrário dos carboidratos e dos lipídios, eles não se conservam tão bem e não são encontrados com tanta facilidade quanto biscoitos ou chocolates na despensa e nas gavetas.

Antes de consumir um alimento, assegure-se de que ele está na lista da segunda-feira.

Para ter certeza de que não se enganará, guarde a lista consigo durante os primeiros dias. O que é autorizado na segunda-feira também o será durante toda a semana, e eu chegaria a dizer para o resto da vida, sempre acompanhado da expressão mágica "à vontade".

Lista de alimentos à vontade da segunda-feira:

- carnes magras e miúdos
- peixes e frutos do mar
- aves
- presuntos sem gordura e ovos
- proteínas vegetais
- laticínios sem gordura
- água
- um pouco de farelo de aveia.

O café da manhã

O café da manhã costuma ser objeto de um questionamento peculiar, pois os franceses, ao contrário dos anglo-saxões, são culturalmente habituados a evitar alimentos proteicos na primeira refeição do dia.

Contudo, esta refeição não escapa da lógica do papel dos alimentos com alto teor de proteínas. O café ou o chá, adoçado ou não com aspartame, pode vir acompanhado de um pouco de leite desnatado. Você também pode comer algum laticínio, um ovo cozido, uma fatia de peito de peru ou de presunto magro, o que, do ponto de vista nutricional, é muito mais satisfatório que um bolo, um pedaço de pão ou cereais matinais achocolatados. Além disso, comer proteínas no café da manhã causa maior saciedade e dá mais energia.

O café da manhã é o momento ideal para preparar uma panqueca de farelo de aveia. Caso não tenha tempo para cozinhar de manhã, você também pode consumir o farelo de aveia misturado no leite quente, com ou sem adoçante, para fazer um mingau. Ou, ainda, pode misturar com iogurte, o que lhe dará um gosto de cereais e uma consistência mais densa.

Caso preparar panquecas todos os dias o entedie, saiba que, atualmente, elas podem ser compradas prontas nos supermercados. Mas tenha cuidado e certifique-se de que elas não contenham farinha de trigo.

No restaurante

Se você puder evitar restaurantes às segundas-feiras, será um pouco mais fácil. O papel desse dia inaugural é tão importante que o momento realmente não é o mais propício para tentar o diabo. Mas, caso seja obrigado a comer fora, não se preocupe, basta ter em mente todos os alimentos que você pode consumir. Você verá, ninguém reparará no seu prato de proteínas, nem mesmo você!

Vamos brincar juntos e pensar em um pequeno roteiro de ficção. Você está no restaurante. Como entrada, você pode escolher ovos, fatias de salmão defumado, um prato de frutos do mar. Em seguida, a gama de escolha é ainda maior para o prato principal, entre um belo bife, um contrafilé grelhado, uma costela de vitela, um peixe cru à japonesa ou cozido na plancha, à espanhola. Uma ave, uma coxa de frango ao forno ou o peito, preparado de qualquer maneira. E — por que não? — um coelho com molho de mostarda, fígado de vitela preparado no vinagre. Delicie-se e coma até se sentir saciado.

A dificuldade surge depois do prato principal. Para o glutão que adora sobremesas ou o apaixonado por queijos, que tem o hábito de terminar sua refeição dessa maneira... o que fazer para afastar essas tentações? Por experiência própria, a melhor estratégia defensiva é recorrer imediatamente e sem hesitações ao café, que pode ser renovado enquanto durar a conversa. Um chiclete aromatizado também pode ser útil para terminar uma refeição com um gostinho de açúcar fresco e saboroso. Alguns restaurantes estão começando a oferecer laticínios light ou mesmo sem gordura, mas ainda é raro. Se este não for o caso, tenha uma reserva, em seu escritório ou em seu carro, o que pode ser bastante útil. Graças a esse pequeno roteiro, você pode ver que não é tão difícil assim se comportar — principalmente se tomar o hábito de se antecipar.

> Na primeira segunda-feira, **pese-se diversas vezes ao dia.** De hora em hora, seu peso pode mudar.
> Conserve o hábito de se pesar todos os dias de sua vida. Se a balança é inimiga de quem engorda, também é amiga e a justa recompensa de quem emagrece. E toda perda de peso, por menor que seja, é seu melhor estímulo.

Devo tomar vitaminas?

Não, de forma alguma. Nem na primeira segunda-feira, nem em qualquer um dos dias que, de semana em semana, levarão você ao Peso Ideal. Não existe qualquer razão para tomar vitaminas, pois, durante toda a duração deste método, elas não lhe faltarão.

Resumo-lembrete da dieta da segunda-feira

- Hoje, na primeira segunda-feira de sua dieta, você poderá consumir tudo das 11 categorias de alimentos sobre os quais falei, assim como os adjuvantes. Dentro dessas 11 categorias, você é totalmente livre para comer como quiser ao longo de todo o dia.
- Logo, a palavra de ordem é simples e não negociável: tudo que estiver nesta lista é seu, totalmente seu. O que não estiver nela não é.

Amanhã, você poderá adicionar uma nova família de alimentos, e assim por diante, até domingo.

Os alimentos autorizados

1. As carnes magras: vitela e boi, menos o entrecosto e a costela do boi, grelhados ou assados, sem adição de gordura.
2. Os miúdos.
3. Todos os peixes, sejam gordurosos, magros, brancos, azuis, crus ou cozidos.
4. Todos os frutos do mar (crustáceos e mariscos).
5. Todas as aves, exceto pato e ganso, sem pele.
6. Presuntos magros, fatias de peito de peru, frango e porco magros.
7. Ovos.
8. Proteínas vegetais.
9. Laticínios magros.
10. Um litro e meio de água com pouco sódio.
11. Panqueca de farelo de aveia ou uma colher e meia de sopa de farelo de aveia diluída em leite ou outro laticínio.
12. Vinte minutos de caminhada obrigatórios por dia.
13. Os adjuvantes: café, chá, tisanas, chá-verde com pimenta-de-caiena, vinagres, condimentos, ervas, especiarias, picles, limão (mas não para beber), sal e mostarda (com moderação).

E NADA ALÉM DISSO.

Receitas diárias

Receitas de proteínas
puras da segunda-feira

(também válidas para os dias seguintes)

Panqueca de farelo de aveia

Serve 1 pessoa
Tempo de preparo: 3 minutos
Tempo de cozimento: 8 a 10 minutos

- 1 ½ colher de sopa de farelo de aveia
- 1 colher de sopa de requeijão cremoso com 0% de gordura
- 1 ovo

Misture todos os ingredientes de base até obter uma massa homogênea.

Terminado o preparo, despeje ¼ da massa em uma frigideira antiaderente já aquecida em fogo médio. Cozinhe durante cerca de 4 a 5 minutos, virando a panqueca com uma espátula. Deixe cozinhar por mais 4 a 5 minutos.

Para que fique mais aerada, você pode separar a gema e a clara do ovo e incorporar a clara batida em neve ao fim do preparo.

Você também pode adicionar 1 pitada de canela e adoçante para uma panqueca doce, ou ainda variar as versões salgadas, adicionando temperos, pedaços de alga nori, grão de funcho, de cúrcuma, alguns grãos de gergelim...

Cake salgado de frango e cúrcuma

Serve 4 pessoas
Tempo de preparo: 10 minutos
Tempo de cozimento: 20 minutos

- 2 peitos de frango
- 8 ovos
- Suco de 2 limões
- 1 pitada de coentro
- 1 pitada de cúrcuma
- Sal, pimenta-do-reino

Preaqueça seu forno a 180 graus.

Corte os 2 peitos de frango em pedaços pequenos. Prepare 2 ovos cozidos durante cerca de 10 minutos e retire a casca. Quebre os 6 ovos restantes em um recipiente e bata-os, adicionando o sal, a pimenta-do-reino, as pitadas de coentro e cúrcuma e o suco de limão. Em seguida, adicione o peito de frango picado.

Unte uma fôrma redonda com um pouco de óleo e retire o excesso com papel-toalha. Despeje o preparo. Corte os ovos cozidos em 2 e coloque-os na fôrma.

Leve a fôrma ao forno por cerca de 20 minutos, adicionando também um pequeno recipiente com cerca de 150 a 200 mililitros de água. O cake salgado estará pronto quando estiver bem dourado na superfície, mas você também pode verificar o cozimento furando-o com uma faca.

Sirva morno, com o suco de limão.

A cúrcuma é uma das especiarias com atuação mais protetora que existem, agindo particularmente contra o câncer e um pouco também contra o diabetes. Mesmo que você não aprecie o sabor, não hesite em consumi-la.

Tirinhas de peru crocantes e apimentadas

Serve 4 pessoas
Tempo de preparo: 20 minutos
Tempo de marinada: 2 horas
Tempo de cozimento: 30 minutos

- 600 gramas de peito de peru
- 1 cebola branca
- 200 gramas de queijo fresco com 0% de gordura
- 1 colher de sopa de mostarda
- 100 gramas de tofu cremoso
- ½ colher de sopa de café de "4 especiarias" (canela, gengibre, cravo e noz-moscada)
- Pimenta-do-reino

Descasque a cebola e, em seguida, corte-a em pedaços bem pequenos. Coloque em um recipiente, adicione o queijo fresco com 0% de gordura e a mostarda. Misture os ingredientes até obter uma pasta homogênea. Em seguida, adicione o tofu cremoso e as "4 especiarias". Tempere com pimenta-do-reino.

Corte o peito de peru em tiras finas. Adicione ao recipiente e misture bem para embeber com o preparo. Cubra o recipiente com papel filme e reserve por pelo menos 2 horas na geladeira (mas, de preferência, durante uma noite inteira).

Preaqueça o forno a uma temperatura de 210 graus. Disponha as tirinhas de peito de peru e sua marinada em um prato para ser levado ao forno Deixe assar por 30 minutos. Ao longo do cozimento, misture as tirinhas diversas vezes. Sirva bem quente e, eventualmente, acompanhado de um pouco de suco de limão.

Camarões VG salteados com gengibre caramelizado

Serve 4 pessoas
Tempo de preparo: 10 minutos
Tempo de cozimento: 5 minutos

- 16 belos camarões VG crus, frescos ou congelados
- 1 pequeno pedaço de gengibre fresco
- ½ colher de café de adoçante em pó
- ½ colher de café de "5 especiarias" (mistura de anis-estrelado, canela, cravo, funcho e pimenta de Sichuan)
- 150 gramas de requeijão cremoso com 0% de gordura

Se você tiver comprado o camarão congelado, descongele na geladeira sobre algumas folhas de papel-toalha. Em seguida, retire a casca delicadamente.

Esquente uma frigideira antiaderente, adicionando o gengibre descascado e cortado em pequenos bastões. Adicione o adoçante e as "5 especiarias", depois os camarões e cozinhe durante 2 ou 3 minutos em fogo alto, misturando regularmente.

Derreta o requeijão cremoso com 0% de gordura, abaixando o fogo ao mínimo, e deixe cozinhar durante 1 minuto, misturando delicadamente. Sirva imediatamente.

Durante muito tempo, os camarões VG foram vistos como um alimento festivo e caro. Assim como o salmão defumado, eles se tornaram mais democráticos e, congelados, têm um preço realmente acessível. Caso goste de camarões VG, saiba que este é um alimento perfeito para a fase de ataque da minha dieta: ele faz parte dos dez alimentos que mais saciam no mundo.

Bifes marinados em vinagre balsâmico e mostarda

Serve 4 pessoas
Tempo de preparo: 15 minutos
Tempo de marinada: 3 horas, no mínimo
Tempo de cozimento: 15 minutos

- 3 colheres de sopa de vinagre balsâmico
- 1 colher de sopa de molho shoyu light
- 2 colheres de sopa de mostarda de Dijon ou normal
- 4 bifes de boi
- 1 colher de sopa de gengibre picado
- Sal, pimenta-do-reino e páprica

Misture o vinagre, o molho shoyu light e a mostarda em um prato grande e fundo.

Disponha os bifes no prato e cubra com papel filme. Reserve na geladeira durante o mínimo de 3 horas (o tempo da marinada pode durar até 24 horas), virando-os pelo menos uma vez.

Quando retirar da geladeira, coloque os bifes marinados em uma tábua de madeira e tempere-os com pimenta-do-reino, salpicando a páprica

Grelhe os bifes, deixando-os bem suculentos. Salpique o gengibre picado, sal e pimenta-do-reino quando retirar da grelha.

Esta é uma excelente receita, que dá um tom de festa a um bife básico. O vinagre balsâmico é um alimento que, vindo da Itália, rapidamente conquistou o mundo. O triunfo é justificado, pois seu gosto é extremamente novo e original. Combinado com gengibre e páprica, é algo do estilo ame-o ou deixe-o. Dependendo da sua resposta, você pode fazer esta receita à vontade!

Mexilhões à moda marroquina

Serve 4 pessoas
Tempo de preparo: 15 minutos
Tempo de cozimento: 15 minutos

- 2 litros de mexilhões
- 2 cenouras
- 1 pedaço de cerca de 2 centímetros de gengibre fresco
- 4 echalotas
- 2 dentes de alho
- ½ molho de coentro fresco
- ½ molho de salsa fresca
- 1 colher de café de páprica
- 1 colher de café de cominho em grãos
- Suco de 1 limão
- Sal, pimenta-do-reino

Raspe, passe na água e lave bem os mexilhões, cobrindo-os com mais água em um recipiente, coando e renovando a água diversas vezes, até que ela esteja completamente limpa e que não haja mais mexilhões "flutuantes", entreabertos ou quebrados. Retire a água totalmente.

Descasque e corte as cenouras e o gengibre em fatias bem finas. Descasque e pique as echalotas e o alho. Pique a salsa e o coentro.

Em uma panela grande, refogue a páprica, o cominho, sal e metade do coentro e da salsa picados em um pouco de água, durante 10 minutos. Adicione a cenoura e gengibre.

Adicione os mexilhões e o suco de limão à panela e mexa bem. Passados alguns minutos, quando todos os mexilhões estiverem abertos, seu prato estará pronto.

Tempere com pimenta-do-reino e adicione o restante do coentro e da salsa picados. Sirva bem quente.

Você sabia que muitas conchas de mexilhões fossilizadas foram encontradas em diversos locais de escavações pré-históricas? Essa é a prova de que nossos ancestrais, os caçadores-colhedores, já comiam esse maravilhoso alimento!

Picadinho de vitela com creme de trufas

Serve 4 pessoas
Tempo de preparo: 10 minutos
Tempo de marinada: 1 noite
Tempo de cozimento: 5 minutos

- 4 fatias finas de vitela (parte interna da coxa)
- 1 pequena caixa de trufas
- 4 colheres de sopa de requeijão cremoso com 0% de gordura
- Sal, pimenta-do-reino

Corte a vitela em fatias finas e, em seguida, em pedaços pequenos. Coloque os pedaços em um recipiente de plástico com tampa hermética.

Adicione as trufas, assim como seu molho. Misture tudo e reserve na geladeira durante uma noite inteira.

Esquente uma frigideira antiaderente em fogo alto, na qual você refogará o picadinho de vitela durante 4 minutos, até que a carne fique ligeiramente dourada. Tempere com sal e reserve.

Despeje 4 colheres de sopa de requeijão cremoso com 0% de gordura na frigideira e misture com o molho do cozimento.

Reduza o molho durante cerca de 1 minuto. Sirva bem quente.

Terça-feira

> **As palavras de ordem**
> A segunda-feira fornece o vital,
> **a terça, o essencial,**
> a quarta, o importante,
> a quinta, o útil,
> a sexta, o cremoso,
> o sábado, o energético
> e o domingo, a liberdade!

Você está pronto para colocar o pé no segundo degrau da Escada Nutricional que compõe a semana de base da minha segunda frente de combate.

Ao subir os degraus da Escada, saiba que, a cada dia da semana, você terá uma novidade e uma recompensa.

Ontem, se você seguiu as instruções à risca, já perdeu algum peso, obrigatoriamente. Quanto? Isso depende do peso total que você tem a perder, ou seja, da diferença entre seu peso de partida e seu Peso Ideal (lembrando que esse peso pode ser calculado gratuitamente em meu site de coaching, **www.dietadukan.com**).

Se você for homem e tiver dez quilos a perder, é provável que já tenha perdido um bom quilo. Tudo depende do histórico do seu peso e das dietas que fez anteriormente. Se tiver 15 quilos a perder, então deve ter perdido um quilo e meio. E, caso tenha apenas entre sete e oito quilos para perder, deve ter perdido pouco menos de um quilo.

Se você for mulher, entram em jogo os parâmetros da idade e do equilíbrio hormonal (menstruação, uso de pílula anticoncepcional etc.). Mas, se tudo estiver calmo, você deve ter eliminado um quilo ou mais para dez quilos de sobrepeso e entre setecentos e oitocentos gramas para sete quilos. Se o seu sobrepeso for menor, é difícil prever, mas, de qualquer forma, costuma-se perder mais de meio quilo.

Ontem, prometi que haveria coisas novas para hoje: vamos dar as boas-vindas à grande família dos legumes. Como você pode ver, eu não menti. A partir desta manhã, além dos alimentos proteicos da segunda-feira, você poderá comer todos os legumes, crus ou cozidos, e, mais uma vez, sem qualquer restrição de quantidade, horário ou mistura.

Assim, você poderá consumir tomates, pepinos, rabanetes, espinafre, aspargos, alho-poró, vagens, couve, cogumelos, aipo, funcho, todos os tipos de alface, inclusive endívias, acelga, berinjelas, abobrinhas, pimentões e até palmito.

Fique atento: você não pode comer feculentos agora, só mais tarde. Por enquanto, não chegue perto de batatas, arroz, milho, ervilhas frescas ou secas, grão-de-bico, ervilhas partidas, favas, lentilhas, feijão. Esqueça também o abacate, que, muitas vezes, é tomado como um legume de cor verde, mas que, na verdade, é uma fruta oleaginosa e muito gordurosa.

Por razões de eficácia máxima, evite cenoura e beterraba, assim como alcachofra e salsifi.

Como preparar os legumes?

Legumes crus

Se seus intestinos tolerarem bem legumes crus, é sempre preferível consumi-los com todo o seu frescor, sem cozinhá-los, a fim de evitar a perda de boa parte de suas vitaminas.

O problema do tempero

Com sua aparência inofensiva, o tempero traz, na verdade, um dos maiores problemas da dietética emagrecedora. Para muitas pessoas, legumes crus e saladas são a base de uma alimentação de dieta, pouco calórica e rica em fibras e vitaminas. Isso é perfeito, mas o molho de acompanhamento pode arruinar radicalmente esse belo conjunto de qualidades. Então, para dar um exemplo simples: uma salada normal contém duas alfaces ou endívias e duas colheres de sopa de óleo. Caso façamos a contagem, são vinte calorias de salada e 280 calorias de óleo, invasão insidiosa que explica o fracasso de tantas dietas à base de saladas ditas "compostas", em que se esquece de pensar no valor calórico dos molhos.

Logo, a palavra de ordem é simples. Veja como preparar uma vinagrete sem riscos:

Vinagrete Maya

Em um pote de vidro vazio, misture:

1 colher de sopa de mostarda de Dijon ou, rnelhor ainda, mostarda comum com grãos;

10 colheres de sopa de vinagre balsâmico;

6 colheres de sopa de água com gás;

1 colher de café de óleo à sua escolha.

Caso goste de alho, adicione 1 dente sem esmagar, apenas pelo gosto, e 8 folhas de manjericão.

Infuse o preparo e agite antes de servir.

Se você não gosta de vinagre balsâmico, é uma pena, pois é o vinagre que tem mais sabor. Mas você também pode escolher algum outro, desde que coloque um pouco menos: quatro colheres de sopa para vinagre de vinho e três colheres de sopa para o vinagre de álcool.

Você sabia que o vinagre é um condimento que pode ter um papel de extrema importância ao longo de toda uma dieta para emagrecer? Há pouco tempo, descobriu-se que o homem dispõe da percepção de quatro sabores universais: doce, salgado, amargo e azedo. O vinagre é o único alimento do registro alimentar humano que traz a preciosa e rara sensação de azedo. Delicie-se!

Por outro lado, trabalhos recentes comprovaram a importância das sensações da boca, a quantidade e a variedade dos sabores que ajudam a produzir a sensação de saciedade.

Pode-se determinar, por exemplo, que certas especiarias de sabores fortes, especialmente cravo, gengibre, anis-estrelado ou cardamomo, favorecem o acúmulo de sensações potentes e penetrantes que, por sua vez, têm o poder de aumentar a medida do hipotálamo, centro cerebral cuja função é contar as sensações até o acionamento da saciedade. Desse modo, é muito importante usar toda essa gama de especiarias ao máximo — sempre que possível no início da refeição — e tentar se habituar a esses gostos quando não se é um apreciador incondicional.

Mais uma coisa a respeito dos molhos — e aproveito para levantar uma questão sobre a ambiguidade no que diz respeito ao azeite. Frequentemente, quando pergunto aos meus pacientes se costumam usar óleo no dia a dia, muitos me respondem: "Não, doutor, apenas azeite." Cuidado! Mesmo que o azeite seja o símbolo da civilização mediterrânea e unanimemente reconhecido como o óleo de referência para a proteção cardiovascular, continua sendo um óleo, tão rico em calorias quanto os outros, ou seja: nove calorias por cada grama consumido. Os carboidratos, por sua vez, contêm apenas quatro calorias e as proteínas, um pouco menos.

Para quem não gosta de vinagre nem de molho vinagrete, é possível preparar um molho saboroso e natural com laticínio sem gordura.

Molho de iogurte natural ou requeijão cremoso com 0% de gordura

Escolha um iogurte natural 0% de gordura.

Adicione 1 colher de sopa rasa de mostarda de Dijon e bata, para aumentar a mistura, como se faz uma maionese.

Adicione um pouco de vinagre, tempere com sal e pimenta-do--reino e salpique com ervas aromáticas. Delicie-se!

Legumes em forma de acompanhamento cozido

Este é o momento de comer vagem, espinafre, alho-poró, couves de todos os tipos, cogumelos, endívias assadas, funcho ou aipo.

Tais legumes podem ser cozidos na água, fervidos ou, melhor ainda, cozidos no vapor, para conservar o máximo de seu gosto e suas vitaminas.

Você também pode preparar seus legumes no forno, com o suco da carne ou do peixe.

Não se esqueça do cozimento em papelote. Esse tipo de cozimento tem todas as vantagens, tanto no nível do sabor quanto no do valor nutricional, com um ponto decisivo para o peixe — em particular para o salmão, que fica bem macio sobre um pouco de alho-poró ou caviar de berinjela.

Você também pode cozinhar seus legumes na chapa, uma verdadeira delícia. Comecei a adquirir esse hábito na Espanha, onde as cebolas, às vezes, podem ser tão grandes quanto belos melões-cantalupo. Imagine seu prato com belas fatias de cebolas, bem finas, que derretem na boca, ao lado de tomates cortados em dois, endívias idem, fatias de berinjela bem macias e rodelas de abobrinha um pouco mais firmes...

É nesses momentos de prazer gustativo em que fico feliz ao me lembrar dos nossos ancestrais, os caçadores-colhedores. Durante nove décimos de sua existência, nossa espécie viveu como você está se preparando para passar esta terça-feira. Estou falando sério: a maioria dos que comandaram a aventura do processo de humanização até a nossa geração comia, *assim que podia*, alimentos ricos em proteínas, a carne, que devia caçar em grupo, o peixe que pescava, os pássaros e ovos que roubavam quando possível. Encontrar esses alimentos exigia mais ou menos seis horas de caminhada por dia!

As mulheres tomavam conta da colheita, ou seja, na maior parte do tempo, de legumes, folhas selvagens, alfaces, folhas de bambu, funchos selvagens e muitas outras variedades, dependendo da geografia e do clima.

E isso era tudo? Não: eu estaria mentindo caso parasse por aqui. Duas vezes por ano, em clima temperado, havia uma estação de frutas e gramíneas. Mas não frutas artificialmente cultivadas e cheias de seiva açucarada; estou falando — e os estudos comprovam — de frutinhas fibrosas e franzinas, que se pareciam com mirtilos, groselhas, amoras, cassis selvagens de hoje em dia. Além disso, a estação era muito curta e os pássaros eram os primeiros a se servir.

Exatamente o mesmo acontecia com as gramíneas selvagens, como espelta, espigueta e cevada selvagem. Estou falando sobre tudo isso para lhe dizer que, nesta terça-feira, início da semana, você já está consumindo os alimentos fundamentais para a espécie humana. Como você pode notar, tudo começa muito bem: de maneira rápida e forte.

A introdução dos legumes da terça-feira traz frescor e variedade à alimentação da segunda-feira. Os legumes a tornam mais fácil e mais confortável. Agora, você tem a sorte de começar sua refeição com uma salada bem temperada, rica em cores e sabores, ou, à noite, no inverno, com uma sopa, antes de passar ao prato de carne ou de peixe preparado com legumes perfumados e aromatizados.

Quantidade de legumes autorizada

Como já disse antes: a quantidade não é limitada. Todavia, aconselho que você não ultrapasse os limites do bom senso. Conheço pacientes que se instalam diante de monstruosos recipientes de saladas misturadas, ou que comem sem fome, apenas para afrontar a ausência de restrição. Como mascariam chicletes. Tome cuidado com essa tentação: os legumes não são vazios, coma até a total satisfação de sua fome, mas não além dela. Isso não muda em nada o princípio da não restrição quantitativa, que é o centro da minha filosofia e, por extensão, do meu método. Qualquer que seja a quantidade de legumes ingerida, a perda de peso será mantida, mas com um ritmo menor, especialmente no início. Logo, seja razoável!

Pratos já prontos do supermercado

Nos supermercados, você deve ver, com muita frequência, pratos preparados de todos os tipos. Alguns se dizem dietéticos ou bem equilibrados do ponto de vista nutricional. E, por esse mesmo motivo, poderiam ser usados em uma dieta. Mais uma vez, é um anúncio que se faz com a marca do teor de calorias.

Se você quiser estar em acordo com as prescrições da segunda frente de combate, esqueça esse conceito ultrapassado, que tanto mal fez à luta contra o sobrepeso.

Comece por se habituar a ler a lista de ingredientes que compõem esses pratos e seu teor de carboidratos. Os carboidratos são trazidos pelos feculentos, como batatas, arroz branco, sêmola de cuscuz ou purê. Cozidos e recozidos, esses feculentos têm índice glicêmico extremamente elevado. Tal índice, do qual ouvimos falar cada vez mais, mede o poder de invasão de um alimento rico em carboidratos.

O que significa o "poder de invasão"?

É a rapidez com que um alimento que você coloca na boca chega ao sangue. E por que falar de "invasão"? No que isso pode ser nocivo ou mesmo perigoso para a sua saúde? Pura e simplesmente porque os carboidratos que chegam rápido e em massa são considerados venenos violentos pelo seu corpo. Eles podem matar você. Seu corpo defende-se, obrigado a opor uma reação a tais alimentos, reação que salva a sua vida por enquanto — mas também faz com que você engorde. Sem a secreção de insulina pelo pâncreas, metade de uma bisnaga pode levar você a um coma diabético. No entanto, essa insulina só consegue salvá-lo ao transformar açúcares em gorduras. Do resto, você já sabe!

É a razão pela qual, caso queira comer esses pratos semiprontos disponíveis no mercado, você deve evitar os que contêm feculentos, pelo menos enquanto não tiver chegado ao sábado.

Por que a indústria alimentícia adiciona feculentos, conhecidos por serem alimentos que engordam, em pratos supostamente feitos para controlar o peso? Qual é o propósito? A resposta é muito simples: batata e arroz são infinitamente mais baratos do que legumes. Nunca vou me cansar de repetir: os açúcares (carboidratos) devem ser considerados O primeiro responsável pelo sobrepeso. E eu iria ainda mais longe:

> Se reduzíssemos o consumo de carboidratos no planeta, passando, simplesmente, da prescrição de 55% a 60% para uma ração de 25% a 30%, o que já traria muita energia para um sedentário, em vinte anos, praticamente, não haveria mais problema de sobrepeso no mundo.

Voltemos ao prato pronto: leia atentamente a lista de ingredientes e tome nota da proporção de proteínas. Vejamos o exemplo de um prato pronto de porco com arroz asiático. Nele, você encontra cerca de 19% de picado de porco cozido para cerca de 47% de arroz cantonês. O resto é composto por agua, abacaxi, cenoura, farinha de trigo, amido de milho etc. Por que tão pouco porco, tão pouco de proteínas animais em um prato anunciado como "Porco com arroz"? A razao aqui também é muito simples: o custo das proteínas animais é muito maior que o dos feculentos. Carne e legumes custam mais caro que massas, batatas, feijão e arroz. Sempre o mesmo refrão! Desse modo, a indústria agroalimentar gera bastante lucro, pois os pratos preparados não são tão baratos assim, tendo em vista sua pouca quantidade de "bons" produtos.

Logo, caso queira seguir minha segunda frente de combate comprando, de tempos em tempos, alguns pratos semiprontos, escolha os sem feculentos e com o mínimo de gordura possível. Você verá que não é tão fácil assim de achar...

O farelo de aveia

Na terça-feira, continue com a mesma dose recomendada para a segunda-feira, ou seja, uma colher e meia de sopa de farelo de aveia, o que é o suficiente para preparar sua panqueca.

Bebida da terça-feira: chá-verde com pimenta-de-caiena, a infusão ativadora

Na terça-feira, continue a beber sua infusão como fez ontem, com os mesmos ingredientes:

15 gramas de folhas de chá-verde para 1 litro de água,

1 pitada de pimenta-de-caiena em pó,

½ limão verde e 2 colheres de café de sucralose.

Beba bem gelado, em 2 vezes, ½ litro para cada refeição principal.

O konjac

A recomendação continua e continuará a mesma: liberdade total e variedade nos preparos. Não faça como um dos meus pacientes, que se alimentava exclusivamente, no almoço e no jantar, de konjac à bolonhesa industrializado. Varie as apresentações, estimule seu paladar, tente encontrar novas receitas. Você encontrará muitas em meu site, **www.dietadukan.com.br**. Com o konjac, você tem uma excelente maneira de emagrecer com mais facilidade e, caso o inclua em seus hábitos, terá muito mais chances de não voltar a engordar. O konjac é seu aliado, faça dele um alimento prazeroso.

A atividade física

Hoje, o mínimo não é mais vinte, mas **trinta minutos de caminhada.** Ainda repetirei a mesma coisa diversas vezes: quanto mais você caminhar, melhores serão seus resultados.

Além disso, não proponho essa atividade física apenas por sua eficácia na combustão de calorias, mas por outro motivo ainda mais importante e eficaz na perda de peso.

Quando suficiente e regular — por exemplo, 25 minutos todas as manhãs, com uma duração de mais de quatro dias —, a atividade física leva seu cérebro a produzir serotonina. Ora, como já vimos na primeira parte do livro, a serotonina cria uma sensação de bem-estar. Mais profundamente, ela age no Pulsar de vida, recarregando-o, a fim de manter sua vontade e necessidade de viver. É o que às vezes chamamos de "estar em forma", quando o efeito é passageiro. Quando é duradouro, chamamos de felicidade.

Não estou dizendo que a felicidade está ligada exclusivamente à atividade física, seria muito simplista. A felicidade que todo mundo busca apoia-se em dez geradores de bem-estar, aos quais chamo "dez pilares da felicidade". A atividade física é apenas um entre eles.

Os três mais importantes provedores de energia vital são sexualidade, alimentação e reconhecimento social.

No momento em que decidimos ser mais vigilantes com nossa alimentação, a contribuição complementar da serotonina, secretada pela caminhada diária, é muito bem-vinda e facilita muito as coisas.

Proponho uma experiência simples que mostrará a que ponto o que digo é verdade. Em um dia em que você não estiver se sentindo muito bem, digamos, um pouco triste, pessimista, em vez de remoer o que não vai bem, saia, vá correr, andar, nadar. E faça com vontade, corra trotando, caminhe com um bom passo, se preferir. Respire e pense em nada além do seu corpo em movimento. Durará no máximo meia hora, e você se surpreenderá com o resultado, pois voltará do seu percurso se sentindo melhor, mais otimista, confiante e alegre. Eu mesmo o pratico há vinte anos e posso garantir que, além de conservar minha linha, ganho um moral inoxidável. É preciso tentar, pois é difícil imaginar o quanto esse esforço modesto pode agir de maneira tão poderosa no cérebro e em sua produção de serotonina, humor e bem-estar.

Uma pergunta importante: o que fazer se você tiver feito uma "besteira" nesta terça-feira?

Você se deixou levar por uma tentação com os amigos, por um loucura intempestiva ou algo do tipo. O que o levou a romper nosso contrato?

Sem pânico. **No dia seguinte, no presente caso, na quarta-feira — ou, de maneira mais ampla, em qualquer dia em que o incidente ocorrer —, passe ao modo Segunda-feira, ou seja, um dia exclusivo de alimentos ricos em proteínas.** Isso contrabalançará a escapada.

Construí a segunda frente de combate para a maior eficácia possível, aliada a uma grande flexibilidade e uma abertura progressiva a um maior número de alimentos. Minha resposta é válida para qualquer dia, até que você perca seus primeiros cinco quilos.

Tendo chegado a esse patamar dos cinco quilos perdidos, você terá completado metade da sua missão. Para a metade restante, você é quem deve saber se irá direto ao objetivo, na minha velocidade, ou se levará mais tempo. Mas aconselho — e esse conselho vem da minha experiência com a segunda frente — que você TERMINE enquanto ainda estiver no jogo, pois é sempre preciso tomar uma decisão!

Resumo-lembrete da dieta da terça-feira

- Hoje, primeira terça-feira de sua dieta, você tem direito às 11 categorias de alimentos da segunda-feira e **aos legumes da terça-feira.**
- Os legumes podem ser consumidos sem restrição de quantidade ou escolha de horário. Tome cuidado, contudo, com o tempero e privilegie minhas receitas de molho vinagrete Maya ou iogurte natural.

Os alimentos autorizados

1. As carnes magras: vitela e boi (menos o entrecosto e a costela do boi), grelhados ou assados, sem adição de gordura.
2. Os miúdos.
3. Todos os peixes, sejam gordurosos, magros, brancos, azuis, crus ou cozidos.
4. Todos os frutos do mar (crustáceos e mariscos).
5. Todas as aves (exceto pato e ganso) sem pele.
6. Presuntos magros, fatias de peito de peru, frango e porco magros.
7. Ovos.
8. Proteínas vegetais.
9. Laticínios magros.
10. Um litro e meio de água com pouco sódio.
11. Panqueca de farelo de aveia ou uma colher e meia de sopa de farelo de aveia diluída em leite ou outro laticínio.
12. Trinta minutos de caminhada obrigatórios.
13. Os adjuvantes: café, chá, tisanas, chá-verde com pimenta-de-caiena, vinagres, condimentos, ervas, especiarias, picles, limão (mas não para beber), sal e mostarda (com moderação).
14. Todos os legumes, cozidos ou crus.

E NADA ALÉM DISSO.

Receitas diárias

Receitas de legumes da terça-feira

(também válidas para os dias seguintes)

Sopa cremosa de cogumelos

Serve 4 pessoas
Tempo de preparo: 10 minutos
Tempo de cozimento: 20 minutos

- 200 gramas de tofu cremoso
- 200 gramas de queijo fresco com 0% de gordura
- 1 litro de caldo de galinha (1 litro de água fervente + 1 cubo de caldo de galinha zero gordura)
- 40 gramas de cogumelos
- Algumas folhas de cerefolho
- Sal, pimenta-do-reino

Em uma panela, ferva o caldo de galinha com os cogumelos e deixe reduzir durante 15 minutos. Filtre e reserve o caldo.

Triture os cogumelos em um liquidificador, juntamente com o tofu, o sal e o queijo fresco. Em seguida, incorpore o caldo.

Leve o preparo ao fogo e, novamente, deixe reduzir em fogo brando durante 5 minutos.

No último momento, pique o cerefolho e reparta-o nas tigelas, para a apresentação.

Tortilla aos dois tomates

Serve 4 pessoas
Tempo de preparo: 10 minutos
Tempo de cozimento: 20 minutos

- 8 ovos
- 300 gramas de tomates secos sem óleo
- 150 gramas de tomates-cerejas
- 100 gramas de requeijão cremoso com 0% de gordura
- 1 echalota
- 8 folhas de manjericão fresco
- Sal, pimenta-do-reino

Descasque a echalota e corte-a em pedaços bem pequenos. Em uma frigideira antiaderente, refogue a echalota em fogo baixo. Adicione um pouco de água e tempere com sal.

Continue refogando em fogo brando durante cerca de 5 minutos, até que toda a água se evapore. Reserve.

Corte os tomates secos em pequenos cubos e os tomates-cerejas ao meio.

Quebre os ovos em um recipiente, bata com um batedor e adicione o requeijão cremoso com 0% de gordura, o manjericão picado, sal e pimenta-do-reino.

Disponha os tomates e a echalota em uma fôrma para torta. Despeje os ovos batidos sobre os tomates e leve ao forno durante 15 a 20 minutos. Na metade do cozimento, recubra o prato com papel-alumínio. Em seguida, retire a tortilla do forno e sirva com uma salada de alfaces.

Enroladinhos de aspargos com presunto magro e salada de ervas

Serve 4 pessoas
Tempo de preparo: 15 minutos
Tempo de cozimento: 4 minutos

- 20 aspargos verdes
- 20 fatias de presunto magro
- 50 gramas de cebolinha
- Rúcula, cerefolho, alface (ou qualquer outro tipo de hortaliça)
- 8 folhas de salsa
- 8 folhas de menta
- 8 folhas de coentro fresco
- 1 colher de sopa de vinagre balsâmico
- 4 colheres de sopa de requeijão cremoso com 0% de gordura
- Sal, pimenta-do-reino

Descasque os aspargos e cozinhe-os durante 4 minutos na água fervente. Os aspargos devem permanecer firmes. Escorra a água e retire o excesso com papel-toalha.

Prepare a salada misturando a rúcula, o cerefolho, o alface e as folhas de salsa, menta e coentro picados.

Disponha a salada nos pratos. Sobre cada um deles, adicione 5 aspargos enrolados em 5 fatias de presunto magro.

Misture o vinagre balsâmico, o requeijão cremoso com 0% de gordura, o sal e a pimenta-do-reino e divida entre os pratos.

Konjac à bolonhesa

Serve 2 pessoas
Tempo de preparo: 10 minutos
Tempo de cozimento: 1 hora, no mínimo

- 2 pacotes de konjac
- 1 cebola
- 1 cenoura
- 1 folha de aipo
- 1 dente de alho
- Orégano, tomilho, louro
- Sal, pimenta-do-reino
- 300 gramas de carne magra de boi moída
- 1 pote de molho de tomate (ou 2 grandes tomates descascados e cortados em grandes pedaços)
- 1 caneca de caldo de carne sem gordura

Em uma panela grande, em fogo brando, despeje um pouco de água e adicione o dente de alho picado, a cebola cortada em pequenos pedaços e refogue.

Passado 1 minuto, adicione a cenoura cortada em pequenos pedaços, o aipo picado, o tomilho, o orégano, o louro, o sal e a pimenta-do-reino e deixe cozinhando durante cerca de 10 minutos.

Adicione a carne moída, desintegrando-a, e, em seguida, o pote de molho de tomate (ou os tomates descascados e cortados em pedaços), assim como a caneca de caldo de carne. Deixe ferver, tempere com sal e pimenta-do-reino novamente, para retificar o gosto. Deixe cozinhar durante 1 hora. Ao fim do cozimento do molho, lave bem o konjac. Leve uma panela de água à ebulição e adicione o konjac, deixando cozinhar durante 2 ou 3 minutos. Escorra a água e passe o konjac na água fria, para lavar.

Adicione o konjac ao molho à bolonhesa e sirva quente.

Variação marítima: substitua os 300 gramas de carne moída por 300 gramas de salmão fresco cortado em pequenos cubos e o molho de tomate por 8 colheres de requeijão cremoso com 0% de gordura. Retire a cenoura e adicione um molho de aneto picado no lugar das ervas aromáticas.

Shirataki de konjac à carbonara

Serve 4 pessoas
Tempo de preparo: 10 minutos
Tempo de cozimento: 12 minutos

- 200 gramas de presunto sem gordura
- 2 pacotes de shirataki de konjac
- 4 colheres de sopa de creme de leite light
- 4 gemas de ovo
- Sal, pimenta-do-reino

Corte o presunto em tiras finas.

Em uma panela antiaderente, refogue as tiras de presunto durante cerca de 5 minutos. Adicione o creme de leite. Deixe cozinhar por mais 3 minutos. Tempere com sal e pimenta-do-reino.

Enquanto isso, lave bem o shirataki de konjac e cozinhe em uma grande panela com água fervente e salgada. Escorra a água e adicione o shirataki de konjac à frigideira. Deixe cozinhar por 2 minutos e sirva em 4 pratos, dispondo, delicadamente, uma gema de ovo por prato antes de servir.

Tartare de legumes com tiras de salmão defumado

Serve 4 pessoas
Tempo de preparo: 15 minutos

---

* 2 tomates
* 100 gramas de rabanete
* 50 gramas de pepino
* 50 gramas de pimentão vermelho
* 2 fatias de salmão defumado
* 8 folhas de alface
* 8 caules de aneto
* 8 folhas de cerefolho
* Pimenta-rosa
* 1 colher de sopa de mostarda
* 2 colheres de sopa de requeijão cremoso com 0% de gordura
* 2 colheres de sopa de vinagre de cidra
* 2 colheres de sopa de vinagre balsâmico
* Sal, pimenta-do-reino

Lave e descasque os tomates. Retire as sementes e corte em cubos bem pequenos. Descasque o rabanete e corte também em cubos bem pequenos. Faça a mesma coisa com o pepino. Lave o pimentão e corte-o, igualmente, em cubos bem pequenos.

Corte o salmão defumado em pequenas tiras.

Bata a mostarda, o requeijão cremoso com 0% de gordura, os 2 vinagres e tempere com sal e pimenta-do-reino. Misture o molho com os legumes e a metade das ervas picadas.

Divida o preparo em 4 pratos ou copinhos, adicionando as tiras de salmão sobre o tartare. Termine com alguns grãos de pimenta-rosa.

Decore os pratos com folhas de alface, os caules de aneto e as folhas de cerefolho restantes.

Pizza napolitana Dukan

Serve 1 pessoa
Tempo de preparo: 10 minutos
Tempo de cozimento: 15 minutos

- 1 lata de polpa de tomate (500 mililitros)
- 1 lata de atum ao natural
- 2 colheres de sopa de alcaparras
- 2 colheres de sopa de requeijão zero
- 1 dente de alho picado
- Orégano
- 1 pitada de pimenta-de-caiena
- Pimenta-do-reino

Para a massa, use a receita da panqueca de farelo de aveia (ver página 112).

Preaqueça o forno a 180 graus. Espalhe a polpa de tomate e o alho picado sobre a panqueca. Distribua o atum, as alcaparras, o requeijão zero, o orégano e a pitada de pimenta-de-caiena. Tempere com um pouco de pimenta-do-reino.

Leve ao forno durante 15 minutos.

Este é um belo exemplo de receita de dieta para dividir com a família. A pizza Dukan agradará aos grandes e aos pequenos. Esqueça as pizzas congeladas!

Quarta-feira

> **As palavras de ordem**
> A segunda-feira fornece o vital,
> a terça, o essencial,
> **a quarta, o importante,**
> a quinta, o útil,
> a sexta, o cremoso,
> o sábado, o energético
> e o domingo, a liberdade!

Eis que chegamos ao terceiro degrau, a viagem continua. Siga-me, você está no caminho certo! Antes de entrar nos detalhes do que faremos nesta quarta-feira, gostaria de abrir um parêntese. Sempre me criticam por repetir demais as mesmas mensagens. É verdade, mas é voluntário, pois ensinei a muitos estudantes, expliquei muitas coisas a inúmeros pacientes e escrevi muitos livros para saber que o que é dito apenas uma vez tem pouquíssimas chances de ser compreendido, apreendido e, principalmente, retido. Todos os professores e pedagogos hão de concordar comigo. E, se você já está um pouco cansado dessa repetição, é porque já a notou e, logo, já conseguiu reter um pouco — ou mesmo muito! — do que quero dizer!

Quer um exemplo?

Quando digo ou escrevo que você pode comer "uma refeição de gala por semana", alguns pacientes, cheios de boa-fé, com muita frequência, ouvem ou leem "um dia de gala"! Quando digo "liberdade total para comer verduras", alguns não hesitam em incluir abacates, que, no entanto, são frutas! E este fenômeno intensifica-se ainda mais quando minhas prescrições, ainda que precisas e detalhadas, são transmitidas de pessoa a pessoa, de site em site, de país em país. Sinto-me obrigado a permanecer vigilante, a repetir minha mensagem, para que seja corretamente compreendida.

Agora, fechemos o parêntese.

Estamos, então, na quarta-feira, e, no âmbito da perda de peso, que é o que nos interessa, a semana é divida em três partes:

* **Uma parte propriamente emagrecedora**, que cobre os primeiros quatro dias da semana — segunda a quinta-feira. A segunda-feira é a força motriz. A perda de peso continua na terça e na quarta, mas se reduz progressivamente até a quinta-feira.
* **A segunda parte** é constituída pela sexta-feira. É o dia da virada, a perda de peso cessa, mas sem abrir a porta ao ganho de peso. É o dia em que o peso é suspendido, em equilíbrio.
* **A terceira parte** é a que cobre o fim de semana, sábado e domingo. Durante esses dois dias, o peso pode aumentar um pouco, mas, evidentemente, tudo dependerá de como se utiliza a liberdade. Voltaremos a falar a respeito, com mais detalhes, quando tivermos chegado a esses degraus da nossa Escada Nutricional.

Antes de passar às recomendações da quarta-feira, gostaria de lembrar, em algumas palavras de ordem, o fundamento da semana da segunda frente de combate: de segunda a domingo, cada dia traz uma família de alimentos, do mais nutricional ao mais gratificante.

Hoje, estamos ainda na parte emagrecedora da semana.

> Na quarta-feira, você conservará, preciosamente, os alimentos ricos em proteínas da segunda-feira, sempre em quantidade livre, e todos os legumes da terça-feira, também em quantidade livre, até se sentir saciado.

E, hoje, você adicionará uma fruta.

Qual? Todas, menos banana, uva e frutas secas, como damascos e ameixas secas, assim como as oleaginosas, como nozes, amêndoas, amendoim, pistache etc.

Não consuma frutas em conserva. Consuma, no entanto, frutas congeladas. E as compotas, se não tiverem adição de açúcar. Leia bem os ingredientes antes, por favor.

> *Assim, você tem muitas opções, mas poderá consumir apenas uma porção por dia:*
> 1 copo de morangos ou framboesas
> 1 laranja média ou 2 tangerinas
> 2 figos
> 2 kiwis médios
> 1 maçã entre a média e a grande
> 1 pera entre a média e a grande
> 1 fatia de 2 centímetros de espessura de abacaxi fresco
> ½ melão
> 1 fatia de melancia
> ½ manga ou mamão, cortados bem próximos à semente

Quando saborear essas frutas?

Aconselho que você as coma, de preferência, ao fim da refeição, pois o açúcar contido nessas frutas, a frutose, é um açúcar rápido. No entanto, quando chega ao seu tubo digestório depois da carne e dos legumes, o açúcar será obrigado a esperar uma longa digestão, o que diminuirá a rapidez de absorção e seu poder lipidiogênico (de transformação em gordura).

Guarde este princípio de fisiologia: um açúcar rápido não tem o direito de permanecer no seu sangue, onde é muito perigoso para olhos, coração, cérebro, rins e artérias dos membros inferiores. Por conseguinte, quando esse açúcar ultrapassa dez gramas por litro, é capaz de causar coma diabético, caso o pâncreas não o neutralize com sua arma absoluta, a insulina. Esse hormônio salva sua vida, mas expulsa uma grande quantidade de açúcar do sangue e o armazena, em quarentena, sob forma de gordura.

Uma porção de fruta são 15 gramas de açúcar, ou seja, três sachês de cinco gramas que, caso você seja sedentário, se instalarão em sua barriga se você for homem ou uma mulher na menopausa, ou em seus quadris caso você seja uma mulher que ainda menstrue.

Por outro lado, existe uma grande diferença entre uma fruta inteira e um suco de frutas. A fruta contém fibras solúveis em sua polpa. Na maçã, por exemplo, a pectina é responsável pela gelificação das compotas. Tais fibras têm participação muito importante no abrandamento da digestão, freando o circuito de insulina e do ganho de peso. Em um suco de frutas, não existe mais qualquer traço de fibras, o que aumenta muito a rapidez de passagem dos açúcares para o sangue.

As fibras de uma fruta inteira são essenciais para a saciedade. Uma fruta, qualquer que seja, sempre sacia mais que seu suco. Um se come e outro se bebe. Além disso, um suco de frutas sempre contém pelo menos duas frutas.

E, finalmente, caso possa, prefira consumir suas frutas à noite, pois os carboidratos contidos nela podem facilitar seu adormecimento e a qualidade do seu sono.

Como saborear as frutas?

Mais uma palavra sobre as frutas.

Você deve estar se perguntando por que limito a quantidade de frutas, enquanto, por todos os lugares, se difunde a seguinte recomendação: "Comer cinco frutas e legumes por dia." Este slogan é ambíguo. O que ele significa, exatamente? Pessoalmente, eu poderia aderir também, caso estivessem falando de quatro legumes e uma fruta, mas certamente não se estivessem falando de quatro frutas e um único legume. Existe uma diferença muito clara entre os dois: o açúcar. Um legume é uma fruta sem açúcar. Sim, você leu bem: praticamente não existe diferença de contribuição e composição nutricional entre uma fruta e um legume, cujas vitaminas são, rigorosamente, as mesmas. Um pimentão ou uma couve contêm tanta vitamina C quanto a prestigiada laranja. O que diferencia a fruta do legume é o seu teor de açúcar. A fruta é cheia de frutose, um dos açúcares mais perigosos para o diabético e um agente engordativo para quem deve controlar seu problema de peso. Sim, a fruta é um alimento natural, mas essa afirmação não basta. A fruta é natural para o homem? Voltemos às origens da nutrição humana. As frutas de hoje nada têm em comum com as raras frutas que a natureza selvagem fornecia. As que você encontrar nas prateleiras dos mercados são produzidas com adubo e pesticidas.

Claude Aubert é um engenheiro agrônomo e mostrou que, nas análises anuais das frutas, revelava-se a presença de 318 pesticidas diferentes. "A casca das frutas é a zona onde se concentra a maior parte dos antioxidantes e das vitaminas, mas é também na casca que se concentram os pesticidas", escreve ele em seu livro *Une autre assiette* [Um prato diferente].

Além desse desastre que diz respeito à ecologia, as frutas fazem parte dos alimentos que engordam, ao mesmo tempo que são apresentadas como alimentos de dieta. Quando tiver chegado ao seu Peso Ideal, guarde esta informação na cabeça.

Sim, você pode comer frutas, mas em quantidades moderadas, ou seja, **uma média de duas frutas por dia**. Mais do que isso é gula, e uma gula desnecessária. Quanto aos legumes, o extremo oposto se passa, pois esses alimentos só apresentam vantagens. Eu, por exemplo, se isso puder lhe interessar, consumo duas maçãs por dia e sempre compro maçãs orgânicas.

O farelo de aveia

Na quarta-feira, a quantidade diária não muda: uma colher e meia de sopa para o preparo da sua panqueca.

O konjac

Espero ardentemente que você tenha adquirido o hábito de consumir este excelente alimento. Como já lhe disse antes, estou me aplicando, de todas as maneiras possíveis, para melhorar sua distribuição, ainda um pouco lenta, e integrá-lo à gama de novos alimentos do mercado. Também me esforço para criar receitas de pratos prontos, para facilitar a vida de todos aqueles que, à noite, depois de um dia de trabalho duro, não têm mais energia para cozinhar.

A bebida da quarta-feira: pimenta-de-caiena e a infusão ativadora

Se o gosto apimentado lhe agradar, continue a preparar essa infusão, sem a menor contraindicação ou nocividade. Uma pitada de pimenta-de-caiena por dia, bem pouquinho, uma dose culinária, também o chá-verde, o meio limão e a sucralose, universal. Tente beber duas vezes, uma a cada refeição principal. A água é um excelente moderador de apetite, o chá-verde serve para drenar e queimar gordura, a pimenta-de-caiena também queima gordura e é um moderador de apetite. E o frio, a quatro graus, também é um complemento de calorias facilmente queimadas.

A atividade física

Quanto mais passar a semana, mais você deve pensar em usar seu corpo. Independentemente das calorias que ele faz com que você queime e da serotonina secretada pelo seu cérebro, a atividade física é um dos fundamentos da vida animal. A diferença entre o vegetal e o animal é que o primeiro não se mexe: o vegetal vive enraizado na terra, com suas raízes fincadas e suas folhas, cuja clorofila absorve a energia do sol. Durante milhares de anos, apenas o vegetal existia. A aparição do reino animal (animado) é, precisamente, a mobilidade, o movimento. Nada de raízes, nada de folhas com clorofila, mas ossos, músculos, articulações, tendões e o instinto para se alimentar e se reproduzir. E, há pouco menos de um bilhão de anos, o animal teve de se deslocar para garantir sua sobrevivência.

Mas isso vai ainda mais longe. Se o animal precisa se deslocar, deve fazê-lo eficazmente, para não se deslocar por nada. Ou seja: deve fazê-lo com inteligência, usando todos os recursos de seu cérebro. E nós, seres humanos, somos dotados do cérebro mais sofisticado.

Ao longo dos últimos cinco anos, a comunidade da neurociência internacional descobriu um fato incrível e radicalmente novo: a atividade física, entre outros, faz com que nasçam neurônios no cérebro, a partir de células estaminais. Isso se chama **neurogênese.** Em termos mais simples, a **plasticidade do cérebro.** Tal descoberta revolucionou a neurologia. Há pouco menos de dez anos, pensava-se que o ser humano vinha ao mundo com um estoque determinado de neurônios e que, inevitavelmente, uma centena de milhões de neurônios eram perdidos a cada dia.

Voltando ao assunto inicial, quando caminha ou corre, você queima calorias, secreta serotonina e mantém seu estoque de neurônios. Mexendo-se, você tem tudo a ganhar: você emagrece mais facilmente, mantém sua vontade de viver e fica com o cérebro ativo durante muito mais tempo.

Resumo-lembrete da dieta da quarta-feira

- Hoje, primeira quarta-feira de sua dieta, você pode comer as proteínas da segunda-feira, os legumes da terça-feira e **a porção de fruta da quarta-feira**.
- Saboreie sua porção de fruta, de preferência, ao fim de uma refeição e à noite, porque ela contém um açúcar rápido. E, principalmente, respeite as porções autorizadas!

Os alimentos autorizados

1. As carnes magras: vitela e boi (menos o entrecosto e a costela do boi), grelhados ou assados, sem adição de gordura.
2. Os miúdos.
3. Todos os peixes, sejam gordurosos, magros, brancos, azuis, crus ou cozidos.
4. Todos os frutos do mar (crustáceos e mariscos).
5. Todas as aves (exceto pato e ganso), sem pele.
6. Presuntos magros, fatias de peito de peru, frango e porco magros.
7. Ovos.
8. Proteínas vegetais.
9. Laticínios magros.
10. Um litro e meio de água com pouco sódio.
11. Panqueca de farelo de aveia ou uma colher e meia de sopa de farelo de aveia diluída em leite ou outro laticínio.
12. Trinta minutos de caminhada obrigatórios.
13. Os adjuvantes: café, chá, tisanas, chá-verde com pimenta-de-caiena, vinagres, condimentos, ervas, especiarias, picles, limão (mas não para beber), sal e mostarda (com moderação).
14. Todos os legumes, cozidos ou crus.
15. Uma porção de fruta (exceto banana e uva, frutas secas, como damasco e ameixa, e oleaginosas, como nozes, amêndoas, amendoins, pistaches etc).

E NADA ALÉM DISSO.

Receitas diárias

Receitas de proteínas, legumes e fruta da quarta-feira

(também válidas para os dias seguintes)

Vieiras com laranjas apimentadas

Serve 4 pessoas
Tempo de preparo: 5 minutos
Tempo de cozimento: 9 minutos

- 24 a 32 vieiras (média de 6 a 8 por pessoa)
- 2 laranjas
- Suco de 2 laranjas + raspas
- 1 colher de café de canela em pó
- 2 pitadas de pimenta-de-caiena em pó
- 4 pitadas de baunilha em pó
- 4 colheres de sopa de requeijão cremoso com 0% de gordura
- 4 colheres de sopa de coentro picado
- Sal, pimenta-do-reino

Esta receita pode ser realizada com vieiras congeladas ou frescas. Se escolher usar vieiras congeladas, deixe que descongelem colocando-as em um recipiente com leite desnatado.

Descasque delicadamente as 2 laranjas e corte-as em fatias finas com uma faca bem afiada. Salpique canela em pó.

Aqueça uma frigideira antiaderente em fogo alto. Adicione as fatias de laranja e cozinhe durante 5 minutos. Reserve. Em seguida, adicione as vieiras e mexa delicadamente durante 1 minuto, o tempo para que fiquem levemente douradas.

Adicione o suco das 2 outras laranjas à frigideira, assim como a canela em pó, a pimenta, as raspas das laranjas, o sal e a pimenta-do-reino. Deixe reduzir durante cerca de 3 minutos.

Abaixe o fogo e adicione o requeijão cremoso com 0% de gordura, mexendo bem. Adicione o coentro picado. Em 4 pratos, prepare a arrumação, dispondo as vieiras sobre fatias de laranja cozida. Salpique baunilha em pó.

Sorvete de hortelã com calda de morango

Serve 4 pessoas
Tempo de preparo: 10 minutos
Tempo de cozimento: 15 minutos

- 500 gramas de morango
- 1 colher de sopa de aroma de baunilha
- 12 colheres de sopa de adoçante em pó
- 100 gramas de queijo fresco com 0% de gordura
- 1 maço de hortelã fresca
- 400 mililitros de água (4 canecas)

Lave os morangos, retirando a parte de cima e cortando-os ao meio. Adicione o aroma de baunilha, o queijo fresco e as 6 colheres de sopa de adoçante. Bata tudo no liquidificador e reserve na geladeira.

Ferva a água em uma panela com 6 colheres de sopa de adoçante e a hortelã (reserve algumas folhas para a decoração) durante 15 minutos. Depois, faça uma infusão, até que esfrie completamente.

Filtre, jogue a hortelã fora e use uma sorveteira, até que tome forma.

Sirva o sorvete de hortelã com a calda de morango.

Papelotes de linguado, manga e cerefolho

Serve 4 pessoas
Tempo de preparo: 15 minutos
Tempo de cozimento: 20 minutos

- 8 filés de linguado
- 2 mangas frescas
- 1 cerefolho
- Suco de 2 limões
- Aneto
- 100 gramas de queijo fresco com 0% de gordura
- 4 colheres de sopa de requeijão cremoso com 0% de gordura
- Sal, pimenta-do-reino

Preaqueça o forno a 180 graus. Descasque as 2 mangas, cortando-as ao meio primeiramente e, em seguida, cortando-as em pequenas fatias. Divida em 4 porções.

Lave o cerefolho, corte-o em 4 e pique bem.

Corte 4 pedaços de papel-manteiga para os papelotes e disponha, em cada um, uma camada de manga, uma camada de cerefolho picado, 2 filés de linguado e alguns pedaços de manga por cima. Adicione o suco de ½ limão e salpique com um pouco de aneto. Feche os papelotes.

Leve ao forno para o cozimento durante 10 minutos. Abra cada papelote e adicione 1 colher de sopa de requeijão cremoso com 0% de gordura e 25 gramas de queijo fresco. Tempere com sal e pimenta-do-reino ligeiramente. Leve ao fogo novamente, durante mais 10 minutos.

A manga e o cerefolho acidulado associam-se de maneira admirável ao queijo fresco que derrete na boca. Um prato de grande delicadeza, ideal para um jantar a dois.

Cheesecake de baunilha com calda de framboesa

Serve 8 pessoas
Tempo de preparo: 25 minutos
Tempo de cozimento: 55 minutos
Tempo de refrigeração: 24 horas

Base de biscoito:
- 5 colheres de sopa de farelo de aveia
- 3 colheres de sopa de adoçante em pó culinário
- 150 gramas de queijo fresco com 0% de gordura

Creme de queijo:
- 375 gramas de queijo fresco com 0% de gordura
- 200 gramas de requeijão cremoso com 0% de gordura
- 5 colheres de sopa de adoçante em pó culinário
- 3 ovos
- 1 colher de café de essência de baunilha líquida

Calda de framboesa:
- 500 gramas de framboesas
- 6 colheres de sopa de adoçante em pó culinário
- 1 colher de sopa de suco de limão

Antes de tudo, prepare a base de biscoito: misture o farelo de aveia com o adoçante em pó e o queijo fresco. Amasse o preparo no fundo e nas bordas de uma fôrma para torta com bordas altas e 17 centímetros de diâmetro. Reserve na geladeira durante 20 minutos. Preaqueça o forno a 160 graus. Em um recipiente, bata o queijo fresco com o adoçante em pó e o requeijão cremoso com 0% de gordura, até obter uma massa bem lisa. Adicione os ovos, um a um, e, finalmente, a essência de baunilha líquida.

Despeje o preparo sobre a base de biscoito e leve ao forno. Depois de 15 minutos de cozimento, abaixe a temperatura do forno para 120 graus e deixe cozinhar por mais 40 minutos. Deixe o cheesecake esfriar com a porta do forno aberta e o forno desligado. Reserve por 24 horas na geladeira. Durante o cozimento, prepare o caldo. Amasse as framboesas em um coador fino, a fim de eliminar as sementes. Adicione o adoçante e o suco de limão à polpa obtida. Reserve na geladeira.

Depois de reservar na geladeira, desenforme delicadamente e sirva com a calda de framboesa.

Crumble de maçã, pera e framboesa

Serve 4 pessoas
Tempo de preparo: 25 minutos
Tempo de cozimento: 25 minutos

- 1 maçã
- 2 peras
- Suco de 1 limão
- 150 gramas de framboesas frescas ou congeladas
- 10 a 15 folhas de hortelã
- 150 gramas de queijo fresco com 0% de gordura
- 2 colheres de sopa de farelo de aveia
- 2 colheres de sopa de adoçante em pó culinário

Preaqueça o forno a 190 graus. Descasque e retire as sementes das maçãs e das peras. Corte-as em cubos e adicione suco de limão, para impedir que escureçam. Misture com as framboesas e disponha a mistura em 4 pequenas fôrmas para gratinar (ou uma fôrma grande). Salpique com hortelã picada.

Trabalhe o queijo fresco com o farelo de aveia e o adoçante em pó. Polvilhe o preparo entre as palmas das mãos e, depois, adicione sobre as frutas, sem amassar. Leve ao forno durante 25 minutos.

Sirva morno.

A framboesa não é apenas uma fruta deliciosa, mas também muito pouco doce. Além disso, ajuda no trânsito intestinal e seria, graças ao ácido elágico, útil na prevenção de certos cânceres.

Musse de morango ultraleve

Serve 4 pessoas
Tempo de preparo: 15 minutos
Tempo de refrigeração: 2 horas
Sem cozimento

- 500 gramas de morango
- 1 colher de sopa de adoçante em pó culinário
- Um pouco de suco de limão
- 200 gramas de queijo fresco com 0% de gordura
- 3 claras de ovo

Lave e retire a parte superior dos morangos, cortando a metade dos morangos em 4. Bata tudo com um mixer. Reserve a outra metade dos morangos e corte em 2. Adicione o adoçante em pó (você pode experimentar para ver se está doce ao seu gosto), o suco de limão e o queijo fresco. Bata tudo até a obtenção de uma massa homogênea. Passe para um recipiente.

Bata as claras em neve, até que fiquem bem firmes. Em seguida, progressivamente, incorpore as claras à massa, com ajuda de uma espátula. Reparta em 4 copos ou tigelinhas e decore com os morangos cortados em 2. Reserve os copinhos na geladeira por no mínimo 2 horas antes de servir

Gratinado de frutas cítricas no zabaione

Serve 4 pessoas
Tempo de preparo: 10 minutos

- 1 toranja
- 1 laranja
- 2 tangerinas
- 2 gemas de ovo
- 50 mililitros de leite desnatado
- 2 colheres de sopa de adoçante em pó culinário
- Água de flor de laranjeira para cozimento

Esquente a água em uma panela na qual caiba uma tigela.

Descasque as frutas cítricas e corte-as em fatias. Disponha em 4 forminhas para sobremesa que possam ser levadas ao forno.

Em uma fôrma estreita e de bordas altas (a fôrma deve caber em uma panela grande), misture as gemas de ovo, o leite, o adoçante e a água de flor de laranjeira.

Cozinhe o conteúdo do recipiente em banho-maria na água quente, mas em fogo brando, batendo a mistura com uma batedeira durante cerca de 5 minutos, até a obtenção de um preparo com aspecto de musse.

Cubra as frutas nas forminhas com o creme e leve ao forno por alguns segundos antes de servir. Deguste morno.

Muito popular no norte da África, a água de flor de laranjeira tem o perfume da infância. Você também pode usá-la para uma bebida deliciosa, adicionando uma colher de sopa em uma xícara de água quente e um pouco de adoçante. É o famoso "café branco".

Sorvete de cacau e framboesas frescas

Serve 4 pessoas
Tempo de preparo: 5 minutos
Sem cozimento

- 150 mililitros (2 xícaras) de cacau em pó sem açúcar
- 400 mililitros de água (4 xícaras)
- 1 colher de café de essência de baunilha
- 5 colheres de sopa de adoçante em pó culinário
- 200 gramas de queijo fresco com 0% de gordura
- 4 punhados de framboesas

Em um recipiente, misture o adoçante em pó e o cacau.

Ferva a água e despeje-a gradualmente sobre o cacau e o adoçante. Com uma batedeira, mexa até a obtenção de uma mistura homogênea. Adicione o queijo fresco e a essência de baunilha. Bata tudo.

Coloque o preparo em uma sorveteira, até a obtenção do ponto de sorvete.

Antes de servir, adicione um punhado de framboesas sobre cada copo de sorvete.

Quinta-feira

As palavras de ordem
A segunda-feira fornece o vital,
a terça, o essencial,
a quarta, o importante,
a quinta, o útil,
a sexta, o cremoso,
o sábado, o energético
e o domingo, a liberdade!

Hoje, subiremos um novo degrau da Escada Nutricional e continuaremos nossa progressão.

Começamos a ascensão até seu Peso Ideal por uma segunda-feira, dedicada, exclusivamente, aos alimentos ricos em proteínas. Você sabia que esse nutriente é o único que nos é vital? Viver sem consumir alimentos de origem animal MATA. Mas e os vegetarianos?, você perguntará. Eles consomem proteínas vegetais nos cereais, no trigo ou arroz, e nas leguminosas, ervilhas, lentilhas e no feijão. No entanto, nem as proteínas dos cereais e nem as das leguminosas contêm a totalidade dos oito aminoácidos essenciais, sem os quais seu corpo é incapaz de fabricar suas próprias proteínas, indispensáveis à perpetuação da vida.

Quando você come proteína animal — carnes, peixes, ovos, aves ou laticínios, por exemplo —, encontra um leque de vinte aminoácidos, dentre os quais, a totalidade dos oito aminoácidos essenciais.

Durante a digestão, seu corpo desintegrará essas longas cadeias compostas por elos de aminoácidos que, quando tiverem se separado, poderão passar para o sangue, através de sua mucosa intestinal.

Tendo chegado ao sangue, os elos reúnem os elementos de Meccano ou de Lego que seu corpo arrumará da única maneira que conhece: a das proteínas humanas diferentes das do animal de origem que você consumiu. Em outras palavras, se comeu uma coxa de frango, você desconstruiu a estrutura do frango para integrá-la ao seu corpo em uma estrutura de proteína humana.

Se você consome cereais — trigo, espelta ou sarraceno, por exemplo —, falta a essas proteínas um aminoácido animal essencial, a fenilamina, e o processo é bloqueado. Você tem todos os tijolos necessários, menos um. Assim, não tem como construir sua casa.

Se você consome leguminosas, o mesmo fenômeno acontece: todos os aminoácidos estão presentes, mas, dessa vez, falta o da metionina. Novamente, tudo se bloqueia.

Se quiser criar proteínas vitais e humanas a partir do vegetal, como fazem os vegetarianos, você precisará, ao mesmo tempo, de cereais ricos em metionina, mas desprovidos de fenilamina, e de leguminosas ricas em fenilamina, mas desprovidas de metionina, e em proporções comparáveis.

E isso não é tudo, pois as proteínas vegetais têm outro problema: são repletas de carboidratos, ou seja, de "açúcares", certamente freados pelas fibras desses alimentos, mas cujo consumo se faz sentir no peso por meio de mecanismos (insulina) os quais já descrevi o bastante.

Até a adolescência, as proteínas são vitais, pois nenhum crescimento é possível sem elas.

Na idade adulta, continuam a ser vitais, pois nenhuma manutenção do corpo e de seus órgãos vitais é possível sem proteínas. O corpo usa tais proteínas constantemente para renovar a pele, os fâneros, as unhas e os cabelos, que são elementos de autoimagem e beleza. O corpo também precisa de proteínas para renovar hormônios produzidos, músculos, ossos, glóbulos vermelhos e brancos e, ainda, a memória.

O que você está lendo agora vai se inscrever em sua memória "elétrica", o equivalente da memória viva do seu computador, e, ao longo da próxima noite, a lembrança se fixará graças a uma molécula de proteína e entrar no disco rígido da sua memória a longo prazo.

Agora, você está começando a entender por que as proteínas são vitais. Não podemos dizer o mesmo sobre os carboidratos ou açúcares. Teoricamente, poderíamos viver uma vida inteira sem eles. Os inuítes, um povo esquimó entre os mais estudados no mundo, vive mais de sete meses por ano sem consumir frutas, legumes ou farináceos. Antes da chegada dos imigrantes americanos, eles se alimentavam de peixes e focas, logo unicamente de proteínas e lipídios, sem qualquer carboidrato, açúcar branco ou farinha branca. E tinham excelente saúde.

Na terça-feira, você começou a comer legumes.

Com eles, não estamos mais na parte dos alimentos vitais ou essenciais, mas importantes, de qualquer forma, pois também trazem vitaminas e sais minerais, além de um pouco de açúcares rápidos, úteis às pessoas não sedentárias.

Lembro a você que, muito antes da nossa civilização, o aborígene comia apenas entre dois e três quilos de açúcar por ano, enquanto um americano hoje absorve, em média, 72 quilos! Acredito que este recorde mundial de consumo de açúcar explica a vertente nutricional da epidemia americana de sobrepeso. A outra vertente, social e comportamental, depende do indivíduo que utiliza o açúcar para se acalmar no meio da primeira sociedade de consumo do planeta. Sim, eu sei, já falei sobre isso antes!

Antes de passar para as recomendações da quinta-feira, gostaria de lembrar, com palavras de ordem, o fundamento da semana da segunda frente de combate. De segunda-feira a domingo, cada dia traz uma família nova de alimentos, que vão do mais nutricional ao mais gratificante.

Tenha em mente essa progressão. Repeti-la, semana após semana, até alcançar seu Peso Ideal, tem grande valor didático. O que você aprende em um livro, por mais bem explicado que seja, fala ao seu intelecto e pode ser facilmente esquecido. Enquanto isso, aquilo que se vive na pele contribui para o aprendizado, o "adestramento", se preferir, reforçado pela repetição. Trata-se de criar um novo caminho de neurônios em seu cérebro, todos articulados uns aos outros. E, quando o caminho estiver suficientemente tomado, reforçado, se tornará o caminho privilegiado e ficará inscrito por muito tempo em sua mente. Sem nem perceber, você terá adquirido bons reflexos e um comportamento alimentar correto. É o que espero de você.

Hoje em dia, fome e saciedade não podem mais exercer os papéis que exercem no animal. Não somos mais os mesmos que éramos no passado, quando a fome nos levava a fazer tudo para nos alimentarmos e quando a saciedade nos fazia desviar de um alimento. Infelizmente! Esse instinto vital e saudável desapareceu quase totalmente. Os alimentos de hoje em dia, tão tóxicos, produzem efeitos psicológicos extremos nos cérebros contemporâneos. Eu sei, na nossa sociedade consumista, raros são os que comem porque sentem fome e mais raros ainda são aqueles que param de comer quando já estão saciados. Para as pessoas com sobrepeso, e ainda mais para quem fez inúmeras dietas, o problema existe de forma ainda mais acentuada: as sensações fisiológicas foram devastadas quase definitivamente. Se você se lembrar bem, foi o que chamei de "fechaduras forçadas". Será preciso reencontrá-las. A solução que proponho é recriar um utensílio de pilotagem automática por condicionamento, a fim de enquadrar sua alimentação em uma rede estruturada. Acredite em minhas palavras: tudo se aprende, ou, com ainda mais exatidão, no que diz respeito a você, tudo se reaprende.

Este é um dos papéis que atribuo à Escada Nutricional.

Hoje, quinta-feira, estamos situados exatamente nos confins da parte emagrecedora da semana. Estamos no fim da corrida, mas ainda resta um pouco do impulso inicial. Os marinheiros o chamam de "o passo", para designar a velocidade que falta ao barco quando seu motor está praticamente parado.

Como você já entendeu, hoje adicionaremos um novo alimento. Trata-se do **pão**. Se você me seguiu até aqui, já sabe que não vou lhe propor o pão branco, mas o pão mais escuro, o pão completo ou, se possível, o pão integral.

Falar de pão branco é falar de farinha branca. A farinha branca é moída e triturada da maneira mais fina possível, refinada e purificada, um trabalho que já foi feito pela indústria e que, logo, seu corpo não precisará mais fazer. Dessa maneira, a farinha ou o pão branco atravessa seu tubo digestório, da boca ao sangue, passando pelo intestino delgado com a rapidez de um relâmpago e elevando, com a mesma rapidez, a glicose sanguínea. Como você já deve ter começado a entender, disso, resulta um ganho de peso pela secreção de insulina através da transformação de açúcar em gordura.

O que ofereço a você hoje é o pão completo ou, melhor ainda, o pão integral. Qual é a diferença entre esses dois pães?

- **O pão integral** é feito com o trigo total e, com isso, quero dizer o trigo recolhido, depois moído, sem separá-lo da casca fibrosa e do farelo que o compõem. O índice glicêmico do pão integral (quarenta) é mais baixo que o do pão completo (cinquenta), pois este não sofreu qualquer peneiração. A farinha usada para fabricá-lo reúne a totalidade dos componentes do grão de trigo: envelopes e germes de amêndoa farinhosa (fibras, ácidos graxos essenciais, vitaminas e sais minerais).

- **O pão "completo"** é preparado com farinha branca, à qual se adiciona o farelo do trigo; é um alimento reconstituído. E é muito diferente. O grão e sua casca compõem um todo no qual os elementos são naturalmente unidos. Uma vez separados por processos industriais, podemos reunir a farinha e o farelo, mas, neste caso, eles não estão mais unidos por ligações naturais, e sim apostos. Ao serem colocados na boca e alcançarem o estômago, esses açúcares fulgurantes da farinha branca e os açúcares lentos do farelo de aveia se separam imediatamente. Um perigo para você!

Logo, a palavra de ordem da quinta-feira é clara: **você pode conservar todos os alimentos ricos em proteínas da segunda-feira, à vontade. O mesmo para os legumes da terça-feira e para a porção diária de fruta da quarta-feira.**

E, hoje, você também pode comer duas fatias de pão integral.

Duas fatias são o equivalente a 45 gramas de pão.

Caso escolha comer o pão no café da manhã, cuidado! Você não poderá usar manteiga ou geleia. Você pode consumi-lo com presunto de peru, com um pouco de queijo fresco com 0% de gordura ou com uma bela fatia de salmão defumado. Seu pão também pode ser acompanhado de um ovo cozido ou uma omelete. Pessoalmente, aconselho que você continue comendo a panqueca de farelo de aveia de manhã e que coma seu pão em outro momento, durante o dia.

Se quiser usá-lo na hora do almoço, você pode associar ao que quer que lhe seja autorizado, carne ou peixe. Melhor ainda, você pode fazer um sanduíche, recheando com presunto magro e um pouco de verdura ou algumas fatias de tomate.

Se preferir guardar suas duas fatias para comer à noite, prepare uma receita de rabanada, pissaladière ou pudim de pão (todos sem açúcar). Você também pode usar suas fatias para fazer farinha de rosca e dar mais consistência aos seus pratos.

O farelo de aveia

Na quinta-feira, continue consumindo uma colher e meia de farelo de aveia. Se, no café da manhã, preferir comer o pão à panqueca de farelo de aveia, também pode reservar para mais tarde e preparar outra coisa. É possível encontrar todos os tipos de receitas doces (com adoçante, é claro) ou salgadas: muffins clássicos, crepes, ou mesmo à base de uma pizza com tomates, queijo branco misturado com requeijão zero, ervas, alguns camarões sem casca ou pedaços de salmão defumado. As opções são muitas, varie e deixe-se guiar por seu gosto!

O konjac

Nada muda, a recomendação continua a mesma: liberdade total e variedade nos preparos. Saiba usar essa formidável maneira de emagrecer facilmente, aprenda a preparar o konjac, para que ele faça parte dos seus hábitos alimentares. Repito: o konjac não tem calorias. Com ele, você terá muito mais chances de não engordar novamente.

A bebida da quinta-feira: infusão de chá-verde com pimenta-de-caiena

Continue a beber um litro de chá-verde e uma pitada de pimenta-de-caiena, limão verde e sucralose, sempre bem gelado, para produzir termogênese no seu corpo, o que compensa o resfriamento trazido pela bebida e faz com que você perca mais algumas calorias.

Beba um litro e meio de água, caso não goste da infusão.

A atividade física

Quanto mais se aproxima o fim de semana, mais se torna importante manter a meia hora de caminhada diária. Pode ser uma corrida, um pouco de dança, de natação... Não deixe de lado esse canal de vitalidade, de dinamismo, de forma física, pois, mais cedo ou mais tarde, você sentirá os benefícios. Você fará a ligação entre o que pode lhe parecer um esforço supérfluo e o bem-estar trazido por ele, caso consiga perseverar. Experimente e verá que é verdade! Lembre-se do que já lhe expliquei a respeito da serotonina.

Qualquer que seja sua idade, esse neurotransmissor deve ser e continuar sendo o elemento-chave de sua vida. Ter consciência disso, digo real consciência, tendo experimentado e sentido seus benefícios, é o mais precioso dos guias, pois o ajuda a conceber a vida de maneira diferente. No dia em que tiver plena consciência desse fato, como aconteceu comigo, você, finalmente, conseguirá reposicionar as prioridades de sua vida e, acredite em mim, isso é muita coisa.

Cada pessoa nasceu com um programa inicial, uma hereditariedade e uma compreensão particulares. Ao longo dos primeiros meses, a criança desenvolve-se em um ambiente de sobrevivência imediata, até chegar ao seu primeiro patamar de constituição, o da "impressão". Em seguida, a criança passa pelas mãos dos formadores, que lhe impõem a cultura ambiente, até o segundo patamar de maturidade, o fim da adolescência. A partir desse momento, o objetivo supremo e inconsciente da vida é a colheita de serotonina, que se faz por meio dos comportamentos impulsionados pela natureza e aceitáveis pela cultura. Se sua trajetória de vida, seus pais, seu meio e sua sorte lhe tiverem sido favoráveis, a pessoa pode deter um certo número de acessos a esse "alimento" precioso entre todos os alimentos físicos e simbólicos, aquele que o fará ter amor à vida, tentando prolongá-la a cada manhã.

Resumo-lembrete da dieta da quinta-feira

- Hoje, primeira quinta-feira de sua dieta, às proteínas da segunda-feira, aos legumes da terça-feira e à porção de fruta da quarta-feira adicionam-se **duas fatias de pão completo ou integral da quinta-feira.**
- Como já expliquei anteriormente, você deve privilegiar o pão integral ou, na falta dele, o pão completo. Nada de comer pão branco, que é composto por farinha branca.
- Na quinta-feira, você chega ao fim da fase emagrecedora do método, para passar à fase de estabilização na sexta-feira.

Os alimentos autorizados

1. As carnes magras: vitela e boi (menos o entrecosto e a costela do boi), grelhados ou assados, sem adição de gordura.
2. Os miúdos.
3. Todos os peixes, sejam gordurosos, magros, brancos, azuis, crus ou cozidos.
4. Todos os frutos do mar (crustáceos e mariscos).
5. Todas as aves (exceto pato e ganso), sem pele.
6. Presuntos magros, fatias de peito de peru, frango e porco magros.
7. Ovos.
8. Proteínas vegetais.
9. Laticínios magros.
10. Um litro e meio de água com pouco sódio.
11. Panqueca de farelo de aveia ou uma colher e meia de sopa de farelo de aveia diluída em leite ou outro laticínio.
12. Trinta minutos de caminhada obrigatórios.
13. Os adjuvantes: café, chá, tisanas, chá-verde com pimenta-de-caiena, vinagres, condimentos, ervas, especiarias, picles, limão (mas não para beber), sal e mostarda (com moderação).
14. Todos os legumes, cozidos ou crus.

15. Uma porção de fruta (exceto banana e uva, frutas secas, como damasco e ameixa, e oleaginosas, como nozes, amêndoas, amendoins, pistaches etc.).

16. Duas fatias de pão completo ou integral.

E NADA ALÉM DISSO.

Receitas diárias

Receitas de proteínas, legumes, fruta e pão da quinta-feira

(também válidas para os dias seguintes)

Torradas pissaladière

Serve 4 pessoas
Tempo de preparo: 30 minutos
Tempo de cozimento: 55 minutos

- 600 gramas de cebola
- 1 colher de sopa de mostarda
- 1 lata de atum ao natural
- 1 colher de café de ervas finas
- 4 fatias grandes de pão integral
- Sal, pimenta-do-reino

Corte as cebolas em fatias. Refogue-as em uma frigideira com um pouco de óleo (3 gotas), retirando o excesso com papel-toalha. Tempere com sal e pimenta-do-reino. Se necessário, adicione um pouco de água e cozinhe durante 30 minutos, mexendo regularmente, até que as cebolas fiquem ligeiramente morenas.

Ao fim do cozimento, adicione as ervas finas e misture tudo. Reserve.

Passe um pouco de mostarda em cada fatia de pão.

Sobre a mostarda, disponha a compota de cebola e o atum.

Salpique com ervas finas e leve ao forno durante 25 minutos, a uma temperatura de 180 graus.

Torradas provençais de atum

Serve 4 pessoas
Tempo de preparo: 10 minutos
Sem cozimento

- 1 lata de atum ao natural
- 8 porções de queijo fresco com 0% de gordura
- Um pouco de suco de limão
- Pimenta-do-reino branca
- 2 colheres de sopa de manjericão picado
- 4 fatias de pão integral
- 1 pepino
- 1 pimentão vermelho
- 1 funcho

Retire a água do atum ao natural, desfie-o grosseiramente e coloque em um recipiente com as porções de queijo fresco com 0% de gordura. Bata tudo com uma batedeira. Adicione o suco de limão e tempere com pimenta-do-reino. Bata tudo novamente, para obter uma mistura homogênea. Adicione o manjericão picado.

Grelhe o pão integral, corte o pepino em rodelas de cerca de 5 milímetros de espessura, corte o pimentão vermelho e o funcho em tiras. Coloque todos os ingredientes, assim como o queijo fresco com atum, sobre as fatias de pão. Apresente em uma bandeja para um coquetel ou uma bela entrada.

Na minha opinião, o atum-branco tem um gosto mais sutil que o do atum-vermelho. Esta receita pode ser feita sem pepino, pimentão e funcho, que podem ser substituídos por fatias finas de rabanete.

Torradas vermelho-alaranjadas aos dois salmões

Serve 4 pessoas
Tempo de preparo: 5 minutos
Tempo de cozimento: 20 minutos
Tempo de refrigeração: 3 horas

- 300 gramas de salmão fresco
- 2 funchos pequenos
- 2 colheres de sopa de vinagre balsâmico
- Suco de 2 limões
- 4 fatias grandes de pão integral
- Maionese Dukan
- Cebolinha picada
- Sal, pimenta-do-reino

Corte metade do salmão fresco cru em pequenos cubos. Lave e corte os funchos com o ralador. Junte o salmão, o funcho, o vinagre balsâmico, metade do suco de limão, o sal e a pimenta-do-reino. Misture bem e deixe descansar na geladeira por, pelo menos, 2 horas.

Preaqueça o forno a 170 graus. Coloque a outra metade do salmão no forno por 15 minutos.

Deixe resfriar e despedace-o. Adicione a maionese Dukan, a outra metade do suco de limão, um pouco de cebolinha e tempere com sal e pimenta-do-reino.

Pegue as fatias de pão integral e coloque-as no forno para grelhar por 1 ou 2 minutos. Coloque sobre a torrada uma camada da pasta de salmão com maionese, depois uma camada do salmão com funcho, mais uma camada da pasta de salmão e uma última camada de salmão com funcho. Mantenha fora da geladeira e do forno até a hora de servir. Finalize com um pequeno fio de suco de limão.

Torradinhas com melão e presunto magro

Serve 4 pessoas
Tempo de preparo: 20 minutos
Tempo de cozimento: 5 minutos

- ½ melão
- 4 fatias grandes de pão integral
- 100 gramas de presunto magro
- 1 dente de alho
- 1/3 de um molho de manjericão
- 2 colheres de sopa de vinagre balsâmico
- 1 colher de café de aroma de mel
- Flor de sal, pimenta-do-reino

Corte o melão pela metade e retire as sementes. Descasque e, em seguida, corte-o em pequenos cubos, de cerca de 5 milímetros. Corte o presunto magro no sentido do comprimento, em tiras. Lave bem, desfolhe e pique o manjericão. Misture os cubinhos de melão com o presunto magro. Tempere com 1 colher de sopa de vinagre balsâmico e o aroma de mel. Reserve na geladeira.

Pegue as fatias de pão. Esfregue o dente de alho sobre elas e embeba-as com o restante do vinagre. Em seguida, coloque as fatias de pão no forno para grelhar durante alguns minutos.

Retire a mistura do melão e do presunto magro da geladeira, tempere com flor de sal e um pouco de pimenta-do-reino.

Adicione o manjericão previamente picado.

Sobre cada fatia de pão, adicione um pouco do tartare de melão e sirva.

Torradas mediterrâneas

Serve 4 pessoas
Tempo de preparo: 15 minutos
Tempo de cozimento: 1 minuto

- 4 fatias grandes de pão Dr Dukan
- 4 folhas de alface
- 8 tomates-cerejas
- 160 gramas de queijo fresco 0% de gordura
- 4 tomates em conserva
- ½ pimentão vermelho
- 1 ovo cozido
- 16 folhas de manjericão
- Algumas rodelas de cebola roxa
- 2 colheres de sopa de molho para salada balsâmico Dr Dukan

Coloque as fatias de pão no forno para grelhar durante 1 minuto ou coloque na torradeira.

Lave as folhas de alface, corte-as e disponha sobre os pães.

Corte os tomates-cerejas ao meio, os tomates em conserva em forma de pétalas, o pimentão vermelho em fatias e o queijo fresco em cubos.

Disponha os tomates e o queijo fresco sobre a salada. Adicione as pétalas de tomate em conserva e o pimentão vermelho.

Corte o ovo cozido em 4 partes. Adicione ¼ a cada torrada. Em seguida, adicione o manjericão e as rodelas de cebola.

Na hora de servir, adicione ½ colher de sopa de molho para salada balsâmico Dr Dukan a cada torrada.

Sexta-feira

> **As palavras de ordem**
> A segunda-feira fornece o vital,
> a terça, o essencial,
> a quarta, o importante,
> a quinta, o útil,
> **a sexta, o cremoso,**
> o sábado, o energético
> e o domingo, a liberdade!

A subida continua e, hoje, colocamos os pés no degrau da sexta-feira da nossa Escada Nutricional.

Por tê-la seguido desde o início, você agora já sabe que, ao longo da nossa progressão, **conservamos, sistematicamente, o que foi adquirido no dia anterior e adicionamos um novo alimento a cada dia.**

Assim, à base dos alimentos ricos em proteínas da segunda-feira, adicionam-se os legumes da terça-feira, a fruta da quarta-feira e as duas fatias de pão integral da quinta-feira.

Até aqui, estávamos o tempo todo em movimento, seu metabolismo estava em fase de combustão, o que significa que você queimou uma parte — certamente pouca, mas ainda assim uma parte — de suas reservas de gordura.

E, hoje, você adicionará uma porção de queijo.

Imagine uma balança com dois pratos. No primeiro prato, encontram-se os alimentos que adicionamos dia após dia e, no outro, o seu corpo, que, não conseguindo ficar satisfeito com o que você lhe fornece para viver, deve esgotar suas reservas. Ontem, as duas fatias de pão quase fizeram seu corpo atingir o ponto de neutralidade, mas os gastos continuavam ligeiramente superiores aos aportes de calorias, e ele ainda precisa esgotar sua reserva de gordura.

Mas, com a porção de queijo que adiciono ao quinto degrau da Escada Nutricional, trago você de volta para o equilíbrio: os dois pratos da balança estão, agora, no mesmo nível. Em termos nutricionais, dizemos que o aporte e o gasto se equivalem. Desse modo, a alimentação fornecida na sexta-feira compõe a clássica "dieta alimentar equilibrada".

É, ao mesmo tempo, a demonstração muito concreta de que o conceito de alimentação equilibrada não pode ser proposto para se obter uma perda de peso. Por quê?

Engordar, por definição, é a consequência de um desequilíbrio.

Para ganhar peso, é preciso ter comido carboidratos e lipídios em excesso. Em outras palavras, é preciso ter tido uma alimentação desequilibrada e com muito consumo de pão branco, massas, batatas, arroz, cereais refinados e feculentos. Ou, pior, açúcar branco ou de qualquer outra cor, refrigerantes, é preciso ter beliscado com muita frequência coisas como biscoitos, barras de chocolate e cremes gordurosos. Sem esquecer o excesso de alimentos ricos em lipídios: óleo, manteiga, creme de leite, chocolate, queijo, presuntos e salames. É inútil esconder: engordar é sempre o resultado de ter comido "um pouco demais" desses alimentos. Tais excessos introduzem um desequilíbrio duplo na alimentação quantitativa (as calorias da gordura) e qualitativa (a produção de insulina pelos açúcares).

Esse duplo desequilíbrio quantitativo e qualitativo leva uma pessoa de peso e de metabolismo normais a engordar. É fácil entender que uma dieta de simples equilíbrio, assim como essa que você está fazendo nesta manhã, não tem a menor chance de fazer com que você emagreça, caso esteja com sobrepeso. Uma dieta desse tipo pode apenas manter seu peso em equilíbrio, impedir um ganho de peso, MAS, de maneira nenhuma, fará com que você emagreça. As dietas equilibradas e saudáveis, como a mediterrânea, cretense e do Okinawa, são excelentes para se manter em um peso equilibrado, mas não foram feitas para que se perca peso.

Ora, você quer emagrecer.

Perder seus cinco ou dez quilos, que tanto incomodam. E, para emagrecer, você deve seguir uma dieta pobre em açúcares e em gorduras. Sendo assim, de certa forma, se a lógica e o bom senso prevalecerem, podemos chamar tal dieta de "dieta desequilibrada"! E sempre me censuram por isso! É bastante irônico, não é mesmo? Afinal, atualmente, com a epidemia do sobrepeso atingindo todo o planeta, é a dieta alimentar corrente que é *desequilibrada*! Mesmo que comamos menos que no passado, consumimos muitos açúcares violentos, gorduras e poucos legumes e proteínas. Para fazer emagrecer, minha dieta se opõe, ponto por ponto, ao que faz engordar. Por mais simples que pareça, ela substitui, durante o período de emagrecimento, um desequilíbrio em açúcares e gorduras por um outro desequilíbrio, em legumes e proteínas: meus cem alimentos à vontade.

Deixe-me falar um pouco mais sobre os lipídios.

No mundo da medicina, não vem de hoje o debate ferrenho para determinar qual, entre os dois nutrientes problemáticos — carboidratos ou lipídios —, seria o principal responsável pela gênese do sobrepeso e da obesidade. Inúmeros historiadores e sociólogos especializados no mundo da medicina estudam muito para desvendar as razões que levaram os Estados Unidos — e, em seguida, o mundo inteiro — a entrar em guerra contra o colesterol, e quais foram suas consequências em termos de saúde e economia.

Por volta dos anos 1960, o sobrepeso americano ainda não era o imenso problema que se tornou depois. Como em todos os lugares do mundo, a maneira popular de emagrecer consistia em seguir a regra do corte: parar de consumir pão, massas, batatas e doces. Ou seja: no ganho de peso, a responsabilidade é toda dos carboidratos. Só que, um dia, algo totalmente inesperado aconteceu. Depois de alguns estudos que se concentravam na relação entre hipercolesterolemia e mortalidade cardiovascular, o colesterol e as gorduras animais foram considerados responsáveis pelos infartos que se multiplicavam para os nossos amigos da América. Tal hipótese, que deveria ter sido confirmada pelos profissionais do mundo médico, foi imediatamente tomada pelas grandes mídias e inflamou a opinião pública. Rapidamente, tomou a dimensão de uma verdadeira causa de saúde pública, como os americanos sabem muito bem. O colesterol tornou-se um verdadeiro diabo, ia-se sistematicamente ao seu encalço, e chegou-se, até mesmo, a organizar exames de sangue nos supermercados! Para você ter uma ideia do absurdo! A voz dos que pediam um tempo para reflexão e que temiam um possível engano quanto ao adversário permaneceu inaudível. No meio disso tudo, a luta contra o colesterol estendia-se a todo tipo de gorduras. E, aqui, chamo sua atenção para um momento-chave na história do sobrepeso, da obesidade e do diabetes: o banimento da gordura inocentou os açúcares, quase mecanicamente. "Coma o mínimo possível de gorduras e consuma o quanto quiser de açúcar", diziam, basicamente, os grandes responsáveis pela nutrição. Assim, abriu-se um caminho para a indústria do açúcar e da farinha branca. E, na mesma época, exaltou-se o dogma das calorias e estabeleceu-se a necessidade absoluta de uma proporção de 55% a 60% de carboidratos na ração cotidiana do ocidental sedentário.

As estatísticas nacionais americanas mostraram, contudo, que, ao longo da década seguinte, o número de infartos não diminuiu, apesar da guerra contra a gordura. Em contrapartida, a epidemia da obesidade explodiu!

Quarenta anos mais tarde, as estatinas (anticolesterol) continuam a ser uma das famílias de remédios mais vendidas no mundo. Quatro milhões de franceses tomam esse remédio e são levados a tomá-lo para o resto de suas vidas. Se você está com sobrepeso, está suscetível a ser confrontado pelo colesterol e, logo, deve ser um usuário de estatinas.

E o debate continua: médicos de prestígio não param de discutir de maneira radical. Para uns, as estatinas são medicamentos necessários, ainda que dotados de efeitos colaterais potencialmente temíveis, como alterações musculares extremamente dolorosas ou toxicidade hepática. Para outros, como para o professor Debré e o professor Phillipe Even, o papel do colesterol na doença cardiovascular não seria significativo e, em todo caso, bem menor que o estilo de vida, o sedentarismo e o estresse. O mais engajado entre eles, o doutor de Lorgeril, do CNRS, afirma: "Vamos, inevitavelmente, chegar à conclusão de que esses medicamentos são inúteis e tóxicos e devem ser retirados do mercado."

Já contei essa história a você, pois ela está no coração do meu engajamento contra o sobrepeso. Retrospectivamente, ela me conforta, no sentido de que o sobrepeso é um efeito colateral maior do "crescimento econômico" sem escrúpulos para com a saúde coletiva, constatado e denunciado no discurso recente da Diretora Geral da OMS (ver capítulo "Meu combate ao seu lado", página 289) que, sem ambiguidades, atribui a essência da responsabilidade pela pandemia da obesidade à indústria do açúcar e dos farináceos.

Para voltar a falar do queijo, sem a menor dúvida, ele é gorduroso. Saiba, no entanto, que os cretenses são os maiores consumidores de queijo do mundo e que têm a menor incidência de infartos do planeta!

Sendo assim, adicionei uma porção de queijo à Escada Nutricional. A quantidade será de quarenta gramas, uma verdadeira porção para cada dia, qualquer que seja a refeição. Você também pode fragmentá-la ao longo do dia.

Qual é o queijo autorizado?

Todos os queijos que não passem da marca dos 45% a 50% de gordura são autorizados.

Porcentagens acima dessas nos aproximam da manteiga. É o caso do creme de leite, que passa dos 60% a 75% de gordura.

> Assim, você pode comer queijos de massa mais dura, como o gouda holandês, queijos franceses como o tomme de Savoie, o mimolette, o comté, ou ainda os queijos fermentados, como camembert, queijo de cabra, brie, cantal ou reblochon.*

E não se esqueça do parmesão, queijo de gosto forte e que tem apenas 30% de gordura. Ele pode, por exemplo, dar um toque a mais no seu konjac.

---

* No Brasil, alguns queijos franceses são encontrados apenas em lojas de produtos importados. Também é aconselhável verificar a porcentagem de gordura dos queijos fabricados no Brasil. (*N. do E.*)

A sexta-feira é o dia neutro da semana, um dia em suspensão, em que não se emagrece nem se engorda.

Um equilíbrio muito bem-vindo, exceto para pessoas que têm dificuldade em emagrecer, cujo caso mais corrente é o de quem tem hipotireoidismo. Quem sofre desse distúrbio tem um metabolismo mais lento, graças a uma secreção insuficiente de hormônio tireoidiano. Mas o problema também pode existir para pessoas que seguem tratamentos com remédios que levam a um ganho de peso, como cortisona ou inúmeros antidepressivos. Os grandes sedentários, que se recusam a fazer qualquer atividade física, correm um leve risco de ganho de peso. Ao contrário disso, para pessoas que costumamos descrever como "casos fáceis", pode-se observar uma perda de peso.

O farelo de aveia

Nada de novo aqui, continuaremos com a mesma dose de uma colher e meia de sopa de farelo de aveia, necessária para preparar sua panqueca.

Não se esqueça de que os farelos de aveia não são todos iguais. Antes de comprar, verifique bem se o farelo não é fino demais, a moedura ideal é a média + e a peneiração deve ser suficiente para que não haja farinha de aveia naturalmente açucarada. Se puder, assopre seu farelo para ver se não haverá um pouco de farinha escapando.

O konjac

A prescrição continua a mesma: liberdade total no consumo. Quanto mais você comer esse alimento, mais conseguirá emagrecer. Assim como o farelo de aveia, é um alimento que sacia bastante. O farelo de aveia é um equivalente ao cereal, e o konjac é um equivalente dos feculentos, como massas e arroz.

A bebida da sexta-feira: infusão de chá-verde com pimenta-de-caiena

Mantenha os ingredientes da sua infusão, com a mesma dose. Amanhã, entrando no fim de semana, vamos mudar sua composição, para de obter uma proteção extra.

A receita: 15 gramas de folhas de chá-verde para um litro de água, uma pitada de pimenta-de-caiena em pó para o dia inteiro, meio limão verde e três colheres de café de sucralose. Beba bem gelado, para queimar calorias com pouco esforço.

E, mais uma vez, não se esqueça de que a água é o melhor moderador de apetite mecânico natural.

A atividade física

Já lhe falei muito a respeito da atividade física nos últimos dias. Hoje, mantenha a caminhada durante meia hora e tente ouvir o que se passa dentro de você. Talvez você comece a ouvir o barulho da fonte de serotonina...

Resumo-lembrete da dieta da sexta-feira

- Hoje, primeira sexta-feira de sua dieta, além das proteínas, dos legumes, da porção de fruta e das duas fatias de pão, você também pode comer **uma porção de queijo**.
- A sexta-feira é o dia neutro da semana, um dia em suspensão, em que não se emagrece nem se engorda.

Os alimentos autorizados

1. As carnes magras: vitela e boi (menos o entrecosto e a costela do boi), grelhados ou assados, sem adição de gordura.
2. Os miúdos.
3. Todos os peixes, sejam gordurosos, magros, brancos, azuis, crus ou cozidos.
4. Todos os frutos do mar (crustáceos e mariscos).
5. Todas as aves (exceto pato e ganso), sem pele.
6. Presuntos magros, fatias de peito de peru, frango e porco magros.
7. Ovos.
8. Proteínas vegetais.
9. Laticínios magros.
10. Um litro e meio de água com pouco sódio.
11. Panqueca de farelo de aveia ou uma colher e meia de sopa de farelo de aveia diluída em leite ou outro laticínio.
12. Trinta minutos de caminhada obrigatórios.
13. Os adjuvantes: café, chá, tisanas, chá-verde com pimenta-de-caiena, vinagres, condimentos, ervas, especiarias, picles, limão (mas não para beber), sal e mostarda (com moderação).
14. Todos os legumes, cozidos ou crus.
15. Uma porção de fruta (exceto banana e uva, frutas secas, como damasco e ameixa, e oleaginosas, como nozes, amêndoas, amendoins, pistaches etc.).
16. Duas fatias de pão completo ou integral.

17. Uma porção de queijo de massa dura ou fermentada, com menos de 50% de gordura.
E NADA ALÉM DISSO.

Receitas diárias

Receitas de proteínas, legumes, fruta, pão e queijo da sexta-feira

(também válidas para os dias seguintes)

Bruschetta à moda sarda

Serve 4 pessoas
Tempo de preparo: 20 minutos
Tempo de cozimento: 5 minutos

- 8 filés de sardinha light
- Suco de 2 limões Taiti
- 2 tomates grandes
- 8 tomates secos sem óleo
- 6 porções de queijo fresco com 0% de gordura
- 100 gramas de atum ao natural
- 1 cebola pequena
- 1 bulbo de funcho pequeno
- 4 fatias grandes de pão integral
- 1 dente de alho
- 2 colheres de sopa de alcaparras
- Tomilho e alecrim
- Flor de sal e pimenta-do-reino

Disponha os filés de sardinha em um prato e tempere com o suco de limão Taiti. Envolva o prato com papel filme e deixe marinando durante 2 horas.

Descasque os tomates. Corte-os em pequenos cubos. Tempere com sal e pimenta-do-reino.

Preaqueça seu forno a uma temperatura de 210 graus.

Esmague o atum com o queijo fresco.

Coloque as fatias de pão em uma placa de cozimento e leve ao forno durante 5 minutos. Retire-os e, sobre cada fatia, esfregue o dente de alho.

Passe a pasta de queijo fresco em cada fatia.

Adicione os tomates, as pétalas de tomates secos, a cebola, o funcho picado e as alcaparras. Tempere com tomilho e alecrim.

Adicione a sardinha marinada no limão Taiti e sirva imediatamente.

A ESCADA NUTRICIONAL

Abóboras-meninas com comté*

Serve 4 pessoas
Tempo de preparo: 10 minutos
Tempo de cozimento: 20 minutos

- 4 abóboras-meninas
- 160 gramas de comté
- 1 pitada de noz-moscada ralada
- Sal, pimenta-do-reino

Preaqueça o forno a uma temperatura de 180 graus durante 10 minutos.

Abra as abóboras-meninas pela parte de cima, como se retirasse seu "chapéu". Esvazie-as, retirando a parte que contém sementes. Em seguida, lave-as.

Corte o comté em fatias finas e encha cada uma das abóboras-meninas com os pedaços do queijo. Tempere com sal e pimenta-do-reino, terminando com uma pitada de noz-moscada. Leve ao forno durante 20 minutos.

Sirva bem quente.

Antigamente, a noz-moscada tinha a reputação de acalmar os problemas respiratórios. Mas você sabia que ela também entra na composição (ultrassecreta) da Coca-Cola?

---

* No Brasil, este produto é encontrado somente em lojas especializadas, a receita é de origem francesa. (*N. do E.*)

Carpaccio de carne com parmesão

Serve 4 pessoas
Tempo de preparo: 15 minutos
Tempo de refrigeração: 30 minutos

---

* Suco de 3 limões
* 8 fatias bem finas de carne
* 250 gramas de champignon
* 160 gramas de parmesão em fatias
* Manjericão fresco
* Folhas de rúcula
* 8 fatias pequenas de pão integral
* Sal, pimenta-do-reino

Prepare um molho com o suco dos 3 limões, sal e pimenta-do-reino.

Lave os champignons e corte-os em fatias finas. Disponha as fatias de carne, bem esticadas, em 4 pratos. Molhe a carne com o molho preparado. Sobre a carne, coloque os champignons e as fatias de parmesão, algumas folhas de manjericão picadas e envolva o prato com papel filme. Reserve na geladeira durante 30 minutos, até o momento de servir.

Sirva com algumas folhas de rúcula, dispostas no meio do prato, e com fatias de pão integral.

Torradas de cogumelos, presunto e queijo gouda

Serve 4 pessoas
Tempo de preparo: 10 minutos
Tempo de cozimento: 20 minutos

- 250 gramas de cogumelos frescos
- 4 fatias grandes de pão integral (ou 8 fatias pequenas)
- 8 fatias de presunto
- 2 echalotas
- Suco de 1 limão
- 160 gramas de gouda ralado

Lave os cogumelos e pique-os. Descasque as echalotas e corte em pedaços bem pequenos. Corte o presunto em tirinhas, no sentido do comprimento e, em seguida, corte em 2.

Preaqueça o forno a uma temperatura de 210 graus.

Enquanto isso, leve ao fogão uma panela antiaderente e adicione o presunto e a echalota. Cozinhe por 3 minutos. Adicione os cogumelos e aumente o fogo durante 5 minutos. Tempere com sal e pimenta-do-reino.

Adicione o suco de limão à panela. Retifique o tempero, se necessário, depois distribua a mistura sobre cada fatia de pão. Salpique com gouda ralado, depois leve ao forno por cerca de 10 minutos. Se necessário, coloque o forno no modo *grill* ao fim do cozimento, para gratinar o gouda.

RECEITAS DIÁRIAS

Salada montanhesa com queijo tomme de Savoie

Serve 4 pessoas
Tempo de preparo: 20 minutos

Para a salada:
- 1 alface
- 2 endívias
- 4 maçãs verdes
- 160 gramas de tomme de Savoie*
- Suco de 1 limão
- Salsa

Para o molho vinagrete:
- 8 a 10 colheres de sopa de molho para salada balsâmico Dr Dukan
- 2 colheres de sopa de vinagre
- ½ colher de aroma de nozes
- Sal, pimenta-do-reino

Lave a alface e as endívias. Desfolhe-as. Limpe e seque as folhas. Descasque e corte as maçãs verdes em fatias finas, marinando-as no suco de limão. Lave a salsa. Reserve alguns caules para a decoração e pique o resto. Corte o queijo tomme de Savoie em fatias finas.

Em um recipiente, enriqueça o molho balsâmico, misturando 8 a 10 colheres de vinagrete com 2 colheres de sopa de vinagre e/ou ½ colher de aroma de nozes.

Cubra o fundo dos pratos com folhas de alface e endívia. Sobre as folhas, adicione as fatias de maçã e o tomme de Savoie.

Despeje o molho balsâmico sobre a salada e decore com salsa picada.

---

* No Brasil, este produto é encontrado somente em lojas especializadas. (*N. do E.*)

Carpaccio de salmão e queijo de cabra fresco

Serve 4 pessoas
Tempo de preparo: 10 minutos
Tempo de refrigeração: 30 minutos

- 200 gramas de salmão fresco
- 1 colher de sopa de aneto picado
- 200 gramas de queijo de cabra
- 1 echalota picada
- Suco de 2 limões
- Rúcula
- Flor de sal
- Pimenta-do-reino
- 8 fatias pequenas de pão integral

Corte o salmão em fatias bem finas, com uma faca bem afiada. Forre 4 pratos com o salmão.

Descasque e pique a echalota.

Prepare a marinada, misturando o suco de limão, a echalota e o aneto picados.

Unte o salmão com a marinada, com a ajuda de um pincel.

Corte o queijo de cabra em 8 a 12 fatias finas. Adicione 2 ou 3 fatias por prato e um pouco de marinada sobre o queijo.

Tempere ligeiramente com flor de sal e pimenta-do-reino.

Envolva os pratos com papel filme e reserve na geladeira durante 30 minutos. Sirva acompanhado de torradas de pão integral e um pouco de salada de rúcula.

Caso não goste de queijo de cabra, substitua-o por fatias bem finas de mozarela. Você também pode experimentar com aneto picado.

Gratinado de espinafre com queijo de cabra

Serve 4 pessoas
Tempo de preparo: 15 minutos
Tempo de cozimento: 20 minutos

---

* 400 gramas de espinafre
* 2 colheres de sopa de requeijão cremoso com 0% de gordura
* 160 gramas de queijo de cabra fresco
* 250 mililitros de leite desnatado
* 2 ovos
* Noz-moscada ralada
* Sal, pimenta-do-reino

Em uma panela, cozinhe o espinafre em fogo brando durante 10 minutos. Escorra bem a água. Corte o queijo de cabra em tirinhas.

Preaqueça seu forno a uma temperatura de 180 graus.

Em uma fôrma ligeiramente untada com óleo (retirando o excesso com papel-toalha), alterne camadas de espinafre misturado com requeijão cremoso 0% de gordura e de queijo de cabra em tirinhas.

Em um recipiente, misture o leite desnatado, os ovos e a noz-moscada. Tempere com sal e pimenta-do-reino.

Em seguida, despeje a mistura na fôrma e leve ao forno durante 20 minutos.

Sábado

As palavras de ordem
A segunda-feira fornece o vital,
a terça, o essencial,
a quarta, o importante,
a quinta, o útil,
a sexta, o cremoso,
o sábado, o energético
e o domingo, a liberdade!

Hoje, colocamos os pés no penúltimo degrau da Escada Nutricional. É o dia que abre o fim de semana. Estamos perto do topo e, logo, no espaço da recompensa e descompressão para o qual você começou a se dirigir a partir da terça-feira, com a adição dos legumes, seguida pela adição da porção de fruta, do pão e do queijo, para chegar ao culminar da semana, previsto para amanhã, domingo.

Ontem, sexta-feira, descrevi este dia como um dia neutro, em que os dois pratos da balança alimentar estariam em equilíbrio (com gastos e adições de calorias).

Hoje, tenho o prazer de lhe anunciar que vamos adicionar um alimento de carboidratos puros, sobre o qual você já sabe o que penso quando o introduzimos em uma alimentação cujo objetivo é perder peso. Mas gostaria de prevenir de antemão que esta última adição abre as portas para um pequeno ganho de peso. **Não se preocupe, meu sistema global foi concebido de modo que esse ganho de peso do fim de semana não ameace em nada o que já foi construído, e que**

permaneça bem inferior à perda obtida ao longo dos quatro primeiros dias. Contudo, para isso, precisamos tomar algumas precauções.

E, hoje, adicionamos uma porção de feculentos

Além das proteínas, dos legumes, da fruta, das duas fatias de pão e da porção de queijo, você tem, hoje, o direito de comer uma porção de feculentos.

Serei bem preciso, para que não haja erros ou mal-entendidos.

* Em primeiro lugar, trata-se de uma porção que você deverá pesar ao menos pela primeira vez, e cuja pesagem deve ser efetuada com os feculentos já cozidos, não crus. As massas, por exemplo, dobram de tamanho quando absorvem a água do cozimento.
* Em segundo lugar, a porção irá variar em quantidade, de acordo com o feculento proposto.

No início, o feculento é amido. No fim, é um verdadeiro "albergue espanhol". Na classificação "feculentos" costuma-se reunir, arbitrariamente, batatas, cereais e leguminosas. Entre os cereais, encontramos trigo, centeio, arroz, espelta, cevada, aveia, milho, quinoa e todos os seus derivados, como sêmola, polenta e massas alimentares. E, entre as leguminosas, temos a imensa família dos feijões, ervilhas e lentilhas.

Se você quiser estabilizar o ganho do emagrecimento obtido nos últimos dias, saiba que todos os alimentos de carboidratos, quaisquer que sejam (pão, farinha, massas, arroz, batatas etc.) são compostos por um tijolo de base, um açúcar ultrarrápido que, depois de sua decomposição e assimilação, chega ao sangue sob forma de glicose. Que seja uma dose de açúcar branco, uma colher de mel ou uma colher de sopa de lentilhas ou quinoa, quando lavados e decompostos, todos esses alimentos de carboidratos liberam certa quantidade de glicose.

Mas existe uma diferença entre os alimentos de carboidratos: é o tipo de textura que garantirá a organização interna do vegetal do feculento. Para aproveitar os açúcares que esses feculentos contêm, seu corpo deve, antes, quebrar as membranas da teia que os estreitam e nas quais estão contidos. Quanto mais resistente for a trama, mais longo será o trabalho e mais lentas serão a extração, a digestão e a assimilação.

Fala-se em açúcares rápidos quando essas passarelas fibrosas são raras e desagregam-se rapidamente, e em açúcares lentos quando essa separação é suficientemente espessa e resistente para diminuir a velocidade de sua liberação. Mas, pouco a pouco, essa noção de velocidade foi abandonada e, atualmente, fala-se no "poder invasivo", massivo, para os açúcares rápidos, e em "poder progressivo" para os antigos açúcares lentos.

Lembre-se de que quanto mais massiva ou rápida a invasão for, mais tóxica será a concentração de glicose no sangue para os órgãos vitais — coração, olhos, rins, artérias, cérebro.

Tal invasão tóxica deve ser imediatamente neutralizada por uma dose adaptada de insulina. Ora, a insulina conhece apenas uma forma de proteger sua vida: enviando o açúcar para o único território que queira aceitá-lo de forma tão imediata, o tecido adiposo.

Os feculentos fazem parte desses alimentos ricos em carboidratos, que têm uma textura vegetal fibrosa o suficiente para retardar a invasão e fazer com que as células do corpo os utilizem para viver durante sua penetração e, logo, a partir de sua chegada. Graças a essa textura fibrosa, a secreção de insulina e a formação de gordura são mínimas e, por conseguinte, o risco de aparição de um diabetes também diminui.

Contudo, tome cuidado, pois essa particularidade, por mais interessante que seja, não deve fazer com que você esqueça o conteúdo do açúcar, como costuma acontecer muitas vezes. Certamente, a elevação desse açúcar no sangue é progressiva e, logo, menos brutal, mas se a quantidade de feculentos absorvida for muito grande, como é o caso, acaba por atingir concentrações tão elevadas quanto a dos doces.

Atualmente, querem nos fazer acreditar que existiria uma diferença radical entre os açúcares rápidos e os açúcares lentos, entre as guloseimas e as batatas, mas estão enganados. Depois de um prato de massa ou de purê, a glicemia pode aumentar um pouco menos rápido, mas aumenta quase tanto. Desse modo, um diabético, um pré-diabético ou um obeso que acreditasse nessa oposição entre açúcares lentos e açúcares rápidos e que passasse a consumir muitos feculentos, imaginando estar fazendo bem a si mesmo, se enganaria à sua própria custa. Uma refeição de massa ou arroz branco pode ser uma agressão, certamente mínima, diante do consumo de mel, de farinha branca ou de purê de batatas, mas nem um pouco inofensiva.

> Pessoalmente, o que aconselho para o consumo de feculentos: moderação para pessoas de peso normal e não diabéticas sedentárias, prudência para os que estão com sobrepeso, e que os obesos e diabéticos evitem.

Devo, contudo, dizer que esta não é a posição oficial, que aconselha aos diabéticos um consumo regular e livre no que diz respeito aos feculentos, ou seja, mais da metade do consumo diário de calorias sob a forma dos famosos "açúcares lentos". Essa prescrição baseia-se na crença de que, ao se reduzir os carboidratos, restam apenas proteínas e lipídios, o que é mais difícil de se obter em uma dieta por parte dos pacientes. Isso é parcialmente verdadeiro, mas também é o mesmo que esquecer pelo caminho o imenso papel de uma família de alimentos que, sozinha, pode resolver o problema: aqui, falo dos legumes.

Os legumes não são feculentos e, no entanto, contêm uma pequena proporção de carboidratos. Mas tais carboidratos são tão pouco concentrados, aprisionados em uma verdadeira rede de fibras e imersos em uma proporção de água tão grande que o poder de poluição é negligenciável, uma vez que a insulina nem sequer chega a se deslocar a partir de sua chegada no sangue, excepcionalmente dispersa.

Fora de um projeto de emagrecimento, se julgamos precisar de carboidratos, por sua provisão de energia, mas sem correr o risco de engordar, os legumes verdes são excelentes fontes e virtuosos fornecedores. Basta pensar no caçador-colhedor das origens do homem, submetido a um esforço físico intenso e cotidiano, que, no entanto, conseguiu sobreviver alimentando-se de "folhas e raízes", quando sua caça se tornava muito aleatória, ou em períodos de frio intenso.

Portanto, você tem, hoje, direito a uma porção de feculentos, mas o peso dessa porção vai diferir de acordo com a textura do feculento que escolher. A porção irá variar do simples até quase o triplo, entre lentilhas e purê de batatas. Leve em conta esta variação de quantidades, ela o ajudará a situar o grau de amizade que você atribuirá a certos alimentos quando não puder mais engordar.

Quais feculentos você pode comer?

• 210 gramas de lentilha, feijão e grão-de-bico

As lentilhas constituem, para mim, o feculento menos perigoso, razão pela qual você pode saborear uma porção de 210 gramas. Caso goste de lentilhas, vai se deliciar, pois elas ajudam muito na sensação de saciedade. Uma dose muito boa de fibras de boa qualidade e uma provisão de proteínas que não se deve negligenciar: tudo isso faz das lentilhas um feculento muito interessante.

Coloquei o feijão e o grão-de-bico ao lado da lentilha. A rapidez de penetração e a concentração de seus açúcares são próximas das da lentilha, mas sua palatabilidade, sua textura e seu sabor são, muitas vezes, menos apreciados. E, além disso, existe o inconveniente de, com muita frequência, causarem flatulências nos intestinos mais sensíveis.

• 200 gramas de quinoa

Outro alimento que chegou até nós pelos incas, assim como o tomate e o milho. Ele entrou em nossos costumes e, atualmente, pode ser encontrado em praticamente todos os supermercados. Assim como a lentilha, é um dos carboidratos que menos engordam e é rico em proteínas e fibras. Inúmeros chefes de cozinha, apreciadores de alimentos novos, lançaram-se na criação de novos preparos e propõem ótimas receitas.

• 190 gramas de massa cozida "al dente"

Trata-se de uma bela porção de massa, aproveite! Consuma a massa "al dente", ou seja, pouco cozida, pois, quanto mais cozinhar, mais sua resistência à digestão e à assimilação será quebrada. Desse modo, você faz o trabalho que seu corpo deveria fazer, e o tempo de travessia da massa, da boca até o sangue, será reduzido e a secreção de insulina aumentará. Comer massa "al dente" é muito melhor.

Os italianos, o povo das massas, cozinham-nas desse modo há séculos, e não por razões nutricionais, mas por gosto: "al dente", as massas oferecem o melhor de sua consistência na boca.

- ● 190 gramas de milho na espiga ou grelhado

Aproveito a ocasião para falar sobre o milho. Trata-se de um alimento de origem pré-colombiana. É um dos alimentos-fetiche da indústria agroalimentar americana, que o explorou sob todas as formas possíveis. Aqui, temos um exemplo concreto para fazer com que você entenda de maneira tangível o papel que a indústria — e, por extensão, a economia — pode ter no setor da alimentação e da nutrição.

Siga-me nesta visita guiada, da qual você deverá retirar um ensinamento riquíssimo.

Pegue uma espiga de milho em um campo e grelhe-a; se possível, no mesmo dia. Seu tempo de digestão e sua textura alimentar lhe conferem um índice glicêmico de 36. O que é o índice glicêmico? É a medida do que se passa no sangue depois da ingestão. É preciso ser vigilante com a glicemia, que é o teor de glicose por litro de sangue. Caso você não seja diabético, sua glicemia aumentará, até atingir seu ápice e, em seguida, decrescerá sob a ação da insulina. O que mede o índice glicêmico é, principalmente, o grau de rapidez da ascensão da glicemia e, logo, a quantidade de insulina liberada — e, para nós, o ganho de peso que se segue. Para uma espiga de milho fresca, um índice glicêmico de 36 se situa nos índices baixos, próximos da lentilha.

Pegue essa espiga, retire os grãos e coloque-os no líquido de uma lata de conserva, em que ficam embebidos até que sejam vendidos e consumidos. Seu índice passa de 36, o da espiga fresca, para cinquenta, o dos grãos em conserva, o que não é mais um índice baixo, mas intermediário — logo, não se deve abusar.

Em seguida, pegue os grãos de milho e moa-os até obter um pó ou uma farinha de milho. O simples fato de ter triturado os grãos faz com que seu índice glicêmico passe para 70, com isso, você está lidando com um carboidrato rápido, que pode se tornar perigoso, caso consumido de maneira abusiva.

Imaginemos que você faça uma massa com essa farinha e misture com água. E que, em seguida, passe a pasta em laminadores parecidos com os que produzem papel. Você quebrou a teia inicial do milho até a última resistência. Observe o que resta em um microscópio: é um deserto nutricional. O índice dessa massa, esmagada a esse ponto, aumentará, de acordo com o país em que for produzida, de 82 a 92. Aqui, você está próximo do máximo possível.

E qual é o resultado? Você tem um produto que atravessa seu tubo digestório com a rapidez de um relâmpago e produz uma ascensão brutal da glicemia, uma descarga similar de insulina, cuja violência, caso se repita muito, é capaz de tornar o pâncreas vulnerável e cansado. E, em caso de vulnerabilidade na família, além de fazer com que você ganhe peso, vai levá-lo ao diabetes.

Você sabe para que serve essa pasta laminada? Para produzir cereais matinais, essas pétalas tão bonitas, douradas e crocantes que as crianças adoram e continuam a consumir quando adultas que, por sua vez, farão com que seus próprios filhos continuem a consumir também.

◆ 170 gramas de massa mole cozida

Como você pode constatar, o fato de cozinhar massas por muito tempo faz com que elas amoleçam. O fato de amolecerem também reduz o trabalho que a sua digestão deveria produzir. Resultado: seus açúcares chegam mais rápido ao sangue e você já deve ter entendido o que acontece em seguida.

◆ 170 gramas de arroz integral

Todos os tipos de arroz são relativamente penetrantes, mas o arroz integral, com seu envelope fibroso, precisa de muito mais tempo para ser digerido e assimilado sob forma de glicose sanguínea. Para diminuir ainda mais a velocidade de sua travessia, cozinhe-o com legumes e, até mesmo, um pouco de carne moída ou, à maneira dos cabo-verdianos, com ovos de peixe esmagados ou ainda, como os cantoneses, com ovo e presunto magro.

- 160 gramas de grãos de milho em conserva

Como acabei de explicar a você, a maceração do milho em sua lata de conserva realiza uma pré-digestão, que a indústria agroalimentar evita que você faça. O objetivo é tornar seu consumo mais prático, mas também ganhar mais dinheiro. Exatamente como para o arroz branco ou a farinha branca, a mecanização e os equipamentos de refinamento, assim como o enlatamento do milho, reduzem os custos de produção e, em contrapartida, aumentam os preços de venda para o consumidor. Na verdade, a indústria alimentar vende para você como uma recompensa pela preguiça. O refinamento de conforto dos alimentos é, certamente, um manejo econômico, mas também um horror nutricional. O tratamento de refinamento industrial dos alimentos desenvolveu-se depois de 1944, data na qual ainda não existia, de fato, uma verdadeira população com sobrepeso.

- 150 gramas de arroz branco

Não preciso mais repetir a lição sobre a textura e a assimilação dos carboidratos. Você pode observar que a porção se reduz com o nível de brancura do arroz.

- 140 gramas de batata com casca

A batata fez a glória de Parmentier,* em uma época em que as provisões de trigo dos europeus eram raras e, logo, muito caras. A grande vantagem da batata era dar energia de maneira bastante rápida aos trabalhadores braçais. As fibras? Basta cortar uma batata cozida ao meio para perceber o quanto a resistência da faca é irrisória. Além disso, a textura da batata na boca é mole, derrete entre os dentes. O que isso significa? Penetração rápida, insulina, gordura.

- 80 gramas de purê de batatas

Também aqui, os flocos preparados industrialmente, tão práticos e rápidos, partem as fibras da batata até a última resistência. É o que me

---

* Agrônomo, nutricionista e higienista francês entre os séculos XVIII e XIX. (*N. da T.*)

obriga a reduzir o peso da porção de purê. Mas cuidado: mesmo em pequena dose, o purê de batatas ainda pode fazer com que você engorde. Aconselho que você prefira o consumo dos feculentos do topo da lista (lentilhas, grão-de-bico, quinoa).

> **No que diz respeito à escolha do feculento,** minha recomendação é que você comece por escolher aqueles que lhe dão mais prazer. Sempre dê preferência ao prazer! Mas, caso não tenha preferência definida, opte por lentilhas ou quinoa: esses feculentos produzem menos insulina e, logo, engordam muito menos.

Adquira o hábito de nunca consumir um feculento ou qualquer outro alimento rico em açúcar sozinho. Associando-o a alimentos de digestão mais longa, você diminui sua rapidez de penetração no sangue.

Os três melhores moderadores de açúcar são os legumes, as proteínas e as gorduras. Você pode discordar, alegando que as gorduras são calóricas. É verdade, mas repito, e sei que é difícil admitir, ainda mais quando sempre se ouviu o contrário: o sobrepeso, a obesidade e o diabetes são muito mais sensíveis aos carboidratos que aos lipídios e proteínas. Você pode não acreditar, mas 250 gramas de massa pura engordam tanto quanto a mesma quantidade de massa mais 30 gramas de carne moída! O fato de adicionar calorias é compensado pela lentidão dos açúcares e a redução da insulina secretada.

O farelo de aveia

O farelo de aveia deve continuar sendo consumido em uma dose de uma colher e meia de sopa por dia, é o necessário para protegê-lo neste fim de semana e para que você possa preparar a panqueca de farelo de aveia.

O konjac

A recomendação continua a mesma: como o sábado introduz feculentos à sua alimentação, você pode se sentir tentado a reduzir o konjac. Não faça isso, muito pelo contrário! E, também, se você for daqueles que se habituaram bem ao konjac, e que não fazem mais a diferença com a massa tradicional, nada o impede de consumi-lo no lugar dos feculentos. É apenas uma sugestão, não uma recomendação: a liberdade de escolha é sua. Pessoalmente, na minha família, comemos muito konjac, desde que se passou a vender konjac à bolonhesa pronto na França. Devo dizer que sou um apreciador de massas e gosto de comer pratos bem cheios. Além disso, caso você substitua massa por konjac, pode adicionar queijo e um pouco de manteiga. Não se esqueça de que o konjac também existe em forma de arroz. Atualmente, estou trabalhando com fabricantes japoneses para levá-los a produzir sêmola de konjac; assim, por exemplo, você poderá comer cuscuz. Daqui a pouco tempo, você poderá encontrar o produto nos supermercados.

A bebida do sábado: infusão de chá-verde e pimenta-de-caiena

Para atravessar o fim de semana minimizando os riscos de engordar, peço que você prepare sua infusão aumentando as doses, da seguinte maneira:

Ainda com um litro de água, passe de 15 a vinte folhas de chá-verde, adicione duas pitadas de pimenta-de-caiena em pó, em vez de uma, um pequeno limão Taiti e quatro colheres de café de sucralose. E não se esqueça do papel da água gelada na termogênse: beba o preparo da maneira mais fria possível, em cinco porções divididas ao longo do dia.

A atividade física

Como o sábado e o domingo situam-se numa zona alimentar engordativa, você deve tomar algumas medidas de precaução para que o fim de semana não coloque tudo por água abaixo.

Assim sendo, a recomendação é que você caminhe não meia hora, mas uma hora inteira.

Você pode fragmentar o esforço físico em duas vezes de trinta minutos, ou mesmo em três vezes de vinte minutos. O que importa é caminhar o máximo possível, imediatamente depois das refeições em que você tiver comido feculentos. Tente visualizar o que se passa em seu corpo: enquanto a glicose trazida pela comida não tiver sido expulsa do sangue e transformada em gordura ou glicogênio, ainda está vulnerável e desabrigada. Ao caminhar durante a digestão, você queimará a glicose mais facilmente e, assim, reduzirá a quantidade de insulina necessária para fazer sua quarentena. Pense nisso a cada refeição em que você tiver ingerido carboidratos rápidos ou, melhor ainda, durante a refeição, no momento em que lhe passarem um prato de massa ou arroz!

Resumo-lembrete da dieta do sábado

- Hoje, primeiro sábado de sua dieta, você poderá comer proteínas, legumes, uma porção de fruta, duas fatias de pão, uma porção de queijo e, finalmente, **uma porção de feculentos**.
- Tome cuidado para usar corretamente as quantidades de feculentos autorizadas. Para isso, volte a ler meu descritivo completo.
- O sábado é um dia de descontração antes da recompensa final no domingo.

Os alimentos autorizados

1. As carnes magras: vitela e boi (menos o entrecosto e a costela do boi), grelhados ou assados, sem adição de gordura.
2. Os miúdos.
3. Todos os peixes, sejam gordurosos, magros, brancos, azuis, crus ou cozidos.
4. Todos os frutos do mar (crustáceos e mariscos).
5. Todas as aves (exceto pato e ganso), sem pele.
6. Presuntos magros, fatias de peito de peru, frango e porco magros.
7. Ovos.
8. Proteínas vegetais.
9. Laticínios magros.
10. Um litro e meio de água com pouco sódio.
11. Panqueca de farelo de aveia ou uma colher e meia de sopa de farelo de aveia diluída em leite ou outro laticínio.
12. Uma hora de caminhada.
13. Os adjuvantes: café, chá, tisanas, chá-verde com pimenta-de-caiena, vinagres, condimentos, ervas, especiarias, picles, limão (mas não para beber), sal e mostarda (com moderação).
14. Todos os legumes, cozidos ou crus.
15. Uma porção de fruta (exceto banana e uva, frutas secas, como damasco e ameixa, e oleaginosas, como nozes, amêndoas, amendoins, pistaches etc.).
16. Duas fatias de pão completo ou integral.

17. Uma porção de queijo de massa dura ou fermentada, com menos de 50% de gordura.

18. Uma porção de feculentos nas quantidades autorizadas (lentilha, feijão, grão-de-bico, quinoa, massas cozidas "al dente" ou moles, milho na espiga e grelhado ou em grãos e em conserva, arroz integral ou arroz branco, batatas com casca ou purê de batatas).

E NADA ALÉM DISSO.

Receitas diárias

Receitas de proteínas, legumes, fruta, pão, queijo e feculentos do sábado

(também válidas para o domingo)

Risoto de fígado de frango

Serve 4 pessoas
Tempo de preparo: 20 minutos
Tempo de cozimento: 25 minutos

- 1 cebola grande
- 2 dentes de alho
- 200 gramas de arroz tipo arbório
- 1 litro de caldo de galinha sem gordura
- 6 porções de queijo fresco com 0% de gordura
- 400 gramas de fígado de frango
- Vinagre de vinho
- Pimenta-do-reino

Descasque e corte a cebola em pedaços bem pequenos, assim como os dentes de alho. Refogue sem óleo em uma frigideira antiaderente, em fogo médio. Adicione o arroz e misture tudo durante 1 minuto, para que cozinhe um pouco sem água. Em seguida, adicione o caldo de galinha quente progressivamente, esperando, a cada concha, que a água tenha sido bem absorvida. O arroz deve estar cozido, mas ainda ligeiramente firme.

Ao fim do cozimento, desligue o fogo e incorpore as porções de queijo fresco com 0% de gordura ao preparo.

Corte o fígado de frango em tiras suficientemente espessas, refogue sem gordura em uma frigideira antiaderente em fogo bem alto, durante 4 a 5 minutos. Fora do fogo, adicione uma boa dose de vinagre de vinho e, para terminar, tempere com um pouco de pimenta-do-reino.

Sirva o risoto como acompanhamento do fígado de frango.

Duo de tartare de salmão com quinoa vermelha

Serve 4 pessoas
Tempo de preparo: 20 minutos
Tempo de refrigeração: 30 minutos

- 130 gramas de quinoa vermelha crua (½ porção por pessoa)
- 1 cubo de caldo de legumes 0% de gordura
- Suco de 1 limão
- 100 gramas de queijo branco com 0% de gordura
- 1 colher de café de aneto
- 200 gramas de filé de salmão cru, sem espinhas e sem pele
- 2 fatias de salmão defumado
- ½ echalota
- 1 colher de café de cebolinha
- 1 limão
- Sal, pimenta-do-reino

Lave a quinoa e despeje-a em uma panela grande de água fria, adicionando o cubo de caldo de legumes. Leve à ebulição e cozinhe durante 20 minutos em fogo brando, até que os pequenos grãos estourem. Pare o cozimento, cubra e deixe inchar durante 6 minutos. Tempere com um pouco de sal e pimenta-do-reino. Divida no fundo de 4 copinhos.

Misture o queijo branco com o aneto, adicione um pouco de sal e tempere com pimenta-do-reino. Adicione uma camada sobre a quinoa vermelha.

Corte o salmão cru em pedaços bem pequenos e corte também o salmão defumado em pequenos cubos. Adicione a echalota e o suco de limão. Misture e adicione uma camada do preparo sobre a camada de queijo branco. Salpique com cebolinha e coloque ¼ do limão em cada copinho.

Sirva bem fresco.

Timbales de quinoa com peito de frango

Serve 4 pessoas
Tempo de preparo: 20 minutos
Tempo de cozimento: 20 minutos
Tempo de refrigeração: 2 horas

- 150 gramas de quinoa
- 300 mililitros de caldo de galinha zero gordura
- 8 fatias finas de peito de frango
- 2 tomates
- 1 colher de café de vinagre de xerez
- Pimenta-do-reino

Lave a quinoa com água corrente e, em seguida, coloque em uma panela. Adicione o caldo de galinha e leve ao fogo, até que comece a ferver. Deixe cozinhando durante cerca de 20 minutos: o caldo deve ser inteiramente absorvido. Retire do fogo e deixe esfriar.

Enquanto isso, corte o peito de frango em tiras finas. Corte os tomates em 4, retire as sementes e corte em pequenos cubos.

Adicione o vinagre de xerez. Tempere com pimenta-do-reino. Adicione as tiras de peito de frango e os cubinhos de tomate. Misture delicadamente e divida o preparo em 4 forminhas forradas com papel filme, espalhando ligeiramente. Reserve na geladeira por pelo menos 2 horas.

Desenforme delicadamente no momento de servir, com um pouco de salada de rúcula.

> Se não tiver tempo para reservar na geladeira durante 2 horas, coloque os timbales no congelador por 20 minutos, antes de desenformar.

Frango tandoori e sopa de lentilhas

Serve 4 pessoas
Tempo de preparo: 40 minutos
Tempo de cozimento: 30 minutos

Para o frango tandoori
* 4 peitos de frango
* 1 limão Taiti
* 1 iogurte natural com 0% de gordura
* 4 dentes de alho
* 1 pedaço de gengibre fresco de 3 centímetros
* 4 colheres de sopa de mistura de especiarias tandoori em pó ou em pasta
* Sal, pimenta-do-reino

Para a sopa de lentilhas
* 2 cebolas
* 4 dentes de alho
* 2 colheres de café de curry em pó
* 1 colher de café de cominho
* 2 pitadas de pimenta-de-caiena
* ½ colher de café de canela
* 2 colheres de café de coentro moído
* 4 vagens de cardamomo
* 2 tomates
* 280 gramas de lentilhas
* Suco de 1 limão
* Coentro picado

Corte os peitos de frango em pedaços. Coloque-os em um recipiente e tempere com sal e pimenta-do-reino. Em seguida, adicione o suco de limão Taiti. Misture tudo e deixe marinando durante 1 hora na geladeira. Misture o iogurte, os dentes de alho esmagados, o gengibre picado em pedaços bem pequenos e as especiarias tandoori. Adicione ao recipiente com o frango e misture bem. Deixe marinar durante 1 noite na geladeira.

No dia seguinte, cozinhe o frango em uma frigideira durante 12 a 15 minutos. Vigie o cozimento e molhe o frango com um pouco da marinada, se necessário.

Para a sopa de lentilhas, adicione a cebola picada e o alho esmagado em uma frigideira com um pouco de água e refogue. Adicione o curry, o cominho, a pimenta-de-caiena, a canela, o coentro e o cardamomo. Refogue por mais 2 minutos. Adicione os tomates sem sementes e cortados em cubos, refogando por mais 2 minutos. Adicione a lentilha, refogue durante 2 minutos a seco e, em seguida, cubra com ½ litro de água. Ferva, cubra com uma tampa e deixe cozinhando em fogo brando durante 15 a 20 minutos, sempre verificando o cozimento, até que as lentilhas comecem a se desfazer.

Tempere com suco de limão e sirva a sopa com coentro picado.

Carpaccio de carne com grão-de-bico

Serve 4 pessoas
Tempo de preparo: 15 minutos
Tempo de refrigeração: 30 minutos

- Suco de 3 limões
- 8 fatias bem finas de filé de alcatra (para o carpaccio)
- 840 gramas de grão-de-bico
- Cominho
- Sal, pimenta-do-reino

Prepare um molho com o suco dos 3 limões, sal e pimenta-do-reino.

Disponha as fatias de carne bem esticadas em 4 pratos. Regue com o molho preparado. Recubra o carpaccio de carne com grão-de-bico e salpique com cominho. Cubra os pratos com papel filme e leve à geladeira durante 30 minutos até o momento de servir.

Raclette à moda Dukan

Serve 4 pessoas
Tempo de preparo: 20 minutos
Tempo de cozimento: 30 minutos

- 560 gramas de batata
- 200 gramas de carne bovina
- 160 gramas de queijo para raclette
- 320 gramas de requeijão
- Cebolas em conserva
- Picles

Cozinhe as batatas em uma panela grande com uma grande quantidade de água salgada durante cerca de 20 minutos.

Verifique o cozimento espetando uma batata com uma faca. A ponta da faca deve entrar facilmente.

Disponha a carne bovina em uma bandeja. Ligue o grill para raclette. Disponha as batatas na parte de cima do aparelho, para que permaneçam quentes.

Corte o queijo para raclette em fatias bem finas. Divida as porções de queijo em cada prato, assim como a porção de requeijão, em pequenos recipientes individuais. Faça a mesma coisa com as cebolas em conserva e o picles.

Uma receita de raclette em um livro de dieta?! Pois é isso mesmo que você está lendo! Esta é a prova — se é que era preciso — de que a Escada Nutricional não é um obstáculo para sua vida social, uma vez que mesmo as comidas mais engordativas são autorizadas.

Domingo

> **As palavras de ordem**
> A segunda-feira fornece o vital,
> a terça, o essencial,
> a quarta, o importante,
> a quinta, o útil,
> a sexta, o cremoso,
> o sábado, o energético
> **e o domingo, a liberdade!**

O domingo e a segunda-feira são os dois polos dietéticos e nutricionais que estão, ao mesmo tempo, mais afastados e mais próximos. Por um lado, no método de ascensão da Escada Nutricional, o domingo é o dia que mais difere da segunda-feira, por sua liberdade e sua abertura. É cheio de aquisições sucessivas da semana e as coroa com uma refeição de gala. E, por outro lado, são dois dias extremamente opostos, mas que se tocam e se completam. Isso faz muito sentido. Um provérbio alemão diz que "as árvores não chegam até o céu". No âmbito de um método destinado ao emagrecimento, é previsível que o acúmulo dessas liberalidades tenha um fim.

Hoje é domingo, e a tradição diz que é um dia de festa. Então aproveite, sem se sentir culpado e com a mente serena. Amanhã vem a segunda-feira, o "dia-tampão", que vai zerar o contador novamente.

Como você pode perceber, compus a Escada Nutricional de modo que sua ascensão tenha:

- **UMA DIMENSÃO LÚDICA**, porque cada dia traz um novo elemento de recompensa.
- **UMA DIMENSÃO DIDÁTICA** que fornece um caminho de aprendizado sobre a importância de cada família de alimentos, em função de sua chegada.
- **UMA FUNÇÃO DE ESCUDO**, por meio do retorno à segurança representado pela segunda-feira e pela terça-feira, que proíbem o corpo de se aproveitar da mudança brusca de comportamento no fim de semana.

Todos os que seguiram a segunda frente de combate gostaram desse ciclo de sete dias, pois ele tem um papel importante na psicologia — tão peculiar — do controle alimentar e da estrutura da recompensa. São ciclos de prazer e de sensação de estar no controle, ambos agradáveis e desejados por quem faz uma dieta.

Essas pessoas gostaram do fato de essa prática semanal — que parte do mais necessário e chega ao mais gratificante — criar algumas referências simples e uma hierarquia clara dos valores dos alimentos, à medida em que vão sendo integrados à dieta.

De degrau em degrau, a Escada Nutricional ensina o valor, a importância dos alimentos. A repetição da hierarquia de valores cria novas mensagens, novos circuitos cerebrais que, ao longo do tempo, se tornam automatismos importantes — ou, em outras palavras, bons hábitos

---

Neste domingo, você conservará:

todos os alimentos ricos em proteínas da segunda-feira,

todos os legumes,

uma porção de fruta,

duas fatias de pão integral,

uma porção de queijo

e, finalmente, adicionará uma refeição de gala, ponto culminante da semana.

Cuidado! Trata-se de uma refeição, e não um dia inteiro de gala! Pode ser na hora do almoço ou na hora do jantar.

Por outro lado, a porção de feculentos que lhe foi concedida no sábado não pode ser adicionada à refeição de gala, seria demais. Contudo ela pode fazer parte da refeição, seja no prato principal, como uma paella de atum, massa com frutos do mar, uma pizza ou uma feijoada, seja em acompanhamento de uma carne ou de um peixe: arroz, quinoa, lentilhas.

O que é exatamente uma "refeição de gala"?

Antes de mais nada, essa refeição deve ser pensada como algo de "gala", ou seja, uma refeição festiva. É um prazer que vem para recompensar a semana que chega ao fim. Essa refeição não deve ser entendida com um espírito de revanche, o que poderia fazer com que o prazer desaparecesse no meio do amargor da vingança.

Concebi e desenvolvi a segunda frente de combate para que se parecesse com a respiração.

Um início de semana forte, muito, muito forte: a segunda-feira. Mas, aqui, sabemos que é apenas um dia e todos estamos prontos a fazer o esforço, principalmente quando traz tanta recompensa. Você sabia que muitas pessoas que seguiram a segunda frente de combate me perguntaram se não era possível prolongar o período de proteínas puras até a noite de terça-feira?

Essa inspiração iniciada na segunda-feira prolonga-se com quase tanto vigor até a terça-feira. Na quarta-feira, diminui um pouco e cessa totalmente na quinta-feira. A sexta-feira é o dia da virada, em perfeito equilíbrio, enquanto o sábado e o domingo representam a expiração. Cada dia é diferente do anterior, trazendo uma novidade e um complemento, uma recompensa. Finalmente, o domingo fecha a caminhada que autoriza TUDO que você quiser em uma refeição.

Comece com uma **entrada**, a que mais desejar. Está com vontade de comer uma fatia de foie gras? Você pode! Presunto de Parma, salada de abacate ou guacamole... Com a imaginação no poder, vou ajudar você.

O **prato principal** também é totalmente livre, opções não lhe faltarão. Tudo dependerá do seu gosto e da sua vontade. Um cuscuz marroquino? Uma feijoada? Uma paella? Ou um bom bife com espaguete e cogumelos? Eu poderia continuar por milhares e milhares de páginas, pois aqui estamos em outro registro: o do puro prazer.

E a **sobremesa**? Ela também é totalmente livre! Se você não for muito de comer doces, pode, perfeitamente, substituí-la por uma porção de queijo.

E, para coroar todo o conjunto, **você pode tomar uma taça de vinho**, da variedade e da cor que desejar. Trata-se de uma taça clássica de vinho, que você poderá encher como bem entender, mas nunca passe de um centímetro da borda superior.

Se você não bebe álcool, não se force, é claro: aqui, temos uma possibilidade, não uma obrigação. O mesmo vale para a própria refeição de gala: ela faz parte da regra do jogo, mas, caso não dê muita importância, você não é obrigado a seguir essa parte.

Em contrapartida, no que diz respeito às quantidades, existem limites. Quer seja para a entrada, para o prato ou para a sobremesa, a porção é aquela que lhe seria servida em um restaurante. Quer você esteja em casa ou na casa de amigos, a instrução é clara e absoluta: faça exatamente como se estivesse no restaurante: **nunca se sirva duas vezes do mesmo prato.**

O farelo de aveia

Atenção: domingo é o dia em que você menos pode deixar o farelo de aveia de lado. A dose continua a mesma e tente manter a panqueca contendo clara de ovo e requeijão cremoso com 0% de gordura, pois as proteínas sempre ajudam a atravessar melhor as zonas de risco.

O konjac

O konjac também deve ser conservado hoje, é um contrapeso a este dia culminante — principalmente porque o konjac nada tem de punição. Você pode até mesmo introduzi-lo em sua refeição de gala.

Gostaria de lhe falar sobre um elemento de anatomia e bom senso.

O estômago é um órgão oco e musculoso, cujo volume médio, quando está cheio, é de dois litros, variando de acordo com o tamanho, a idade e a voracidade de quem o utiliza.

Dois litros podem ser muito ou pouco. Muito, se você o encher de alimentos gordurosos e, principalmente, açucarados. Pouco, se você o encher de legumes, de alimentos proteicos e água. Dois copos grandes de água dão quase meio litro. Dois tomates grandes ou endívias representam mais meio litro. Se você adicionar uma bela coxa de frango, são trezentos ou quatrocentos gramas a mais. E, assim, chegamos a 1,4 litro ou quilo. Caso você inclua um pouco de farelo de aveia ou konjac, vai enchê-lo ainda mais um pouco.

Ora, enquanto você absorve esses alimentos, cada uma de suas bocadas, cada mastigação, cada sensação na língua, no palato e nas mucosas das bochechas, cada deglutição, cada cheiro representa sinais reunidos e transmitidos ao cérebro. Eles se afixam em uma capacidade que indica ao cérebro o estado de preenchimento do seu estômago.

À medida que se aumenta a capacidade, a saciedade dita mecânica desenvolve-se e, aos dois terços da ocupação do estômago, normalmente, o apetite perde sua intensidade. Ora, é precisamente nesse momento da refeição que sobrevêm os feculentos e, em sua sequência, o queijo e as sobremesas, que são perigos a ser evitados.

Na época dos caçadores-colhedores, para o momento de sair à caça, era preciso que fossem realmente acometidos pela fome para que fossem afrontar os perigos e animais ferozes antes de encontrarem o necessário à sobrevivência. E gastava-se muito, caminhando por quilômetros e quilômetros para conseguir a comida. E parava-se de comer assim que se sentia saciado. Hoje em dia, vivemos em contradição com esta programação imperiosa da sobrevivência, pois a abundância da alimentação está presente e as nossas sensações de fome e saciedade estão, de certa forma, bastante desreguladas. Os sabores gordurosos, tão gostosos, e os açúcares, tão viciantes, estão permanentemente ao alcance de nossas mãos — e bocas. Assim, para resistir a eles, precisamos fazer um apelo à repleção, à saciedade mecânica.

Retenha esta informação de ordem estratégica, pois ela o ajudará a prevenir o desenrolar de suas refeições, principalmente quando estiver em fase de estabilização. Não é questão de transformá-la em regra, mas de ter uma simples tendência a estruturar sua vida alimentar e a deixá-la operar sozinha quando meu enquadramento já tiver acabado.

> **A bebida de domingo: infusão de chá-verde com pimenta--de-caiena**
> Conserve a mesma instrução de ontem, com as doses maiores para os dois dias do fim de semana. Um litro de água, vinte folhas de chá-verde, duas pitadas de pimenta-de-caiena em pó, um pequeno limão Taiti e quatro colheres de café de sucralose. Beba o mais gelado possível, em cinco porções, divididas ao longo do dia.

A atividade física

A instrução também continua a ser a mesma de ontem, sábado: faça uma hora de caminhada. Se quiser, fragmente em duas ou mesmo três partes. O importante é fazer ao menos uma parte da caminhada depois da refeição de gala. O açúcar entra em seu sangue depois de meia hora e, a cada passo que você der, uma parte desse açúcar escapará do armazenamento em forma de gordura na sua barriga ou nos seus quadris.

Últimos conselhos

Pese-se todos os dias de manhã, para acompanhar as variações de peso. A cada vez que observar uma perda, por mínima que seja, ela vai lhe dar asas, vontade de fazer ainda melhor. Isso se chama "voar em direção à vitória"!

Mas, caso observe um ganho de peso, isso também servirá para que você volte para o bom caminho.

Não se esqueça de que, se você sair da dieta de maneira muito grave e quiser neutralizar a escapada, no dia seguinte, faça um dia de proteínas em vez de passar o dia como previsto. E, no dia seguinte, retome os degraus da Escada.

Por exemplo, a quarta-feira é um dia de proteínas + legumes + fruta. Imaginemos que, nessa quarta-feira, você tenha saído completamente da dieta. No dia seguinte, quinta-feira, em vez de passar ao modo quinta-feira normal, com a adição das duas fatias de pão, você fará um dia de proteínas puras. E, no dia seguinte, sexta-feira, retomará o programa habitual, com a fruta, o pão e o queijo.

Aconselho que você faça uma curva de peso em uma folha de papel, com quadrinhos, a fim de acompanhar o caminho seguido de semana em semana. Se puder, inscreva-se no programa de emagrecimento on-line no site www.dietadukan.com.br. A ajuda trazida por esse instrumento é um poderoso elemento de sucesso.

Caso seu orçamento seja um pouco apertado, use comidas congeladas, que têm um modo de conservação de excelente qualidade. Podemos encontrar legumes, peixes ou frutas.

O Reflexo dos carboidratos

Durante os quatro primeiros dias do período de emagrecimento, de segunda a quinta-feira, ao fim do dia, evite o açúcar absolutamente. Evite a farinha branca e, mais ainda, os farináceos com mistura de açúcar e farinha.

E tenha o cuidado de, para o futuro, guardar uma atividade que o protegerá do sobrepeso e evitará que você engorde: o Reflexo dos carboidratos.

Leia a tabela nutricional de todos os produtos que comprar. Assim, você saberá qual é o teor calórico do alimento, a porcentagem de gorduras e proteínas. Essas informações têm sentido e poderão orientá-lo. Mas o essencial para o futuro do seu peso é o que está escrito na parte dos "carboidratos" e "açúcares". Já falei a respeito disso no início de nossa Escada Nutricional.

No entanto, adicionarei um detalhe importante.

Para entender o que está em jogo nessa tabela, você deve se lembrar de que **nem todos os carboidratos têm o mesmo índice glicêmico.** Como já expliquei, os feculentos têm índices glicêmicos diferentes, e devemos privilegiar as lentilhas ou a quinoa ao arroz branco, por exemplo.

Os carboidratos não são digeridos nem assimilados na mesma velocidade e também não têm todos o mesmo poder adipogênico (o de produzir gordura). O açúcar branco e os cereais matinais são carboidratos de absorção ultrarrápida. Voltemos à linha dos "açúcares": essa parte é a do açúcar branco puro, o mais invasivo de todos os carboidratos, o que libera a maior secreção de insulina e tem o maior poder transformador de gordura.

> Desconfie de todo produto, mesmo aqueles vendidos com o selo "nutricional" ou "dietético", que tenha, na tabela nutricional, mais de sete ou oito gramas de açúcar puro na parte dos "açúcares". Vinte gramas serão, rapidamente, transformados em dez gramas de gordura. E, uma vez instalados, esses açúcares serão infinitamente mais difíceis de se deslocar do que o trabalho que você teve para adquiri-los.

Atualmente temos, inclusive, **as provas formais do caráter viciante do açúcar, cujas sensações produzidas ativam os circuitos cerebrais da recompensa, as mesmas que tratam as drogas mais pesadas.**[*]

Corro o risco de deixá-lo entediado, mas devo insistir na responsabilidade dos açúcares no problema do sobrepeso. Repeti muitas vezes a mesma coisa, pois não sou romancista ou ensaísta, mas médico. E o fato de dizer a mesma coisa tantas vezes terá, assim espero, chamado sua atenção para a necessidade de reduzir seu consumo de carboidratos para o resto da vida. Acredito, de corpo e alma, que isso é importante para sua saúde, para a duração da sua vida e, é claro, para a sua perda de peso atual e para a manutenção do peso obtido posteriormente. Então não me queira mal e entenda isso como uma prova de simpatia e bondade para com você. Se eu tiver conseguido sensibilizá-lo com o argumento da relação entre os carboidratos e a insulina, aprenda a tomar cuidado com eles e adquira o Reflexo dos carboidratos. Desenvolva-o e, principalmente, guarde consigo para depois de emagrecer: este será seu ponto de força para a estabilização definitiva.

---

[*] Sobre este assunto, acesse o site: http://psychobiologierouen.free.fr/OLD/Biologie/Circuit_de_la_Recompense.pdf

Resumo-lembrete da dieta do domingo

- Hoje, primeiro domingo de sua dieta, você poderá comer proteínas, legumes, uma porção de fruta, duas fatias de pão e uma porção de queijo.
- O domingo também é um dia de festa! Você tem direito a **uma refeição de gala**. Mas cuidado! Trata-se de apenas uma refeição, na hora do almoço ou na hora do jantar, e não o dia todo!

Os alimentos autorizados

1. As carnes magras: vitela e boi (menos o entrecosto e a costela do boi), grelhados ou assados, sem adição de gordura.
2. Os miúdos.
3. Todos os peixes, sejam gordurosos, magros, brancos, azuis, crus ou cozidos.
4. Todos os frutos do mar (crustáceos e mariscos).
5. Todas as aves (exceto pato e ganso), sem pele.
6. Presuntos magros, fatias de peito de peru, frango e porco magros.
7. Ovos.
8. Proteínas vegetais.
9. Laticínios magros.
10. Um litro e meio de água com pouco sódio
11. Panqueca de farelo de aveia ou uma colher e meia de sopa de farelo de aveia diluída no leite ou em um laticínio.
12. Uma hora de caminhada.
13. Os adjuvantes: café, chá, tisanas, chá-verde com pimenta-de-caiena, vinagres, condimentos, ervas, especiarias, picles, limão (mas não para beber), sal e mostarda (com moderação).
14. Todos os legumes, cozidos ou crus.
15 Uma porção de fruta (exceto banana e uva, frutas secas, como damasco e ameixa, e oleaginosas, como nozes, amêndoas, amendoins, pistaches etc.).
16. Duas fatias de pão completo ou integral.

17. Uma porção de queijo de massa dura ou fermentada, com menos de 50% de gordura.

18. Incluído na refeição de gala: uma porção de feculentos nas quantidades autorizadas (lentilha, feijão, grão-de-bico, quinoa, massas cozidas "al dente" ou bem cozidas, milho na espiga e grelhado ou em grãos e em conserva, arroz integral ou arroz branco, batatas com casca ou purê de batatas).

19. Uma refeição de gala com entrada, prato principal e sobremesa. Você também se servirá com uma taça de vinho.

Receitas diárias

Receitas de domingo

(unicamente refeições de gala)

Bolo de cordeiro (receita de gala)

Serve 4 pessoas
Tempo de preparo: 15 minutos
Tempo de refrigeração: 30 minutos
Tempo de cozimento: 55 minutos

- 3 cabeças de alho
- 600 gramas de carne de cordeiro moída
- 2 colheres de sopa de farinha de rosca
- 2 ovos
- Um pouco de leite
- Tomilho
- Um pouco de manteiga
- 1 decilitro de caldo de carne 0% de gordura
- Flor de sal, pimenta-do-reino
- 1 sachê de sêmola de cuscuz
- 1 punhado de uvas-passas
- 1 punhado de pinhões
- 1 colher de sopa de azeite

Comece preparando o alho. Separe os dentes das 3 cabeças e adicione-os, sem descascar, em uma panela com água fervente e salgada durante 10 minutos. Escorra a água.

Coloque a carne moída de cordeiro em um recipiente, com um pouco de leite, a farinha de rosca, 2 ovos, tomilho, um pouco de flor de sal. Misture tudo, amassando bem. Reserve na geladeira durante 30 minutos. Em seguida, modele a carne moída em forma de bolo. Derreta um pouco de manteiga em uma fôrma, que será levada ao forno. Disponha o bolo de carne na fôrma, cercando-o com os dentes de alho. Regue tudo com um pouco de água. Leve ao forno preaquecido durante 45 minutos, a uma temperatura de 180 graus.

Cerca de 10 minutos antes do fim do cozimento, adicione as uvas-passas em um recipiente com água. Ferva água com sal e adicione o sachê de sêmola de cuscuz. Cozinhe durante 1 minuto e meio (de acordo com a marca de sêmola instantânea) e escorra a água. Misture com as uvas-passas, os pinhões e 1 colher de sopa de azeite.

Em seguida, retire o bolo de carne do forno e deixe descansando durante 10 minutos. Despeje o caldo de carne preparado na fôrma e deixe que a metade do líquido se reduza, levando o prato ao fogo.

Sirva o bolo de carne rodeado de dentes de alho e acompanhado de sêmola de cuscuz com uvas-assas e pinhões.

Medalhões Rossini (receita de gala)

Serve 4 pessoas
Tempo de preparo: 20 minutos
Tempo de cozimento: 10 minutos

- 4 medalhões de 150 gramas
- 4 medalhões de foie gras de pato fresco, de 5 a 8 milímetros de espessura
- Fatias finas de trufa negra
- 300 mililitros de caldo de carne (3 colheres de café)
- 1 copo pequeno de vinho Madeira ou do Porto
- 4 fatias de pão de fôrma
- 2 colheres de sopa de óleo
- 2 colheres de sopa de manteiga
- Flor de sal, pimenta-do-reino

Grelhe o pão de fôrma. Com uma fôrma redonda, corte os pães do tamanho dos medalhões (ou de tamanho ligeiramente maior).

Corte 2 folhas de papel-alumínio de tamanho suficiente para recobrir os pratos. Pique os medalhões de foie gras e as fatias de trufa negra. Prepare o caldo de carne, misturando as 3 colheres de café em 300 mililitros de água morna. Em uma frigideira, esquente o óleo. Refogue os medalhões durante 3 a 4 minutos para cada face (de acordo com o cozimento desejado). Tempere com sal e pimenta-do-reino. Retire a corda ao fim do cozimento. Reserve em um prato recoberto com a folha de papel-alumínio.

Em uma frigideira, cozinhe o foie gras durante 2 minutos, tomando cuidado para que continue rosa por dentro. Reserve em outro prato. Despeje o vinho na frigideira, adicionando o caldo de carne.

Disponha as fatias de pão de fôrma tostadas em cada prato. Cubra com o molho do vinho e adicione o medalhão bem quente, com uma segunda camada, de medalhão de foie gras e as fatias de trufas. Cubra o foie gras e as trufas com mais molho, que deve estar bem quente, e sirva imediatamente.

Bolo fudge de chocolate à moda japonesa (receita de gala)

Serve 4 pessoas
Tempo de preparo: 15 minutos
Tempo de cozimento: 20 minutos

---

* 100 gramas de manteiga
* 1 colher de café de wasabi
* 1 colher de sopa de água morna
* 3 ovos + 2 claras
* 1 pitada de sal
* 200 gramas de chocolate amargo (70% de cacau ou mais)
* 100 gramas de açúcar mascavo
* 60 gramas de farinha

Dissolva o wasabi em 1 colher de sopa de água, misturando bem. Preaqueça o forno a uma temperatura de 150 graus.

Quebre os ovos e separe as gemas das claras. Bata as claras em neve, até que fiquem bem firmes, adicionando 1 pitada de sal. Quebre o chocolate em pedaços e despeje em um recipiente com um pouco de água. Derreta o chocolate em banho-maria. Corte a manteiga em pedaços e adicione ao preparo, para que derreta. Retire do fogo e adicione o wasabi e o açúcar. Misture bem.

Adicione as gemas de ovos e a farinha delicadamente, misturando tudo constantemente, até obter uma massa bem homogênea. Em seguida, incorpore as claras em neve ao preparo, delicadamente.

Despeje o preparo em uma fôrma para bolo e leve ao forno durante 20 minutos, a uma temperatura de 160 graus, sempre observando o cozimento.

> Caso não haja lojas de produtos asiáticos perto de sua casa, você também poderá encontrar wasabi nos supermercados. Se não for muito fã do gosto, substitua por 1 colher de café de... café!

Musse de chocolate com gengibre e laranja cristalizados (receita de gala)

Serve 4 pessoas
Tempo de preparo: 15 minutos
Tempo de cozimento: 5 minutos
Tempo de refrigeração: 3 horas

- 60 gramas de gengibre cristalizado
- 8 tirinhas de laranja cristalizada
- 150 gramas de chocolate amargo com 70% de cacau
- 2 colheres de sopa de licor de gengibre (facultativo)
- 4 ovos
- 1 pitada de sal

Corte o gengibre cristalizado e 4 tirinhas de laranja em pedaços bem pequenos.

Derreta o chocolate em uma panela em fogo bem brando, durante cerca de 5 minutos. Adicione o licor de gengibre.

Quebre os ovos, separando as gemas das claras.

Despeje o chocolate derretido sobre as gemas, misturando energicamente. Adicione ¾ dos pedacinhos de gengibre cristalizado.

Bata as claras em neve com uma pitada de sal, até que fiquem bem firmes. Incorpore as claras delicadamente ao preparo do chocolate. Despeje a musse em 4 copos bem bonitos e leve à geladeira por pelo menos 3 horas. Na hora de servir, salpique os copos de musse com os pedaços de gengibre restantes e decore com as tirinhas de laranja cristalizada.

Ideias de menu

Menu de Inverno

	Segunda-feira	Terça-feira	Quarta-feira
	Proteínas puras	Proteínas + legumes	Proteínas + legumes + fruta
Café da manhã	Requeijão cremoso com 0% de gordura Peito de peru **Panqueca de farelo de aveia**	Requeijão cremoso com 0% de gordura **Panqueca de farelo de aveia**	Coalhada desnatada 0% de gordura ½ toranja Muffin de farelo de aveia
Almoço	Fatias de bresaola **Cake salgado de frango e cúrcuma** Gelatina zero	Cenouras raladas **Konjac à bolonhesa** Iogurte com 0% de gordura sabor morango	Salada de endívias Bife com echalotas Vagens Requeijão cremoso com 0% de gordura
Lanche	Coalhada desnatada 0% de gordura	Gelatina zero	Iogurte com 0% de gordura
Jantar	Camarões **Fritada de vieiras** Konjac com gengibre e molho shoyu Suspiros sem açúcar	Creme de couve-flor com cominho **Enroladinhos de aspargos com presunto magro e salada de ervas** Ilhas flutuantes caseiras	Salada de alface e beterraba Filé de eglefim com molho de requeijão cremoso e limão Manjar de coco Dr Dukan Geleia de damasco

Quinta-feira	Sexta-feira	Sábado	Domingo
Proteínas + legumes + fruta + pão	Proteínas + legumes + fruta + pão + queijo	Proteínas + legumes + fruta + pão + queijo + feculento	Dia com refeição de gala
50 gramas de pão integral grelhado Requeijão cremoso com 0% de gordura	**Panqueca de farelo de aveia** Requeijão cremoso com 0% de gordura 1 ovo cozido 25 gramas de pão integral	50 gramas de pão integral grelhado Requeijão cremoso com 0% de gordura	**Panqueca de farelo de aveia** Requeijão cremoso com 0% de gordura
Ovo cozido com maionese Dukan Frango assado Tomates à moda provençal Iogurte com 0% de gordura	Alho-poró com molho vinagrete Dukan Escalope de vitela grelhado com limão Endívias na brasa 40 gramas de queijo de cabra Iogurte com 0% de gordura e aroma de mel	Mil-folhas de caranguejo e salmão defumado Gelatina zero	Abacate com camarão e molho coquetel **Medalhões Rossini** Vagens e gratinado de batatas Crumble de pera com chocolate
Polenguinho light	25 gramas de pão integral e queijo fresco com 0% de gordura	**Panqueca de farelo de aveia**	Gelatina zero
Musse de atum **Vieiras com laranjas picantes** Funcho no vapor Flan de caramelo Dr Dukan	Sopa de abóbora com queijo fresco com 0% de gordura Posta de salmão Duo de purês de aipo e cenoura **Gratinado de frutas cítricas e zabaione**	Salada de alface e beterraba Carne com picadinho de legumes Maçã assada	Sopa de legumes do sol **Bruschetta à moda sarda,** salada de tomate Doce de abóbora

IDEIAS DE MENU

Menu de Primavera

	Segunda-feira	Terça-feira	Quarta-feira
	Proteínas puras	Proteínas + legumes	Proteínas + legumes + fruta
Café da manhã	Requeijão cremoso com 0% de gordura 1 ovo cozido **Panqueca de farelo de aveia**	Requeijão cremoso com 0% de gordura **Panqueca de farelo de aveia**	½ melão pequeno Muffin de farelo de aveia
Almoço	Pasta de atum com limão em conserva Sashimi de salmão Konjac com gengibre e molho shoyu light Iogurte com 0% de gordura	Fatias de presunto ou presunto de peru Iogurte com 0% de gordura	Salada de tomate e manjericão Bife com echalotas Abobrinhas no vapor Queijo fresco com 0% de gordura
Lanche	Coalhada desnatada 0% de gordura	Iogurte com 0% de gordura	1 ovo cozido Iogurte com 0% de gordura
Jantar	Enroladinhos de bresaola com queijo fresco com 0% de gordura Escalope de vitela com tomilho e limão Musse de requeijão cremoso com 0% de gordura com baunilha	Cenouras refrescadas com cominho Omelete de ervas finas com salada	Alcachofra no vapor com molho para salada balsâmico Dr Dukan Posta de salmão e aspargos verdes Musse caseiro de café e amêndoa amarga

Quinta-feira	Sexta-feira	Sábado	Domingo
Proteínas + legumes + fruta + pão	Proteínas + legumes + fruta + pão + queijo	Proteínas + legumes + fruta + pão + queijo + feculento	Dia com refeições de gala
50 gramas de pão integral grelhado Requeijão cremoso com 0% de gordura	**Panqueca de farelo de aveia** Requeijão cremoso com 0% de gordura 1 ovo cozido	**Panqueca de farelo de aveia** Requeijão cremoso com 0% de gordura	**Panqueca de farelo de aveia** 2 kiwis Requeijão cremoso com 0% de gordura
Bastões de pepino com limão Frango assado Vagens Iogurte com 0% de gordura	Bastões de kani **Torradas provençais de atum** 40 gramas de queijo gouda frutado	Molho indiano de pepino, alho e iogurte **Bife marinado no vinagre balsâmico e na mostarda** Espinafres	Entradas gregas sortidas: tarama, cogumelos, pimentões vermelhos, molho tzaziki **Bolo de cordeiro com alho e sêmola com uvas-passas e pinhões**
Queijo cottage 0% de gordura **Panqueca de farelo de aveia**	Iogurte com 0% de gordura	Iogurte com 0% de gordura 50 gramas de pão integral	Gelatina zero
Salada de alface e beterraba Wok primaveril vegetariano (legumes, tofu, queijo fresco, pimenta-do-reino e pimenta-rosa) **Cheesecake de baunilha com calda de framboesa**	Legumes (cenoura, couve-flor, tomates-cerejas) com molho de requeijão cremoso com 0% de gordura e ervas finas **Papelotes de linguado, manga e cerefolho Sorvete de cacau e framboesas frescas**	Salada de funcho picado com limão **Fusilli integral com alho e bresaola** Carpaccio de abacaxi	**Torradinhas mediterrâneas** Espetinho-mix grelhado Tomate ao forno Flan de caramelo Dr Dukan

Menu de Verão

	Segunda-feira	Terça-feira	Quarta-feira
	Proteínas puras	Proteínas + legumes	Proteínas + legumes + fruta
Café da manhã	Requeijão cremoso com 0% de gordura Peito de peru **Panqueca de farelo de aveia**	Requeijão cremoso com 0% de gordura **Panqueca de farelo de aveia**	½ melão pequeno Muffin de farelo de aveia
Almoço	Musse de atum com requeijão cremoso com 0% de gordura Frutos do mar sortidos: camarões, mexilhões, peixes marinados, vieiras Iogurte com 0% de gordura	Gaspacho Grande salada niçoise com molho para salada balsâmico Dr Dukan Iogurte com 0% de gordura	Salada de beterraba e pepino Carne de hambúrguer Vagens Queijo fresco 0% de gordura
Lanche	Enroladinhos de peito de peru	Iogurte com 0% de gordura	1 ovo cozido Iogurte com 0% de gordura
Jantar	Carpaccio de carne com molho vinagrete balsâmico e manjericão **Tirinhas de peru crocantes e apimentadas** Gelatina zero	Aipo ralado + maionese Dukan Posta de atum meio cozida à unilateral com molho de requeijão cremoso com 0% de gordura e manjericão + tomates provençais Sorvete caseiro de chá-verde com menta	Enroladinho de presunto magro com queijo fresco 0% de gordura Frango assado Cozido de legumes Sorvete de iogurte com 0% de gordura caseiro

Quinta-feira	Sexta-feira	Sábado	Domingo
Proteínas + legumes + fruta + pão	**Proteínas + legumes + fruta + pão + queijo**	**Proteínas + legumes + fruta + pão + queijo + feculento**	**Dia com refeições de gala**
50 gramas de pão integral grelhado Requeijão cremoso com 0% de gordura	50 gramas de pão integral grelhado Requeijão cremoso com 0% de gordura 1 ovo cozido	**Panqueca de farelo de aveia** Requeijão cremoso com 0% de gordura	**Panqueca de farelo de aveia** ½ manga Requeijão cremoso com 0% de gordura
Rabanetes crocantes com sal Escalope de peru grelhado com abobrinha Smoothie: ¼ de melão + iogurte com 0% de gordura + gelo	Salada de tomate com manjericão **Carpaccio de carne com parmesão** Manjar de coco Dr Dukan	**Tartare de legumes com tiras de salmão defumado** Espaguete à bolonhesa + 40 gramas de parmesão Flan de caramelo Dr Dukan	Coquetel de camarão com molho americano Medalhão de pato e polenta com tomates em conserva **Musse de chocolate com gengibre e laranjas cristalizadas**
Queijo cottage 0% de gordura **Panqueca de farelo de aveia**	Iogurte com 0% de gordura **Panqueca de farelo de aveia**	Iogurte com 0% de gordura	Bastões de Kani Kama
Sopa gelada de pepino com menta Grande salada americana: caranguejo, cenoura, ¼ de toranja, camarões, aipo Sorvete granulado caseiro de café com canela	Salada grega Sardinhas grelhadas na churrasqueira ou no forno Legumes no vapor com molho de alho **Musse de morango ultraleve**	**Torradas pissaladière Camarões VG salteados com gengibre caramelizado** Funcho assado Copo de framboesas	Salada de tomates e pimentões **Torradas de cogumelos, presunto magro e queijo gouda** Salada de rúcula Musse de limão caseira

IDEIAS DE MENU

Menu de Outono

	Segunda-feira	Terça-feira	Quarta-feira
	Proteínas puras	Proteínas + legumes	Proteínas + legumes + fruta
Café da manhã	Requeijão cremoso com 0% de gordura Peito de peru **Panqueca de farelo de aveia**	Requeijão cremoso com 0% de gordura **Panqueca de farelo de aveia**	1 laranja Muffin de farelo de aveia
Almoço	Camarões Filés de frango com limão, citronela e gengibre **Konjac** com molho de requeijão cremoso com 0% de gordura e limão Iogurte com 0% de gordura	Salada de endívias Carne de hambúrguer Vagens Iogurte com 0% de gordura	Terrina de fígado de frango caseiro Escalope de peru grelhado Abobrinhas no vapor ou grelhadas Iogurte com 0% de gordura
Lanche	Bastões Kani Kama	Polenguinho light	Coalhada desnatada 0% de gordura
Jantar	Carpaccio de carne com molho vinagrete balsâmico **Picadinho de vitela com creme de trufas** Musse de requeijão cremoso com 0% de gordura e baunilha	Salada de tomate, pimentão e cebola **Pizza napolitana Dukan** Gelatina zero	Sopa cremosa de cogumelos do bosque **Tortilla aos dois tomates** Manjar de coco Dr Dukan

A ESCADA
NUTRICIONAL

Quinta-feira	Sexta-feira	Sábado	Domingo
Proteínas + legumes + fruta + pão	**Proteínas + legumes + fruta + pão + queijo**	**Proteínas + legumes + fruta + pão + queijo + feculento**	**Dia com refeições de gala**
50 gramas de pão integral grelhado Requeijão cremoso com 0% de gordura	**Panqueca de farelo de aveia** Requeijão cremoso com 0% de gordura 1 ovo cozido	50 gramas de pão integral grelhado Requeijão cremoso com 0% de gordura	**Panqueca de farelo de aveia** Requeijão cremoso com 0% de gordura
Enroladinhos de presunto light ou de peru com queijo fresco com 0% de gordura **Salada montanhesa com tomme de Savoie** Iogurte com 0% de gordura e aroma de mel	Alcachofra no vapor com molho para salada balsâmico Dr Dukan **Talharim de konjac à carbonara** Couve-de-bruxelas 40g de camembert	Cenoura ralada Omelete de cogumelos e batata Salada de verduras sortidas Gelatina zero	Entradas argelinas sortidas Cuscuz marroquino real Torrone gelado
Queijo fresco 0% de gordura	Iogurte com 0% de gordura	**Panqueca de farelo de aveia**	Flan de caramelo Dr Dukan
Filé de pescada ao vinho branco **Mexilhões à moda marroquina** Cenoura cozida com alho e cominho Pudim de especiarias caseiro	**Torradas pissaladière e salada** Endívias com presunto e molho bechamel Dukan **Crumble de maçã, pera e framboesa**	**Abóboras-meninas com comté** Cozido de legumes Salada de tangerina e laranja com canela e flor de laranjeira	**Sopa cremosa de cogumelos** **Torradas de cogumelos, carne de caça e queijo gouda frutado** Maçã ao forno

IDEIAS DE MENU

239

Menu entre amigas

	Segunda-feira	Terça-feira	Quarta-feira
	Proteínas puras	Proteínas + legumes	Proteínas + legumes + fruta
Café da manhã	Requeijão cremoso com 0% de gordura Peito de peru **Panqueca de farelo de aveia**	Requeijão cremoso com 0% de gordura **Panqueca de farelo de aveia**	Muffin de farelo de aveia
Almoço	Queijo fresco de ervas finas com 0% de gordura Frutos do mar sortidos: camarões, mexilhões, peixes marinados, vieiras Iogurte com 0% de gordura	Sopa fria de pepino e menta Grande salada niçoise: vagens francesas, atum, tomate, anchovas, rabanete, pimentão vermelho, ovo cozido, molho para salada balsâmico Dr Dukan Flan de caramelo Dr Dukan	Grande salada americana: caranguejo, cenoura, toranja, camarões, aipo, molho para salada balsâmico Dr Dukan Iogurte com 0% de gordura
Lanche	Bastões Kani Kama	Queijo fresco 0% de gordura	Coalhada desnatada 0% de gordura
Jantar	Suflê de atum Posta de salmão com limão Taiti em papelote Gelatina zero	Salada de funcho picado com limão Posta de atum meio cozido com molho de requeijão cremoso com 0% de gordura, manjericão e espinafre Gelatina zero	Fatias de salmão defumado Espetinhos de camarão VG Brócolis no vapor Pudim de ovos caseiro receita Dukan

Quinta-feira	Sexta-feira	Sábado	Domingo
Proteínas + legumes + fruta + pão	**Proteínas + legumes + fruta + pão + queijo**	**Proteínas + legumes + fruta + pão + queijo + feculento**	**Dia com refeições de gala**
50 gramas de pão integral grelhado Requeijão cremoso com 0% de gordura	50 gramas de pão integral grelhado Requeijão cremoso com 0% de gordura 1 ovo cozido	50 gramas de pão integral grelhado Requeijão cremoso com 0% de gordura	50 gramas de pão integral grelhado Requeijão cremoso com 0% de gordura Omelete de claras de ovos
Smoothie de legumes: cenoura, beterraba e aipo Grande salada rosa de salmão: salmão, toranja rosa, rabanete, espinafre, beterraba, molho para salada balsâmico Dr Dukan Sobremesa de coco com farelo de aveia Dieta Dukan	Colleslaw (cenoura, couve e cebola ralada) Hambúrguer Dukan: carne de hambúrguer, tomate, alface, picles, ketchup zero em 2 panquecas de farelo de aveia Milk-shake de café (iogurte com 0% de gordura, leite desnatado, café ou 1 colher de café solúvel, gelo)	Miniespetinhos de frango marinado no limão **Duo de tartare de salmão com quinoa vermelha – legumes no vapor** Iogurte com 0% de gordura	Torradas com foie gras e salada de pinhão Raclette completa (batata, queijo de raclette, carne de caça) **Petit gâteau de chocolate à moda japonesa**
Enroladinho de peito de peru	Iogurte com 0% de gordura	**½ panqueca de farelo de aveia**	**Panqueca de farelo de aveia**
Salada japonesa: pepino e algas nori Sashimis e rabanetes negros ralados Iogurte com 0% de gordura e lichias	Salada de alfachofra com limão **Gratinado de espinafre com queijo de cabra Sorvete de hortelã com calda de morango**	Salada de tomates-cerejas com manjericão **Carpaccio de carne com parmesão +** salada de rúcula **Cheesecake de baunilha com calda de framboesa**	Molho indiano de pepino, alho e iogurte **Frango tandoori e sopa de lentilhas** Lassi de água de rosas ½ manga

Menu a dois com a pessoa amada

	Segunda-feira	Terça-feira	Quarta-feira
	Proteínas puras	Proteínas + Legumes	Proteínas + Legumes + Fruta
Café da manhã	Requeijão cremoso com 0% de gordura Peito de peru **Panqueca de farelo de aveia**	Requeijão cremoso com 0% de gordura **Panqueca de farelo de aveia**	Muffin de farelo de aveia Omelete de claras de ovos e ervas finas
Almoço	Omelete de ervas finas com queijo fresco 0% de gordura **Picadinho de vitela com creme de trufas** Konjac com molho de requeijão cremoso com 0% de gordura e limão Gelatina zero	Molho indiano de pepino, alho e iogurte **Frango tandoori** Ratatouille "vermelho" de tomate, abobrinha, pimentão vermelho Iogurte com 0% de gordura	Bresaola e picles no vinagre Bife com echalotas Endívias na brasa Queijo fresco com 0% de gordura
Lanche	Iogurte 0% de gordura	Enroladinho de peito de frango	Coalhada desnatada 0% de gordura
Jantar	Lagostins Posta de salmão fresco com gengibre em papelote Sorvete granulado de chá de jasmim	Tartare de atum com limão, gengibre e pimenta-vermelha Alcachofra, cenoura e aipo cozidos no limão Creme de ágar-ágar com leite de soja e gengibre	Copinhos de musse de beterraba e atum Cake de caranguejo Dukan Salada de tomate, radichio e broto de alfafa Gratinado de frutas (mirtilo)

Quinta-feira	Sexta-feira	Sábado	Domingo
Proteínas + legumes + fruta + pão	**Proteínas + legumes + fruta + pão + queijo**	**Proteínas + legumes + fruta + pão + queijo + feculento**	**Dia com refeições de gala**
Panqueca de farelo de aveia Requeijão cremoso com 0% de gordura	25 gramas de pão integral grelhado Requeijão cremoso com 0% de gordura 1 ovo cozido	Muffin de farelo de aveia Requeijão cremoso com 0% de gordura Suco de laranja e limão	50 gramas de pão integral grelhado Requeijão cremoso com 0% de gordura Omelete de claras de ovos
Fatias de salmão defumado + 50 gramas de pão integral tostado Posta de bacalhau fresco com legumes no molho provençal de alho à moda Dukan Salada de frutas caseira	Frango assado Vagens Frutas vermelhas sortidas com zabaione Dukan	Salada de queijo de cabra quente **Torradas vermelho-alaranjadas aos dois salmões** Redução de espinafres frescos Flan de caramelo Dr Dukan	Chucrute do mar com champanhe, salmão e lagostins **Musse de chocolate com gengibre e laranja cristalizada**
Iogurte com 0% de gordura	Muffin de farelo de aveia	Iogurte com 0% de gordura	**Panqueca de farelo de aveia**
Sopa cremosa de abobrinha Almôndegas de carne com hortelã e mil-folhas de berinjela ao forno Pudim de especiarias caseiro	12 ostras + 25 gramas de pão de centeio ou integral Cozido de mexilhões com açafrão (mexilhões, cenoura, nabo, couve, alho-poró...) Bolo de chocolate Dieta Dukan	Gaspacho **Risoto de fígado de frango** Tomates à moda provençal Gelaina zero	**Carpaccio de salmão com queijo de cabra fresco** Vieiras à moda provençal e ratatouille "vermelho" com tomate, abobrinha, pimentão vermelho Bavarois caramelizado receita Dukan e picadinho de pera

IDEIAS DE MENU

243

Se, seguindo meu método, você conseguiu chegar até esta etapa do nosso caminho e atingiu seu Peso Ideal, parabéns!

Saiba, no entanto, que você se encontra no limite de uma fronteira decisiva para o futuro do seu peso.

* 50% dos meus pacientes param aqui, pois pensam estar curados. No entanto, eles se esquecem de que ainda faltam duas fases a cumprir. Essas fases são essenciais e garantem a conservação do peso adquirido a longo prazo.

Essas pessoas impacientes, sem exceção, engordam novamente ou entram em um esquema caótico, que só pode resultar no insucesso.

Agora, você já está avisado.

* A outra metade não para aqui e continua a me seguir na terceira fase, a de consolidação. 85% dessas pessoas vão até o fim e obtêm um peso consolidado.

Elas estão no caminho certo, mas ainda não atingiram o objetivo.

Apenas aqueles que seguem a quarta e última fase, a de estabilização definitiva, e que a incorporam à sua vida cotidiana, conseguem atingir o único objetivo de verdadeiro valor: "curar-se do sobrepeso."

Espero, de coração, caro leitor, que você não pare neste estágio da dieta e que continue comigo até o fim do nosso projeto comum. É o meu desejo mais precioso: ver você conseguindo e vencendo.

A fase de consolidação

Chega, então, o momento em que entramos juntos na gestão do futuro do seu Peso Ideal, que você acaba de conquistar e que lhe pertence. Se você quiser me seguir, posso lhe fazer uma promessa absoluta: entrando na fase de consolidação, que é, geralmente, bastante curta, e de uma facilidade surpreendente, e passando à fase de estabilização definitiva, VOCÊ NUNCA MAIS VOLTARÁ A ENGORDAR.

E posso lhe fazer essa promessa com toda a certeza, pois disponho de uma base de dados a respeito das pessoas que sigo há mais de 15 anos e que nunca mais engordaram. Dezenas de milhares de pessoas conseguiram estabilizar seu peso e, quando lhes pergunto, homens ou mulheres, todos mostram uma verdadeira e profunda satisfação: sua vida mudou.

Talvez você esteja se perguntando por que eu procuro fazer com que meus leitores emagreçam com tanto ardor. Pura e simplesmente porque é o que sei fazer de melhor e porque isso se tornou minha vida, a razão da minha existência. Assim, se você fizer parte das pessoas que perderam seu sobrepeso e que não voltaram a engordar, então, como médico, saberei que cumpri o meu dever.

Muitos voltam a engordar depois de uma dieta. A explicação é simples: nada bem construído lhes é proposto, nada de estruturado, concreto e simples para conservar o fruto de seu esforço. É uma pena!

Por isso, desde 1985, trabalhei para encontrar maneiras de ir contra essa tendência natural a voltar a ganhar peso. O corpo tende a armazenar suas reservas. Ele é programado para isso. A gordura, seja animal ou vegetal, está intimamente ligada à sobrevivência, e nossos genes e nosso metabolismo ignoram tudo sobre a abundância da alimentação atual.

Em meu método original, a primeira frente de combate, dediquei duas entre quatro fases à estabilização-consolidação. Caso você tenha feito outras dietas, constatará que, depois de ter emagrecido, sempre querem lhe dar simples conselhos de bom senso e moderação. São os mesmos que você pode ver nas propagandas da televisão, aqueles que o lembram que você deve se esforçar para ser moderado, comendo de maneira equilibrada e fazendo esportes, mostrando, ao mesmo tempo, imagens de caramelos derretendo por cima de uma barra de chocolate ou hambúrgueres de mais ou menos mil calorias.

Praticamente todas as pessoas que emagreceram com meu método e que voltaram a engordar não seguiram as fases de consolidação e de estabilização.

O estudo sobre a Obesidade, o maior consagrado ao meu método, com um *corpus* de 4.500 mulheres, mostrou que aquelas que voltaram a ganhar peso, depois de terem emagrecido, não tinham seguido essas duas fases cruciais. Um terço dessas mulheres se dizem prontas a refazer a dieta, mas, dessa vez, até o fim.

A fase de consolidação para a qual convido você é uma zona de descompressão, uma necessidade absoluta que deve se seguir a qualquer perda de peso.

Essa fase é comum aos usuários das minhas duas frentes — maneira forte ou suave. E também a proponho a todas as pessoas que acabam de fazer uma dieta, qualquer que seja, mesmo que não seja a minha, pois nenhuma dieta atual imaginou tal zona de descompressão entre a dieta e a não dieta.

Você encontrará inúmeras dietas por aí, das mais loucas às mais extremas, às vezes, até bem perigosas. Mas, caso procure verdadeiros utensílios para manter seu peso conquistado, vai se deparar com o vazio.

Por experiência própria, conheço, ao mesmo tempo, a dificuldade de emagrecer em um mundo que nos incita a engordar e a alegria sentida ao se conseguir perder peso. Mas também conheço o sofrimento que se pode sentir quando se volta a engordar. E, também, milito para que os nutricionistas entendam que voltar a engordar não é uma fatalidade depois de se emagrecer, por menos que se aplique a estabilizar o trabalho cumprido.

Durante 15 anos, trabalhei no pós-emagrecimento. É o período que se segue imediatamente depois de uma grande perda de peso, e que deve ser seguido até o fim de sua vida.

Modelar essas duas fases, a de consolidação e, depois, a de estabilização, me demandou muito tempo e muito esforço, pois é mais fácil instaurar uma ação pontual e de duração negociada — para emagrecer — do que manter a disciplina do Peso Ideal a longo prazo. Essa era a aposta, o desafio que criei para mim e para você. É uma ação muito mais técnica, que precisa de mais experiência, de conhecimento e compreensão da psicologia particular das pessoas com sobrepeso.

Para não voltar a engordar, você deve superar aquilo que chamo de **"fenômeno de ricochete"**. Trata-se de um fenômeno natural que, para proteger as reservas vitais de energia de um organismo, tende a restaurá-las quando se esgotam. Esse fenômeno começa a funcionar a partir do momento em que você entra em processo de emagrecimento e se reforça durante toda sua duração para, em vão, tentar se opor à perda de peso. Ao fim da dieta, ele se exacerba para reencontrar o peso perdido.

Todas essas ações fisiológicas foram concebidas para resistir à impossibilidade de se alimentar durante períodos de fome e miséria. Elas foram feitas para protegê-lo. Atualmente, seu efeito é de desserviço, pois impedem que você emagreça e, quando você finalmente consegue, favorecem a volta ao peso anterior. Para resumir, você vive com um corpo que se opõe às perdas de peso e em um mundo que provoca o sobrepeso.

Se o seu projeto for emagrecer e não voltar a engordar, é importante entender o que acontece em seu corpo ao longo de todo o emagrecimento e depois dele. O verdadeiro problema do sobrepeso é que ele costuma voltar. Digo isso pois não me lembro de ter conhecido um paciente com sobrepeso — ou mesmo obeso — que não tenha, ao menos uma vez em sua vida, obtido um peso de equilíbrio.

O fenômeno do ricochete é parecido com aquele que as mídias batizaram de "efeito sanfona"? Não, pois o efeito sanfona, propriamente, não existe. Com este termo, subentende-se que, como faz o instrumento musical, depois de diminuir, o peso volta ao nível inicial e atinge, a cada vez, um limite ainda maior. Este argumento inexato foi inventado para desencorajar quem quer emagrecer. Inúmeros estudos mostraram que, depois de uma perda de peso, o metabolismo volta ao nível anterior. Certamente, é possível ganhar mais peso que antes, não por razões fisiológicas, mas por razões psicológicas, em um contexto de estresse ou de insatisfação latente, o que significa que essas mesmas pessoas, com ou sem dieta, teriam continuado a acumular peso.

Em contrapartida, é claro que, qualquer que seja a dieta ou o outro motivo causador da perda de peso, a tendência a ganhá-lo novamente é sistemática, simplesmente porque ela é normal.

Eu disse a *tendência*, e não o ganho de peso.

De acordo com minhas estatísticas, metade dos meus leitores, apenas com a ajuda do diário de bordo de um livro, consegue conservar integralmente o peso perdido durante um ano após o término da dieta.

E 25% conservam o Peso Ideal após cinco anos.

Com a Dieta Dukan Online, a porcentagem para um ano aumenta para 70% e sobe para 35% para cinco anos.

O controle do ricochete

Você acaba de conquistar seu Peso Ideàl. Durante toda a duração dessa perda de peso, seu corpo tenta reagir para se opor, o que você provavelmente constatou a partir da sexta-feira de cada ascensão semanal da Escada Nutricional. No entanto, os quatro primeiros dias o obrigavam a, a cada semana, deixar mais um pouco de peso de lado.

Hoje, você está mudando de rumo. Juntos, vamos abrir sua alimentação. As reações estabelecidas e, até então, infrutíferas de seu corpo estão prontas a se associar para fazer com que você volte a ganhar o peso perdido. É saudável que você tenha consciência disso, para se opor a elas.

O armazenamento de calorias sob forma de gordura de reserva é uma função fundamental que se exerce no mundo animal e vegetal. O azeite de oliva ou a gordura de uma lebre têm o mesmo significado e desempenham o mesmo papel: garantem a sobrevivência da planta ou do animal. Para os humanos, é a mesma coisa. Quem come mais do que o corpo gasta guarda o excedente como reserva. A natureza ou a evolução "inventou" a gordura reserva: é, ao mesmo tempo, a matéria e o nutriente biológico capaz de concentrar a maior quantidade de energia no menor dos volumes (um grama de gordura = nove calorias). Um simples quilo de gordura faz com que um homem possa viver mais de uma semana. Isso era útil e protegia nossos ancestrais, que sobreviviam em ambientes hostis, e cuja alimentação variava de acordo com as estações ou a migração dos rebanhos. Além disso, durante 190 mil anos de vida primitiva e, depois, ao longo de toda a história marcada por recorrentes períodos de fome, a evolução selecionou os organismos de metabolismo mais econômico.

Se você quiser entender uma coisa sobre o problema do sobrepeso, deve integrar esse fato simples, mas essencial: assim como é atualmente, seu corpo foi concebido para se adaptar e sobreviver em um ambiente em que a subsistência era, por um lado, rara, e, por outro lado, para fornecer uma atividade física muito mais intensiva do que agora é necessária.

Isso é o mesmo que dizer que o corpo, o metabolismo, o instinto e o comportamento do Paleolítico continuam a ser os mesmos nos dias de hoje. Não mudamos, mas, há cerca de sessenta anos, vivemos em um mundo que, por sua vez, mudou profundamente. As vantagens de ontem — o armazenamento de gordura — não são mais nem um pouco necessárias e se voltam contra você. Se quiser aprender o que deve ser feito para não voltar a engordar depois de ter emagrecido, é indispensável ter isso em mente.

De que meios o corpo dispõe para resistir à perda de peso e tentar fazer com que você engorde novamente? Reuni três:

- O primeiro consiste em desbloquear e aguçar a sensação de fome, responsável pelo comportamento de apetite para com uma comida. Essa reação torna-se mais forte se a dieta foi longa e frustrante.
- O segundo meio usado pelo organismo consiste em reduzir seus gastos energéticos. Quando o salário de um indivíduo diminui, sua primeira reação é reduzir suas despesas. O corpo faz a mesma coisa. Por isso, muitos pacientes queixam-se de se tornarem friorentos durante dietas emagrecedoras: o corpo reduz suas despesas de aquecimento. O mesmo acontece com o cansaço, que visa a reduzir os esforços

inúteis. Assim, toda atividade física torna-se difícil. Por isso, principalmente durante os três primeiros dias da semana, aconselho que você apenas caminhe: é a única atividade física que não cansa e não dá fome.

- E, finalmente, a terceira reação do organismo, a mais incômoda para quem quer emagrecer e estabilizar o peso obtido, consiste em instaurar um proveito máximo dos alimentos consumidos. Um indivíduo que, normalmente, tirava apenas cem calorias de um inocente pãozinho de leite conseguirá, ao fim da dieta, a proeza de retirar 120 ou 130 calorias.

Para isso, cada alimento passará pela peneira e deixará o que tem de mais essencial. Essa melhora na performance de extração das calorias ocorre no intestino delgado, que é a interface entre o meio exterior e o sangue. É, a propósito, justamente aí que o farelo de aveia prova toda a sua eficácia, diminuindo a assimilação de calorias e levando consigo uma pequena parte delas para as fezes. Entende agora por que o farelo de aveia é tão importante?

> Aumento do apetite + redução de gastos energéticos + extração máxima das calorias reúnem suas ações para transformar você em uma verdadeira esponja de calorias!

E, em geral, é nesse momento que alguns seguidores da minha dieta, satisfeitos com o resultado obtido, estimam que podem relaxar e cessar os esforços. Eles se deixam levar por seus antigos hábitos: é a razão mais natural e a mais frequente do rápido ganho de peso.

Então, é imediatamente depois de uma dieta bem conduzida e de um peso fixado atingido que o risco de ganho é mais forte. É o chamado período de ricochete, pois, como uma bola que acaba de tocar o solo, o peso tende, naturalmente, a quicar. E, ao longo desse período de altíssima vulnerabilidade, TODAS as dietas atuais deixam de prescrever verdadeiras instruções, com enquadramento, estruturadas e ordenadas, para lhe dar conselhos irrisórios de bom senso, que deixam o campo livre ao corpo e à determinação rígida de seus automatismos.

Se você está feliz por ter reencontrado seu corpo, sua imagem, sua saúde, sua beleza, se a sua vida mudou e você está satisfeito com isso, saiba que tudo pode derreter como um pedaço de manteiga ao sol, caso você não siga o método de consolidação e o de estabilização.

Quanto tempo dura a reação de ricochete?

Quando decidi trabalhar no pós-emagrecimento, procurei, em meus trabalhos anteriores, muita coisa para avaliar a duração da fase de ricochete, responsável por tantos fracassos imediatos. Não consegui encontrar dados precisos ou quantitativos, senão a confirmação do fato de que o ricochete se esgotava progressivamente, deixando o espaço ao estatuto metabólico inicial. Como para um fumante privado de tabaco, a falta vai passando lenta, mas seguramente. Assim, é importante saber qual é a duração do ricochete, a fim de opor-se a ele durante o lapso de tempo, claramente circunscrito, com uma estratégia e uma fortaleza alimentar adaptadas.

Desse modo, decidi calcular essa duração seguindo de perto o futuro do peso de um grande número de pacientes depois de seu emagrecimento, para entender bem a zona de vulnerabilidade à volta ao peso anterior.

Essas observações me ajudaram a concluir que **a duração da vulnerabilidade estava relacionada à quantidade de peso perdido e durava cerca de dez dias para cada quilo eliminado**, ou seja, trinta dias ou um mês para três quilos, cem dias para dez quilos.

Para você, isso se resume a duas notícias, uma boa e outra ruim:

- A notícia ruim é que, depois de emagrecer, você sofrerá uma tendência *natural* a voltar a ganhar o peso perdido. Sabendo disso, você pode se defender e vou ajudá-lo.
- A boa notícia é que esse período é de tempo limitado e você saberá qual é a sua duração de maneira bem precisa.

Assim, você está prevenido e armado contra o perigo, além de saber quanto tempo ele dura. Isso deve fazer com que você aceite, sem muita dificuldade, o complemento de esforços indispensável à neutralização do efeito de ricochete.

Apenas o tempo, sem relaxar demais, fará com que seu organismo reativo, conservador e em alerta comece a se acalmar. Ele acabará por parar de querer recuperar o peso perdido. No fim do túnel, um mar calmo o espera, prometo a você.

Em seguida, meu método de estabilização definitiva, com suas três medidas simples, concretas e indolores, entre as quais a famosa Quinta-feira Proteica, o ajudará a manter o que adquiriu a longo prazo.

Para atravessar esse período de riscos, mas bem circunscrito, no qual os insucessos não são raros, criei uma fase de consolidação.

Trata-se de instruções de enquadramento suficientemente concretas, simples, precisas e incitativas para resistir à ameaça de voltar a engordar, até a sua total extinção. Esse novo método não é uma dieta, mas um canal de chegada ao porto certo, em que sua alimentação evolui e deve ser suficientemente aberta para que você não emagreça mais, mas para que fique protegido contra o ganho de peso, com ajuda dessas poucas instruções.

O principal papel do Peso Ideal

Como diz um provérbio persa, "não existe vento bom para quem não tem destino".

O mesmo acontece para quem quer emagrecer e estabilizar seu peso. Esta pessoa deve saber para que peso vai se dirigir.

E que peso é esse? Na França, mais que em outros países, e durante muito tempo, a mulher sofre uma pressão cultural em favor da magreza, ou até mesmo de uma magreza extrema. Tal pressão cultural acabou sendo transmitida também aos homens. No entanto, é preciso se manter razoável. Assisti a muitos fracassos, cuja causa principal residia na escolha de um peso irrealista.

Para que uma tentativa de emagrecimento tenha êxito e perdure, é importante que o peso visado seja, ao mesmo tempo, "atingível" e "conservável". Inúmeros pesos são atingíveis, mas nem todos são conserváveis.

Se você já tentou emagrecer, sabe que existem zonas de peso que lhe são relativamente fáceis de alcançar, outras que são um pouco mais difíceis e, finalmente, zonas extremas, em que nenhuma dieta fará seu peso diminuir. É nessas zonas que, na maior parte das vezes, vem uma incômoda experiência de "plataforma de estagnação". Apesar de uma dieta bem-feita, o peso não sai do lugar. Tentar estabilizar um peso nessa zona não faz sentido, pois o esforço necessário para chegar a ele, já desproporcionado desde o início, e para conservá-lo em seguida, exigiria um heroísmo insustentável a longo prazo.

Desse modo, é totalmente desapropriado fixar um peso de estabilização que não seja adaptado à sua natureza. O essencial é poder viver normalmente, aceitando um peso com o qual possamos nos sentir à vontade. E, finalmente, é preciso levar em conta os pesos máximo e mínimo já alcançados ao longo de sua vida, pois o peso máximo já atingido, independentemente do tempo que foi conservado, está inscrito para sempre no seu organismo. O corpo tem memória. Tomemos um exemplo: imagine uma mulher de 1,60 metro que, em um único dia de sua vida, tenha pesado cem quilos. É simplesmente impossível esperar que essa mulher se estabilize em 52 quilos, como algumas tabelas teóricas poderiam lhe sugerir. É irrealista.

Em contrapartida, propor que ela consiga pesar e conservar 70 quilos, no papel, parece muito mais razoável, com a condição expressa de que ela se sinta à vontade com esse peso.

E, finalmente, é preciso que você se livre de outro clichê, totalmente equivocado. A maioria das pessoas imagina que terá melhor estabilização se perder um pouco mais, para ter um ou dois quilos de margem de segurança, o que lhes daria um pouco mais de tempo para reagir. Querer, por exemplo, chegar a 65 quilos para se estabilizar em 70 quilos é mais que um erro, é uma infração, pois a força de vontade desperdiçada dessa forma fará falta depois, no momento de se começar a estabilização do peso desejado.

E, principalmente, quanto mais tentamos diminuir o peso de um organismo, mais ele será reativo e mais terá tendência a quicar cada vez mais alto! Nunca se esqueça disso.

Assim, para ter êxito na difícil prova que é se curar do sobrepeso, você deve, ao mesmo tempo, escolher um peso atingível **E** estabilizável; ou seja, suficientemente elevado para que ele lhe seja acessível, sem fazer com que você se perca no caminho, e baixo o bastante para que lhe seja gratificante e garanta seu bem-estar, a fim de que você esteja apto a conservá-lo e protegê-lo.

Este peso é o que chamei de Peso Ideal.

Como estabelecer e calcular o Peso Ideal?

Antes de mais nada, você provavelmente sabe que existe um peso de referência internacional, utilizado em praticamente todos os países do mundo, ao qual chamamos IMC, ou índice de massa corporal. Trata-se de uma ferramenta reconhecida pelo grupo de profissionais da saúde e é muito útil como referência em populações sob risco de sobrepeso. No entanto, esse cálculo não é tão interessante para determinar um peso pessoal, pois o IMC leva em conta apenas dois parâmetros: o peso e a altura. Em minha relação com os pacientes, o cálculo do IMC não bastava. Ele não levava em conta o sexo, tão importante em matéria de peso, nem a idade, nem o histórico do peso, com suas flutuações, nem o número de gestações, nem a espessura do esqueleto.

Como muitos médicos, eu o usava assim mesmo, por falta de coisa melhor. E, frequentemente, me deparava com a incompreensão de meus pacientes, que não se encontravam no suposto peso ideal estabelecido pelo IMC.

Pouco a pouco, tomei o hábito de determinar o peso em função do que sabia a respeito do paciente. Cada um é um caso particular. Ainda me lembro de uma de minhas pacientes que desejava ter um certo peso, um pouco baixo demais, na minha opinião, considerando-se o conjunto de suas características. Eu tentava lhe trazer um pouco de razão, explicando que, assim, ela perderia uma parte de sua feminilidade, mas ela me deu uma resposta graciosa: "Como todos os homens mediterrâneos, você também prefere as gordinhas!"

Foi uma brincadeira, mas, para evitar qualquer subjetividade em minha avaliação, elaborei uma ferramenta científica de cálculo do Peso Ideal, que leva em conta todos os parâmetros úteis, sempre com o valor respectivo que eu dava a cada um deles. Para tanto, tive de trabalhar com um programador, a fim de que a complexidade dos cálculos fosse tratada por um algoritmo suficientemente sofisticado, que integrasse esses tantos parâmetros, e simples o bastante para ser calculado em alguns segundos, por qualquer pessoa.

Assegurei-me de que ficasse pronto junto com meu site de emagrecimento, para que cada pessoa pudesse começar sua dieta sabendo com precisão qual deveria ser seu objetivo de perda de peso.

Como determinar o Peso Ideal?

Por definição, esse peso é pessoal. Para ser pertinente e operacional, deve considerar todos os elementos que explicam seu peso atual e que fundam, no seu caso — e apenas no seu caso — o peso estratégico que você tem as maiores chances de atingir e conservar. Tais elementos são os seguintes:

1) Seu peso atual, o que você pesa no momento do cálculo.

2) Sua altura, em centímetros.

3) Seu sexo. Com a mesma altura, um homem pesa mais que uma mulher, graças à massa muscular e à cultura da magreza!

4) Sua idade. Cada década, a partir da idade de 18 anos, faz com que, de maneira estatística e natural, seu peso de equilíbrio aumente em oitocentos gramas para as mulheres e 1,2 quilo para os homens. Se uma jovem mulher de 18 anos pesa 52 quilos, terá de aceitar pesar 52,8kg aos 28 anos, 53,6 aos 38, e assim por diante, até 58 anos.

5) O peso máximo que você já pesou em sua vida (à parte os momentos de gestação, para as mulheres).

6) O peso mínimo pesado fora de qualquer período de doença. Chamo a diferença entre esses dois pesos inscritos na memória biológica do corpo de "envergadura ponderal". Quanto maior for a envergadura, maior é o Peso Ideal. Uma mulher que teve 58 quilos como peso mais baixo e cem quilos como peso mais alto deve abandonar a ideia de voltar a ter 58 quilos

7) O peso que você conseguiu conservar durante mais tempo em sua vida. É um peso de referência, um peso com o qual seu corpo se sente relativamente à vontade e que deve ser levado em conta.

8) A hereditariedade. Se você tem um parente direto, pai ou mãe, que esteja com sobrepeso, isso faz com que eu deva aumentar seu Peso

Ideal. A hereditariedade tem um papel importante em certos casos bem precisos, e um papel mínimo quando se trata tão-somente de uma tendência.

9) O número de dietas que você já fez. Se você tem um passado cheio de incontáveis dietas, isso também deve ser considerado no cálculo do seu Peso Ideal. Mas nem todas as dietas afetam a reatividade do corpo e do psiquismo da mesma maneira. As que mais têm influência na memória do corpo são as que se afastam da alimentação natural do ser humano. É o caso dos substitutos de refeições em sachês ou em pó, pois não fomos programados para nos alimentarmos dessa maneira. É possível fazê-lo durante um período de tempo bem curto, mas uma alimentação tão artificial gera frustrações que, infelizmente, farão com que ele se torne resistente a outros métodos naturais. O jejum, que consiste em ingerir nada além de água, é uma catástrofe para a massa muscular, na qual o corpo buscará as proteínas indispensáveis à sua sobrevivência. Mas o jejum é infinitamente mais natural que a alimentação em pó: de fato, é comum que um predador sem presa a seu alcance seja obrigado a jejuar durante alguns dias.

10) Sua ossatura. Se sua ossatura for pesada, ela influenciará no cálculo de seu peso. Para saber como ela é, envolva seu pulso esquerdo entre a ponta de seu polegar e do indicador da mão direita. Se as extremidades dos dois dedos se tocam, simplesmente, sua ossatura é normal e não tem interferência no cálculo. Caso não consigam se tocar e fiquem separados por um espaço, sua ossatura é pesada e, se um dedo se sobrepõe sobre o outro, é leve. Nesses dois casos, adiciona-se ou extrai-se peso do seu Peso Ideal

11) O número de gestações (para a mulher). Cada gestação adiciona cerca de um quilo ao Peso Ideal, mas essa adição varia de acordo com o número e a idade.

Como você pode constatar, inúmeros parâmetros intervêm no cálculo do Peso Ideal, e é indispensável levá-los em consideração para estabelecer seu diário de bordo. No site **www.dietadukan.com.br**, você encontrara um questionário gratuito com essas 11 perguntas. Preencha-o e você obterá o resultado para o seu Peso Ideal. Assim, você saberá exatamente onde se encontra o centro do seu alvo, conhecerá a distância até ele, e eu vou lhe confiar o arco e a flecha. Desse modo, você terá muito mais chances de acertar na mosca.

A fase de consolidação na prática

Boa-nova para você, que acaba de terminar sua fase de Escada Nutricional. Sem saber, você já começou os trabalhos para a fase de consolidação!

E esta é uma das diferenças fundamentais entre a segunda e a primeira frentes de combate do meu método.

Lembre-se: a primeira frente contém quatro fases, e o emagrecimento é obtido apenas com alimentos ricos em proteínas na fase de ataque, depois, com proteínas e legumes, durante a fase de cruzeiro, até a obtenção do peso fixado.

Na segunda frente de combate, que é o que nos interessa aqui, essas duas grandes categorias ocorrem apenas na segunda-feira, dia de proteínas, e na terça-feira, quando você pode começar a comer legumes.

E, a partir da quarta-feira, dia após dia, você vai começando a introduzir os alimentos da consolidação. Mas, como não os recebe todos ao mesmo tempo, continua a emagrecer até a quinta-feira, para entrar em equilíbrio na sexta e no sábado. No domingo, você deixa seu corpo se restaurar e respirar.

E, agora que você está entrando na fase de consolidação, as coisas se organizam de modo diferente. É o que vou explicar a você.

Lembro que o papel mais importante da fase de consolidação do peso alcançado é eliminar o risco mais imediato: o ricochete natural do corpo. Esse risco existe enquanto as reações fisiológicas do organismo não se acalmarem, assim como uma peça de alvenaria que só se consolida quando seu cimento está perfeitamente instalado e seco.

Essas reações de defesa são proporcionais à quantidade de peso perdido e se prolongam tanto tempo quanto o alerta estiver presente.

Como expliquei antes, a duração da consolidação leva dez dias para cada quilo perdido. O cálculo é bastante simples. Uma vez que esta duração for definida, divida o número de dias obtido em duas partes iguais, para fazer com que essa fase se estabeleça em dois tempos à medida que o tempo passa.

Se você perdeu dez quilos, por exemplo, a consolidação durará cem dias e compreenderá duas partes de cinquenta dias.

1) A primeira parte da consolidação

Aqui, você reencontrará os alimentos da Escada Nutricional, não mais em uma progressão semanal, mas reunidos de acordo com as modalidades apresentadas.

Refrescarei sua memória, para que você possa distinguir com precisão as duas etapas da consolidação:

* *Os alimentos ricos em proteínas*

Aqui, temos os alimentos que ocupam o primeiro degrau da Escada, o da segunda-feira.

* as carnes magras, cortes menos gordurosos do boi e da vitela;
* os miúdos;
* os peixes, todos, sem exceção;
* os frutos do mar, todos, sem exceção;
* as aves sem pele, com exceção das de bico chato, como pato e ganso;
* os ovos;
* as proteínas vegetais, tofu, seitan e tempeh;
* os presuntos magros, peito de peru e frango, bresaola e cecina;
* os laticínios magros, iogurtes, queijos frescos e requeijão cremoso com 0% de gordura.

* *Os legumes verdes e verduras*

Aqui, temos todos os legumes que você introduziu na sua alimentação na terça-feira, quando colocou os pés no segundo degrau da Escada. O leque de opções é imenso.

Ao longo do período de emagrecimento, pedi que você os consumisse com total liberdade, mas sem forçá-lo a fazê-lo. A prioridade era — levando-se em conta a abertura e a diversidade dos sete degraus — não se deparar com o perigoso pântano da estagnação. Agora, a palavra de ordem é outra: o objetivo é não engordar durante as semanas de consolidação.

> Desse modo, a instrução para os legumes não é mais "o quanto você quiser", mas "o máximo que você puder".

A partir de agora, para você e para o resto de sua vida, o que entra em jogo é uma competição de alimentos para ocupar seu estômago, órgão de digestão e saciedade. Como já disse a você, um estômago, independentemente do passado do seu sobrepeso, tem seus limites. É preciso acabar com o boato que diz que o estômago se dilata com o sobrepeso e a obesidade. Não é o estômago que se adapta, mas o *cérebro* que pede cada vez mais! É muito importante compreender isso. A propósito, nesses casos, a distensão do estômago gera um sofrimento ao qual o cérebro também não está habituado. Desse modo, quando o conteúdo gástrico passa pelo duodeno e pelo intestino delgado, o estômago volta ao volume inicial. Isso significa que a capacidade de extensão do seu estômago tem limites físicos, que variam de acordo com o seu tamanho e seus genes, mas que raramente ultrapassam 2,5 litros.

Este fato é de uma enorme importância estratégica: o preenchimento do seu estômago deve levar em conta a lei do primeiro a chegar. Desse modo, **o máximo de legumes que você puder comer** significa que cada bocada de verdura absorvida imediatamente tomará o lugar de outro alimento. Como, à exceção da água e do konjac, nenhum alimento é totalmente sem calorias, e como, a propósito, não se conhece outro alimento tão rico em vitaminas, sais minerais e antioxidantes para tão poucas calorias quanto os legumes, eles são, desse modo, providos de uma função de preenchimento do estômago — e certos cirurgiões bariátricos utilizam um balão para preencher esse espaço em estômagos de obesos, a fim de reduzir sua alimentação. Eu, particularmente, prefiro os legumes!

Lembre-se, de qualquer forma, de que certos legumes são mais ricos que outros em carboidratos, como a cenoura e a beterraba, que o aconselho a não comer em excesso, principalmente se tiver uma tendência genética ou pessoal ao diabetes.

● *Uma fruta por dia*

Este é o alimento que ocupou o terceiro degrau da Escada, o da quarta-feira.

Desconfie das frutas, pois são carboidratos de penetração rápida que, em excesso, podem facilitar o armazenamento de gorduras. Lembre-se como a insulina facilita o armazenamento de açúcares sob forma de gorduras. Lembre-se também do que disse a você sobre a natureza e o papel das frutas na alimentação do caçador-colhedor.

Com a aparição e o desenvolvimento da agricultura, as frutas foram selecionadas e modificadas até se tornarem cada vez mais ricas em açúcares, cada vez mais saborosas e cada vez menos fibrosas. Atualmente, elas são importadas para os quatro cantos do mundo.

Por isso, você deve estar sempre vigilante quanto ao consumo de frutas. E evite ao máximo consumir sucos.

Na segunda parte da consolidação, você poderá comer duas frutas por dia. Além dessa dose, a fruta não tem qualquer papel nutricional interessante. As necessidades de vitaminas e antioxidantes já foram supridas. Cada fruta suplementar faz nada além de trazer mais açúcares. Se quiser intensificar seu consumo de antioxidantes, não se esqueça de que os legumes são "frutas sem açúcares" e que, juntamente com as proteínas, são seus melhores amigos à mesa.

● *Duas fatias de pão integral ou completo*

São as duas fatias de pão que chegaram na quinta-feira, no quarto degrau da Escada Nutricional. O pão de farinha branca e o pão preparado com farinha integral são bem diferentes. A farinha integral contém o antídoto contra o açúcar violento e contra a farinha branca. Sei que isso lhe fará torcer o nariz, pois ficar sem o mítico pãozinho é um pouco difícil, sem falar dos padeiros, que vão me jogar mil pedras! O pão foi sacralizado no cristianismo e os provérbios costumam dizer a que ponto ele é percebido como um alimento vital. Mas, nos dias de hoje, o pão branco é um alimento de risco, até mesmo perigoso, se for usado em grande quantidade. Além disso, a maior parte dos padeiros também fabrica pães integrais excelentes, assim como uma variedade de pães com cereais, que já foram esquecidos e são muito saborosos. Comer uma bisnaga no caminho da padaria para casa não é um pecadinho leve, é uma maneira de encurtar a própria vida, agravar consideravelmente um diabetes ou facilitar o desenvolvimento de um câncer já diagnosticado.

> A partir de agora, integre as seguintes palavras de ordem ao seu futuro alimentar: "Pão integral, como sim; pão branco, evito ao máximo."

Os donos de restaurantes propõem cada vez mais aos seus clientes diferentes pãezinhos mais escuros. Isso deveria se tornar regra geral. Pão integral, laticínios e queijos mais light bem apresentados certamente não espantarão a clientela.

E não se esqueça de que a maioria dos pães ditos "completos" industriais são pães brancos maquiados com um pouquinho de farelo de trigo, mas são tão lipidogênicos quanto o pão branco. Verifique sempre a tabela de ingredientes e, na falta dela, prefira o pão integral.

◆ 40 gramas de queijo

Esta é a porção que entrou na sua alimentação na sexta-feira, quinto degrau da Escada Nutricional. A partir de agora, você pode comê-la todos os dias. Mas lembre-se de que, quando um queijo tem mais de 50% de gordura, já não é mais um simples queijo, mas apenas gordura pura. Seria incoerente incluir esse tipo de queijo na fase de consolidação, em que se quer evitar a produção de gordura. A partir de 40%, o queijo é um alimento de prazer, especialmente graças à sua textura cremosa.

Aproveito para lembrar-lhe da existência do queijo tomme de Savoie, um queijo que deveria, justamente, ser mais conhecido. Entre todos os queijos vindos do solo francês, entre todas as apelações controladas, o tomme é, sem a menor sombra de dúvidas a melhor opção, pois ajuda na luta contra o sobrepeso e a obesidade. Sua principal vantagem é ser confeccionado a partir de uma receita com leite semidesnatado. A receita tradicional, com

12% de gordura, é uma pura maravilha. Há mais de trinta anos, saboreio e sinto falta desse queijo quando estou em um país estrangeiro!

• *Uma porção de feculentos por semana*

Esta foi a porção incluída quando você pôs os pés no sexto degrau da Escada Nutricional, o degrau do sábado. Nessa primeira parte da consolidação, você poderá comer feculentos uma vez por semana e, na segunda parte da fase, poderá consumi-los duas vezes por semana.

Os feculentos fazem parte de uma grande categoria de alimentos, um grupo com disparidades, do qual nos afastamos muito da fécula inicial. O que quero dizer é que nem todos os feculentos apresentam o mesmo risco para o peso. Aqui, não se trata de uma questão de conteúdo calórico, mas de poder de invasão e de textura, de velocidade de penetração, de assimilação digestiva e de elevação da glicemia. Sabendo disso, é importante saber escolhê-los e prepará-los. Para resumir, você tem direito a:

- 210 gramas de lentilhas, feijão e grão-de-bico
- 200 gramas de quinoa
- 190 gramas de massa cozida "al dente"
- 190 gramas de milho na espiga e grelhado
- 170 gramas de massa cozida e mole
- 170 gramas de arroz integral
- 160 gramas de milho em grãos em conserva
- 150 gramas de arroz branco
- 140 gramas de batata com casca
- 80 gramas de purê de batata

Para maiores explicações sobre os feculentos, releia meus conselhos para o sábado.

• *Uma refeição de gala por semana*

Trata-se da refeição de gala que você passou a ter a cada domingo, último degrau da Escada Nutricional. A partir de agora, não é mais necessário guardá-la para o domingo: você é livre para escolher o dia e a ocasião em que preferir degustar sua refeição de gala. E uma boa notícia: na segunda parte da fase de consolidação, não apenas uma, mas duas refeições de gala esperam por você! Faça disso um momento de sociabilidade, em família ou com amigos. Adquira o hábito de distinguir entre os alimentos mais nutricionais e aqueles com mais perfil de gerar prazer e liberdade. E, quando consumir tais alimentos gratificantes, coma lentamente, para saborear bem os seus efeitos. Quando amamos, tudo que não temos é pressa para ver desaparecerem as provas de amor!

• *A quinta-feira, um dia de sentinela de proteínas puras*

Este dia é consagrado aos alimentos ricos em proteínas. Você já sabe bem como é, pois era o dia que abria a semana, o primeiro degrau da Escada Nutricional. Este dia é uma garantia complementar para uma verdadeira consolidação do seu Peso Ideal. Ele funciona como um ponto de equilíbrio e, assim, protege os outros seis dias da semana. Atenção: a Quinta-feira Proteica não é um dia facultativo, mas faz parte da equação global da fase de consolidação. Compus este dia com seus vazios e suas saliências para que o conjunto ajude você a se manter sem engordar e para que permaneça durante tempo suficiente no seu Peso Ideal, que ainda está vulnerável.

As carnes magras, os peixes e os frutos do mar, as aves, os ovos, os presuntos magros, os laticínios e o tofu. Tudo isso sem limite de quantidade, de horários e misturas. Varie, tente escolher os alimentos de que mais gosta na lista, arrume um tempo para cozinhar ainda mais neste dia do que nos outros, para evitar o tédio.

Beba muita água e, na manhã do dia seguinte, ao acordar, pese-se. Você verá a eficácia da Quinta-feira Proteica e isso vai convencê-lo a segui-la regularmente.

2) A segunda parte da consolidação

A segunda parte é o encadeamento lógico da primeira. Nesse estágio, você já conseguiu manter seu peso por um período suficientemente longo para que a tendência fisiológica do corpo a voltar ao peso inicial tenha sido parcialmente acalmada. A mola já está distendida e, assim, posso adicionar alguns itens à sua alimentação. Tais itens serão, essencialmente, alimentos de carboidratos, dos quais você já conhece os perigos, mas acredito que seu corpo agora já esteja pronto para recebê-los.

A primeira adição é a da **segunda fruta cotidiana.**

A segunda é a **segunda porção de feculento por semana.**

A terceira é **a segunda refeição de gala.**

Para evitar qualquer erro, apresento, a seguir, uma síntese das duas partes da fase de consolidação:

Primeira parte da consolidação

Todos os alimentos proteicos são autorizados,

Todos os legumes,

Uma fruta por dia,

Duas fatias de pão integral,

Uma porção de quarenta gramas de queijo com pouca gordura,

Uma porção de feculentos por semana,

Uma refeição de gala por semana.

Segunda parte da consolidação

Todos os alimentos proteicos são autorizados,

Todos os legumes,

DUAS frutas por dia,

Duas fatias de pão integral,

Uma porção de quarenta gramas de queijo com pouca gordura,

DUAS porções de feculentos por semana,

DUAS refeições de gala por semana.

Conselho absoluto

Siga a segunda parte da fase de consolidação com perfeição, tudo nela é para você. Mas esteja sempre alerta: você está operando nas margens e não deve se permitir nada além do que já lhe for permitido, principalmente nas primeiras semanas. Não se esqueça de que o tempo age em seu favor: a cada semana, seu corpo entende que a prova acabou, mas também que sua alimentação se enriquece e tende a voltar ao normal. O objetivo desta fase é

> avaliar na prática a importância de cada família de alimentos e desenvolver reflexos para que se inscreva em você a preferência por alimentos que o protegem e querem seu bem, além de uma vigilância com relação aos alimentos que podem fazer com que você engorde, os mesmos que ameaçam a sua saúde.

Hoje, sua alimentação abriu-se ao ponto de cobrir suas necessidades com bastante abrangência. Você agora tem a energia necessária para viver, e viver bem, mas sem a possibilidade de gerar reservas, ou seja, de voltar a engordar. Com esta alimentação, você dispõe de todos os nutrientes necessários, todas as vitaminas, sais minerais e fibras. **Nada lhe falta.**

Como médico e nutrólogo, posso afirmar que você poderia viver o resto de sua vida seguindo esta alimentação. Se conseguisse, certamente viveria não apenas muito mais tempo, mas, principalmente, com uma saúde excelente.

Desde 1970 até hoje, passamos a ter um considerável prolongamento da duração de nossas vidas. Mas esses vinte anos a mais que foram dados à nossa expectativa de vida dependem de nosso estado de saúde. Para aqueles que viverão tais anos sem sequelas de doença cardíaca ou acidentes vasculares cerebrais, sem diabetes excessivo, sem câncer e conservando todas as suas faculdades mentais, um quarto de vida a mais será um presente muito precioso.

Mas, para os demais, para quem não tiver essa sorte, o presente será envenenado e assumirá um caráter de punição.

Você poderia viver uma vida inteira em plena saúde, alimentando-se de acordo com a segunda parte da consolidação, com duas frutas por dia, duas porções de feculentos e duas refeições de gala por semana.

Esse programa dietético teria garantido a felicidade de nossos ancestrais, mas ele não pode parar por aqui. Pura e simplesmente porque muitos outros alimentos apareceram há meio século. Eles existem, você já os experimentou, seu corpo guarda na memória todos esses carboidratos e lipídios tão gratificantes. Seria impossível ignorá-los. Por isso, levei-os em consideração para criar a fase seguinte, a de estabilização, a fim de que se integre plenamente à vida e ao mundo modernos. Ao nosso "inferno climatizado", como dizia o escritor e dramaturgo Arthur Miller, que nos mata e nos trouxe a artificialidade do sonho consumista americano, a rudeza social e a perda do senso humano.

O poder da necessidade

Quando eu era criança, até os meus 18 anos, vivi no quarto andar de um prédio sem elevador. Sempre subia as escadas alegremente, sem sequer parar para pensar no que estava fazendo. Meu avô, até o fim de sua vida, fez a mesma coisa. Atualmente, vivo em um prédio em que há um elevador e, no entanto, continuo a subir de escada. Adquiri o hábito de desaconselhar os elevadores aos meus pacientes, mas estaria mentindo se dissesse que esse belo elevador me deixa indiferente. **Existe um abismo entre se privar de uma tentação que não existe e recusar uma tentação que existe.** A força, a magia de uma dieta que é feita a longo prazo, é criar um enquadramento e uma estrutura fortes o suficiente para se aproximar das condições da necessidade.

Tal necessidade virtual apoia-se em uma estrutura, um reagrupamento de rituais, uma preocupação com o estímulo a fazer sempre melhor, a sempre ter novos desafios. Quando você tiver terminado a última parte da fase de consolidação, correrá o risco de sentir falta de um enquadramento.

Não tenha medo, pois o acompanharei durante "o resto de sua vida, depois de uma dieta vitoriosa". Conheço os perigos existentes e o preparei para uma estrutura praticamente invisível, mas eficaz o suficiente para protegê-lo a longo prazo.

A ESCADA NUTRICIONAL

A fase de estabilização

Se você me seguiu até as margens desta última fase, depois de ter atravessado a fase da Escada Nutricional e de sua consolidação em duas partes, saiba que estou feliz por você e orgulhoso de tê-lo conduzido neste caminho. Ter convencido você a abandonar até agora o conforto da alimentação responsável pelo seu antigo sobrepeso era uma aposta, pois seus antigos hábitos o acalmavam e o mantinham em um certo equilíbrio psicológico.

Paremos um instante para pensar sobre esse percurso. Se você engordou, é porque, comeu além de suas necessidades biológicas e nutricionais. Você sabia disso, mas era mais forte que você. E, um dia, você decidiu mudar, e essa decisão se deve a razões que, na maioria das vezes, têm a ver com o domínio das emoções e da afetividade. Você escolheu sair desse recurso à calma trazida pela comida para passar ao seu extremo oposto: controlar e dominar sua nutrição. Essa mudança não foi fácil nem simples, então todas as minhas felicitações por ter chegado a ela! Eu não esperaria menos de você, o que me deixa muito satisfeito.

Depois de diversas semanas de Escada Nutricional, você chegou ao seu Peso Ideal. Em seguida, dedicou dez dias de consolidação do seu novo peso por cada quilo perdido, atravessando as duas partes da fase de consolidação. Se tudo correu bem, seu corpo deve começar a se habituar a ele.

Hoje, o que poderia estar lhe faltando?

Nada, a não ser a total liberdade, sem qualquer obstáculo!

E é exatamente aí que mora o problema.

Até agora, entre você e a tentação (e o perigo de sucumbir a ela em períodos de desordem), havia o pacto implícito que selamos juntos e eu. Você me confiou essa prerrogativa e eu lhe ofereci minha ajuda e minha experiência.

E eis que nos encontramos em uma encruzilhada e peço a você que me ouça bem e que me leia com muita atenção.

Caso eu o deixe com recomendações simples e conselhos perpétuos de bom senso e força de vontade, você ficará perdido. Posso garantir que você engordaria novamente; você ficaria como uma embarcação mal amarrada que deriva aos poucos, levada por correntes perigosas e sacudida por ventos desfavoráveis.

Mas o período de enquadramento também não pode ser eterno.

Neste momento do meu método, se o nosso diálogo acabar, suas chances de não voltar a engordar são mínimas. As estatísticas internacionais de todas as dietas clássicas, baseadas no conceito das calorias ou dos pontos, atestam-no: apenas 3% das pessoas ainda têm seu peso estabilizado cinco anos depois da dieta.

No entanto, se você conseguiu fazer a fase de consolidação, felizmente, reduziu bastante esse risco. Você já atravessou o período de maior risco de ricochete, fase durante a qual inúmeras pessoas voltam a engordar. Além disso, durante um tempo suficiente, você aprendeu, cotidianamente, a importância dos alimentos virtuosos. Juntos, eles constituem para você, a partir de agora, uma plataforma de segurança para a qual você poderá voltar em caso de perigo. Posso lhe garantir que você terá para sempre um rastro dela e um ensinamento útil.

O aprendizado e os hábitos adquiridos ao longo da Escada Nutricional e as fases de consolidação aumentam claramente as chances de estabilização do seu peso: elas passam de 3% para 10% ou 15%, caso você não tenha sido legado com uma hereditariedade familiar negativa ou por um acúmulo de muitas dietas infrutíferas.

> Neste momento, se você continuar me seguindo na última fase de estabilização, prometo o sucesso absoluto: **100% de chances de manter este peso para o resto da sua vida.**

Você deve estar surpreso e um pouco desconfiado. Por todos os lados, você ouve dizer que é impossível estabilizar o peso depois de emagrecer. Sim, estou em uma boa posição para sabê-lo. Este risco é inegável e mesmo bastante presente, **mas é possível reduzi-lo a zero.** A melhor prova é que milhares de pessoas já conseguiram fazê-lo. Não são marcianos ou robôs, mas pessoas como você e eu. Elas também experimentaram um ganho de peso depois de uma dieta, mas perseveraram e nunca mais voltaram a engordar.

Como elas fazem, como elas fizeram?

Essas pessoas sabiam o que queriam, pois já o tinham decidido antes de começar a dieta.

Depois de emagrecer e consolidar seu peso, encontrando-se na situação em que você se encontra hoje, essas pessoas decidiram continuar com a estabilização definitiva com o mesmo estado de espírito que tinham no início da dieta. Aceitaram seguir um procedimento estratégico que as levou a nunca mais voltarem a ganhar peso.

E essas pessoas tinham consciência de que sua convicção inicial deveria ser mantida durante a fase de estabilização.

Tal convicção tinha um preço, mas elas sabiam que a recompensa valia o esforço.

Para não voltar a engordar, nunca mais, você deve, pura e simplesmente, fazer o que essas pessoas fizeram: tomar esta decisão como um projeto de vida que faça sentido para você. E nunca considerar sua vitória atual contra o peso como uma aquisição gravada no mármore.

Não engordar depois de emagrecer é um estado de espírito, fruto de uma vigilância leve, de disciplina com relação a obrigações aceitáveis, a fim de preservar a enorme vantagem do bem-estar que você está sentindo hoje. E, do mesmo modo, evitar o mal-estar que sentiria em caso de insucesso e retorno ao peso anterior.

O que você vai ganhar?

Seu bem-estar, liberdade de movimentos, leveza, facilidade de deslocamento, resistência ao esforço, qualidade de sono e sexualidade reencontrados.

> **Sua saúde,** a prevenção de doenças do coração, de infarto, acidente vascular cerebral, diabetes, hipertensão arterial, câncer relacionado ao sobrepeso e doença de Alzheimer.
>
> **Sua beleza**, sua imagem interior, seu poder de sedução, sua presença física, quer seja homem ou mulher.
>
> **Uma vida de normalidade**, a saída da marginalização, o fim da discriminação.
>
> **A confiança em si mesmo**, a autoestima que carrega, o orgulho de ter conseguido controlar seu peso, sua autoimagem. Tudo isso resulta em realização pessoal, qualidade de vida, definindo sua felicidade e seu destino.

Estes cinco benefícios são preciosos, colorem a qualidade da sua existência. Importantes, essenciais, cruciais, todos eles são merecidos, e posso lhe garantir que, se tiver consciência dos problemas e do desafio, é possível que você tenha sucesso. Você pode estar pensando que 100% de chances para todo mundo é um objetivo utópico, até mesmo presunçoso, porque não leva em conta as aleatoriedades da vida de uns e de outros. Mas, para você, pessoa única, que conseguiu obter boa parte do controle de sua vida emagrecendo, tudo isso é simplesmente possível.

Como você vai fazer?

Não se trata de ter segurança em um período limitado, com a ajuda de um enquadramento estruturado, mas de proteger o resto de sua vida. O método de estabilização que vou propor não é difícil, nem uma propaganda enganosa, mas perfeitamente viável e sustentável, pois tomei cuidado para que este fosse o caso.

Até agora, você estava preso em um desafio que deixava pouco espaço para a improvisação. A partir deste momento, você volta a ter autonomia e todos os riscos associados a ela, aqueles que nós já conhecemos perfeitamente. Então, balizei seu novo percurso com instruções suficientemente simples, concretas e indolores, para que você possa adotá-las facilmente e sem frustrações.

Trata-se de conservar na memória o primeiro nível de alimentação atingido da fase de consolidação e de associar a ele três medidas de estabilização.

Hoje, na França, um a cada dois adultos, exposto ao mesmo ambiente que você, consegue não engordar. Se você adotar estas quatro medidas amigáveis e integrá-las à sua vida cotidiana, conseguirá se tornar esse um a cada dois adultos que não engorda.

A plataforma de segurança

Aqui, falo da base de sua estabilização definitiva. Esta plataforma alimentar você já conhece bem, pois a utilizou ao longo de todas as semanas da Escada Nutricional. E também a utilizou ao longo das duas partes da fase de consolidação.

Os alimentos que a compõem cobrem integralmente todas as necessidades humanas. Além disso, esses alimentos estão entre os mais naturais e universais. Quanto às duas porções de feculentos, a parte da porção diária de queijo e das duas refeições de gala, estes estão longe de ser indispensáveis no plano nutricional, mas podem sê-lo no âmbito do prazer. Uma porção de queijo, de massa com molho pesto ou arroz cantonês seria seu luxo, sua permissão para ter prazer. A propósito, você tem acesso livre a legumes, frutas, carne, peixes, frutos do mar, aves e laticínios.

E o que falta nisto tudo? Hoje, você certamente responderia: nada. Mas e amanhã? Sim, chegará o dia em que o que fez você engordar baterá à sua porta. Emoções negativas, como estresse, descontentamento, contrariedades, frustrações, uma separação afetiva, um luto, tédio, solidão... Enfim, sofrimento.

Se você engordou, é porque recorreu a um alimento para compensar uma falta. Quem pode se abstrair da agressividade do mundo, de um ambiente social difícil, do consumismo tóxico? Quem não tem provas para afrontar ao longo de sua existência? Como reagir em momentos dolorosos, difíceis?

As dificuldades da vida existem, mas você pode, a partir de agora, encará-las sem se refugiar na comida. Você sabe que existem outras fontes de satisfação, o painel é bastante amplo. Mas, caso continue a ser a mesma pessoa que engordou inicialmente, caso a experiência vitoriosa que você acaba de viver não lhe tenha ensinado nada, então, sim, você voltará a engordar. Eu, no entanto, duvido disso e, para dizer a verdade, chego a ter certeza de que você integrou meu método voluntariamente didático, muito bem estruturado e eficaz. Tenho certeza de que você adquiriu bons reflexos e um conhecimento confiável e concreto sobre a nutrição; em todo caso, suficientemente para se alimentar sem riscos e, ao mesmo tempo, conseguindo ter prazer com receitas gostosas. É impossível você não ter aberto os olhos para os motivos do seu ganho de peso, nem para as maneiras de neutralizá-los, ou mesmo invertê-los.

Antes de mais nada, peço que você esteja plenamente consciente dessa plataforma de segurança, pois ela deve se tornar a base de sua futura alimentação. Você deve transformá-la em um santuário, pois atribuo a ela o valor do patrimônio alimentar da humanidade. A partir dessa base, todo o resto se tornará disponível. É o retorno à espontaneidade alimentar, mas é essencial que a plataforma se torne uma referência de segurança, para a qual você pode recuar em caso de perigo.

As três medidas da estabilização

Sabendo que lhe proponho estas medidas para que você as integre definitivamente ao seu modo de vida, esforcei-me para torná-las simples, concretas, extremamente eficazes e o menos incômodas possível.

Então, não brinque com elas, pois não são negociáveis.

No entanto, caso as siga regularmente, posso garantir que conseguirá estabilizar seu peso, e estará completamente "curado". Você fará o que muitas das pessoas que se estabilizaram definitivamente fizeram. Mas, se abandonar as medidas, porque um tédio, uma dificuldade da vida, o fragiliza, estará bastante propenso a ganhar uma parte ou a totalidade do peso perdido. Agora, você está prevenido, acredite na minha experiência.

Estas três medidas representam a ligação que peço que você conserve entre nós. Desse modo, sua autonomia completa não estará sem uma dose mínima de segurança.

1) A Quinta-feira Proteica

Um dia por semana, a quinta-feira, será seu dia de sentinela, cuja missão é assentar sua estabilidade. Era a segunda-feira da Escada Nutricional, do seu período de emagrecimento e que você também conservou ao longo da fase de consolidação.

A quinta-feira é indispensável para proteger o resto da semana. É uma caução que lhe confere uma margem de flexibilidade e espontaneidade alimentar durante os seis outros dias da semana. Considere-a uma apólice de seguro.

Inúmeros nunca deixam de fazê-lo, porque adquiriram o hábito. Este dia faz parte de sua vida, e essas pessoas o esperam com prazer, pois entenderam o quanto a quinta-feira é útil e conhecem seu poder de correção, sabendo muito bem tudo que lhe devem.

Gostaria que você soubesse quais são os motivos que me levaram a instaurar o dia das proteínas.

O primeiro motivo é que um dia de proteínas, quando isolado em uma semana de alimentação livre, é a ferramenta dietética mais poderosa do mundo, depois do jejum.

Costumo conhecer, em conferências ou na sociedade, pessoas desamparadas por terem um sobrepeso muito grande, que se sentem mal consigo mesmas e que gostariam de emagrecer, mas não conseguem decidir-se a fazê-lo. A necessidade está lá, a tomada de consciência e a vontade também, mas o ato não é feito, o motor está desligado. E, frequentemente, proponho-lhes o seguinte:

"Amanhã de manhã, ainda em jejum, pese-se. Durante o dia, consuma, livremente, todas as carnes, peixes, frutos do mar, aves sem pele, presuntos light, laticínios magros e tofu. Beba dois litros de água e caminhe durante trinta minutos. No dia seguinte, pese-se novamente, nas mesmas condições. Depois, ligue-me ou escreva-me."

A imensa maioria das pessoas não hesita em fazê-lo: elas seguem meu conselho e, inevitavelmente, perdem peso, um peso variável, de acordo com a quantidade de quilos que têm a perder, mas sempre entre um e dois quilos. E, com muita frequência, isso basta para que tomem a decisão de emagrecer definitivamente. A razão, os argumentos certos e lógicos nem sempre são o suficiente para levar a uma decisão. A essas pessoas faltava um motor, e o dia das proteínas é um poderoso motor de motivação.

Na fase de estabilização definitiva, a quinta-feira das proteínas é, sozinha, capaz de eliminar todas as "pequenas saliências alimentares" que salpicam o cotidiano de cada pessoa ao longo dos outros seis dias da semana. Eu escrevi bem: "pequenas saliências", pois é evidente que uma Quinta-feira Proteica, por mais poderosa e eficaz que seja, não seria capaz de, sozinha, esponjar os transbordamentos excessivos ou muito repetidos.

O segundo motivo da existência da Quinta-feira Proteica é o seu valor de ritual. O ser humano é sensível a esse fenômeno mental próximo do hábito e, como ele, também desempenhará um papel determinante na proteção da vida. Caso você tenha seguido a Quinta-feira Proteica duas ou três vezes consecutivas, de maneira voluntária e consciente, ela entrará nos elementos que estruturam sua vida, em seu planejamento mental autônomo. Você só poderia excluí-lo caso o desejasse tão voluntária e conscientemente quanto decidiu adotá-lo. Quando chega a quarta-feira à noite, um lembrete automático interno assinala que, no dia seguinte, você tem um dia inscrito em seu método de estabilização, ele mesmo incluído em seu projeto de vida.

Quando conheço alguém que me diz que emagreceu com meu método, mas sente que está voltando a engordar, pergunto-lhe se seguiu a Quinta-feira Proteica... e a resposta é sempre NÃO. No dia em que você também abandonar a proteção deste dia em particular, entrará em uma zona de alto risco.

Desse modo, três cenários são possíveis:
- Você aprenderá a se alimentar e, tendo mudado seu "programa de alimentação", terá se tornado uma outra pessoa.
- Você terá adotado um modo de vida muito mais ativo, que compensa a vulnerabilidade do seu peso, e conseguirá estabilizar-se enquanto continuar se mexendo. Mas, caso volte a ser alguém sedentário, engordará novamente.
- Você voltará a engordar, mais ou menos lentamente, mas com toda a certeza.

A realidade é simples: se, depois de emagrecer, você não quiser voltar a engordar, é preciso que alguma coisa tenha mudado em sua maneira de se alimentar. A Quinta-feira Proteica é o elemento dinâmico desta mudança.

A escolha da quinta-feira não foi por mágica. Além de este dia ocupar o meio da semana, e poder ser considerado um dia D, sua escolha foi arbitrária. Em contrapartida, o fato de ser um dia fixo não o é. Quando passei a instaurar esse dia de alta segurança, simplesmente pedia aos meus pacientes que seguissem "um dia da semana", mas sem especificar um dia em particular. Todos começavam com entusiasmo, mas raros eram aqueles que o conservavam a longo prazo. Acabavam sempre deixando para o dia seguinte e terminavam por abandoná-lo. Isso me confirmou que, para que esta medida seja seguida, mais valia designar um dia fixo, para que se impusesse como uma necessidade, uma prescrição de autoridade exterior, não negociável. Assim, escolhi a quinta-feira e isso mudou, imediata e radicalmente, sua maneira de ser adotada, assim como seus efeitos.

Ao examinar as estatísticas das curvas ponderais cotidianas de meus pacientes em fase de estabilização, constato a importância da quinta-feira como ponto de equilíbrio semanal. Com efeito, a partir da sexta-feira, até a noite de quarta-feira, as curvas mostram algumas centenas de gramas que, modestamente, começam a se adicionar ao peso graças aos pequenos extras espalhados pela semana. Caso a semana em questão tenha sido socialmente movimentada, o ganho de peso pode chegar a quinhentos gramas, ou até mesmo passar dele, no saldo da pesagem da quinta-feira de manhã, em jejum. Este pequeno excedente costuma, contudo, desaparecer sistematicamente na pesagem da manhã de sexta-feira.

Você pode ver a que ponto é importante não deixar esta deriva aparentemente inofensiva se prolongar durante o resto da semana.

Atenção! Um dia de proteínas pode ser extremamente eficaz se for seguido sem falhas.

Se, por uma razão de força maior, você não puder respeitar a Quinta-feira Proteica, é possível deslocá-la para quarta ou sexta-feira. O intervalo de eficácia entre dois dias de proteínas é a semana, mas, ocasionalmente, o fato de passar a seis ou oito dias não apresenta maiores inconvenientes.

Por quanto tempo você deve fazer a Quinta-Feira Proteica?

Se você perdeu menos de sete quilos, aconselho que siga o máximo de tempo possível e, pelo menos, durante sete meses depois da consolidação. Independentemente do seu papel na estabilização do peso, um dia por semana de proteínas puras é, em si, um excelente elemento de proteção do seu corpo e de sua mente, uma espécie de ritual de limpeza e descanso para o seu organismo. Fazendo-o, seu fígado, seu tubo digestório e seu pâncreas marcam uma pausa de recuperação altamente benéfica. Os rins, diferentemente das lendas inventadas pelo mundo do açúcar, foram constituídos para tratar as proteínas e eliminar seus dejetos, assim como os rins de todos os carnívoros do planeta. O que o rim mais teme é o açúcar, para o qual não foi feito — isso explica por que 80% dos que sofrem de insuficiência renal são diabéticos.

Se você perdeu mais de sete quilos, peço que integre a Quinta-feira Proteica definitivamente em sua vida. Acima dos 15 quilos, o papel da quinta-feira é crucial. Não segui-la significa voltar a ganhar o peso perdido. Para o seu próprio bem, tente não fazer disso uma experiência amarga. Convença a si mesmo que é algo que faz parte da sua vida, como, para outras pessoas, a sexta-feira é o dia do peixe, ou para outros, que nunca comem carne de porco ou glúten, ou pense em como vivem os vegetarianos e veganos.

2) Vinte minutos de caminhada por dia e o abandono dos elevadores

• *Vinte minutos de caminhada*

·Como vinte minutos de uma atividade tão pouco dispendiosa em calorias podem me ajudar a não engordar novamente? — você deve estar se perguntando, muito cético.

No âmbito do gasto físico, a caminhada não queima muitas calorias. É verdade, mas ela tem outros benefícios. Esses vinte minutos de caminhada destinam-se aos sedentários, para quem a atividade física é uma perda de tempo, algo extremamente entediante. Eu gostaria de provar o contrário.

Por que a caminhada?

Porque ela é a assinatura biológica do ser humano. Foi colocando-se de pé que nasceu o homem, ao deixar o deslocamento feito em quatro patas dos grandes macacos. Essa postura levou os membros posteriores a realizarem a caminhada e, a partir disso, todas as outras mutações da espécie humana, até nós. De pé, sobre suas duas pernas, o rosto e os olhos ultrapassavam a altura das plantas mais altas da savana e o nosso longínquo ancestral podia enxergar, de longe, as presas e os predadores. Os membros anteriores desse ser na marcha em direção à humanidade foram libertados. A cabeça não precisava mais ser mantida para a frente pelos poderosos músculos cervicais. O desenvolvimento da parte de trás do crânio e do cérebro se iniciariam. Entre as mãos e o cérebro, instaurou-se um diálogo, conexões neuronais multiplicaram-se, e um grande número de mutações levaram ao nascimento da linguagem, da consciência e de outros recursos do homem.

A caminhada situa-se no cerne do fenômeno humano. Seria pouco sensato considerá-la um simples modo de deslocamento ou uma mera maneira de queimar calorias. Essa atividade fundamental está ancorada em nosso "programa arcaico", inscrito em nós como algo necessário, e, por este motivo, é uma atividade "recompensada" pelo cérebro, que, no plano da evolução, tanto lhe deve.

Por outro lado, a caminhada e a corrida lenta, até a corrida semirrápida, são as únicas atividades físicas que não dão fome. De que lhe servirá passar uma hora na academia de ginástica, suando em cima de máquinas, se a fome, que não perdoa, for levá-lo a comer o equivalente do que você acaba de queimar? Sou nadador, mergulhador, pesco e sei muito bem que, depois de uma hora ou duas na água, sou capaz de devorar uma refeição inteira. Sabendo disso, para evitar os carboidratos, sempre levo comigo um iogurte, uma panqueca de farelo de aveia e um copo grande de gaspacho.

O gasto físico produzido pela caminhada varia com sua velocidade e sua intensidade. Se for rápida, pode consumir até trezentas calorias por hora, ou seja, cem calorias para vinte minutos. Aparentemente, não é muita coisa, mas, a longo prazo, um ano, por exemplo, isso começa a se tornar interessante.

Enquanto comportamento automático, a caminhada também ajuda a desenvolver a criatividade. Quando tenho um trabalho de reflexão importante a fazer, saio para caminhar: a sensação de estar desconectado do meu corpo, que avança sozinho, faz com que eu me concentre melhor. Inúmeros artistas, ou mesmo cientistas, sabem disso e fazem a mesma coisa: a caminhada liberta a intuição e os pensamentos.

E ela também tem a vantagem de poder ser praticada em qualquer lugar, em qualquer ocasião. Na cidade ou no campo, em uma praia, nas montanhas, em um trekking, associada a uma visita cultural ou turística, pode-se caminhar a qualquer hora do dia ou da noite, antes e, principalmente, *depois* das refeições.

A caminhada é uma atividade gratuita. Assim, ela perde boa parte de seu sentido e de sua simbologia quando é praticada em uma academia de ginástica, em uma esteira.

Outra vantagem é o fato de que a caminhada não nos faz transpirar. Desse modo, pode ser praticada com qualquer roupa, até mesmo de salto alto, minhas senhoras!

E, finalmente, é a única atividade física que um obeso pode praticar sem riscos. Além disso, a caminhada evita que o obeso se isole em si mesmo ou que sofra de discriminação social, o que tem um valor inestimável.

Isso tudo é essencial: a caminhada, com a condição de ser praticada por pelo menos vinte minutos por dia, exerce um efeito muito benéfico no cérebro, um fenômeno que, durante muito tempo, intrigou a comunidade científica internacional. A partir disso, os neurocientistas puderam demonstrar que **a caminhada regular gera uma secreção regular de serotonina, com uma intensidade tal que esta mesma serotonina, produzida naturalmente, é capaz de rivalizar com tratamentos antidepressivos de ordem química.** Formidável, não é mesmo?

Você precisa do prazer que a caminhada pode lhe proporcionar. Em outros tempos, você buscava esse prazer comendo, o que não convinha ao seu corpo. E o sobrepeso foi o resultado disso. Agora que você sabe o que seu cérebro está buscando, ofereça-lhe esse prazer... sem os quilinhos a mais!

Sendo assim, caminhe todos os dias, por pelo menos vinte minutos. Se você ainda tiver alguma dúvida quanto ao papel da serotonina e a importância da caminhada, aconselho que você leia a obra *Corpo ativo, mente desperta: a nova ciência do exercício físico e do cérebro*, de John J. Ratey e Eric Hagerman.

◆ O abandono dos elevadores

Aqui, assim como para a Quinta-feira Proteica e para os vinte minutos de caminhada por dia, trata-se de instaurar um ritual de proteção simples, fácil e de uma eficácia indiscutível.

No plano energético, ao longo de um dia, em sua casa, na casa dos outros, em sua empresa, no metrô ou no trem, você subirá uma boa dúzia de andares, ou seja, setenta calorias a menos. Isso pode lhe parecer muito pouco. Mas adicione essas calorias às cem da caminhada cotidiana: isso resulta em um gasto energético capaz de absorver duas ou três fantasias alimentares. Fantasias que devem ser neutralizadas com urgência, pois dizem respeito (não tenho a menor dúvida, e nem você!) a alimentos de carboidratos, cujos açúcares devem ser queimados antes que o pâncreas tenha tido tempo de secretar sua insulina, primeira responsável pelo armazenamento de gorduras.

Subir escadas a pé, contudo, apresenta outros benefícios. Este ritual inscreve em sua vida de todos os dias uma atividade pouco atrativa em um universo de conforto e sedentarismo. Por que, então, insisto tanto para que você a adote? Porque, depois de duas semanas subindo escadas, seus músculos do quadríceps, os que erguem seu corpo a cada degrau, se enrijecerão e se reforçarão, a fim de tornar as subidas mais fáceis, mais agradáveis. Desse modo, você luta, à sua maneira, contra uma das causas conhecidas do sobrepeso: a falta de atividade física. Você não vai mais ceder às sereias do conforto que a oferta consumista não para de lhe apresentar. Você voltará a fazer uma atividade física natural, sem gastar um tostão sequer.

Nesse contexto, recusar o elevador é um gesto repleto de sentido. Você não apenas usará seu corpo, mas também lembrará à sociedade de consumo que você existe e que não está totalmente submetido aos seus interesses. Você votará contra — com suas pernas, seu tônus muscular! As vantagens da inovação tecnológica são cada vez menores diante dos prejuízos e danos que provoca. Inúmeros pensadores da felicidade — dos quais quero fazer parte — acreditam que tenhamos passado dos limites, que os inconvenientes ultrapassem em muito os benefícios, que a vida moderna não nos torna tão felizes quanto pretende fazê-lo. Sim à ciência, sim à inovação tecnológica, mas de maneira crítica e ponderada. Bem, esse debate passional sobre a felicidade e suas condições pode nos levar muito longe, então voltemos ao que lhe interessa.

A estabilização e o controle do seu peso implicam uma recusa a pegar elevadores. Quando você se encontra no térreo de um prédio em que o esperam no quarto andar, você está no meio do caminho entre os primeiros degraus da escada, de um lado, e a porta vítrea do elevador, do outro lado. É o momento da escolha. Caso opte pela escada, sua determinação cumpriu seu objetivo, você pode sentir uma pontinha de orgulho — e eu chegaria a dizer que é uma vitória, pois a situação continua sob seu controle. Mas, caso pegue o elevador, vai fragilizar sua determinação, erodir o ritual. Você pode dizer que estou sendo dramático, que estou exagerando, que isso é muito pouco, apenas um detalhe. Mas não é! Quando você para de se pesar, dizendo a si mesmo que é um detalhe, na verdade, você está começando a se perder no caminho. E, amanhã, será a vez de negligenciar a Quinta-feira Proteica, até que você não a faça mais. Todas as pessoas que voltaram a engordar começaram por deixar de lado o que pensavam ser apenas um detalhe.

Guarde em sua memória que, em seu ambiente natural, todo ser vivo é protegido por uma regulação biológica automática. Mas, assim que sai dela, como nós, os seres humanos, já o fizemos, a regulação é perdida e devemos nos reapoderar dela voluntariamente.

Escolhendo as escadas, você assume uma posição com relação a si mesmo: você entendeu o problema do seu sobrepeso e estabeleceu uma barreira simbólica contra o ganho de peso. Você também assume uma posição com relação à sociedade, exibindo seu desejo esclarecido de permanecer humano, em meio a uma sociedade que não está nem um pouco preocupada com a sua saúde. Desse modo, um gesto tão simples quanto colocar o pé na escada ganha outra amplitude e passa a fazer parte de uma causa e um combate maiores e coletivos Experimente.

3) Três colheres de sopa de farelo de aveia por dia

Já lhe disse o essencial sobre o farelo de aveia, já lhe contei como o descobri e como o integrei ao meu método original e à segunda frente de combate. Assim como o konjac em suas diversas formas, o farelo de aveia é um alimento pouco calórico que voa em socorro de uma alimentação com calorias a perder de vista.

Nesta última fase de estabilização, além de seu papel na saciedade de repleção gástrica e na evasão calórica intestinal, o farelo de aveia caminha ao lado da Quinta-feira Proteica, da caminhada e das escadas. É outro ponto de referência e um ritual de proteção do peso. E se a Quinta-feira Proteica, a caminhada e as escadas entram no âmbito da obrigação controlada, o farelo de aveia é uma fonte de prazer e de inspiração culinária. Continue a preparar suas panquecas, seus muffins, sua massa de pizza ou seu pão, mas apegue-se à ideia de conservar este alimento protetor.

Para terminar, gostaria, em toda consciência, de fazer com que você saiba que nunca vi uma pessoa sequer que, seguindo o método de estabilização, com suas três medidas, tenha falhado ao tentar estabilizar seu peso. Em contrapartida, conheci muitas pessoas que, não o tendo seguido, voltaram a ganhar peso, totalmente ou em partes.

Se, ao fim da ação que realizamos juntos, você entrar na categoria dos estabilizados, que se curaram para sempre do sobrepeso, peço, encarecidamente, que me conceda o favor de sabê-lo.

E se, apesar de tudo, por acaso, você voltar a ganhar peso, ainda existe uma solução.

O Contra-ataque Graduado

O Contra-ataque Graduado é uma técnica de proteção da sua estabilização. Elaborei-o para trazer um pouco de ajuda àqueles que, apesar do enquadramento protetor de sua estabilização, deixam de se preocupar com seu peso. Em geral, quando uma mulher emagrece, sente-se melhor com seu corpo e sua mente, gosta ainda mais de sua silhueta, acha-se mais bonita, mais leve e fica orgulhosa de ter perdido o peso que tanto a incomodava. E, além disso, apega-se firmemente à manutenção do seu novo peso. Quanto aos homens, sempre fico surpreso ao ver a que ponto ficam felizes e orgulhosos por se tornarem mais leves, por perderem a barriga redonda que os deprimia.

E, no entanto...

No conjunto dos resultados obtidos pelas dietas tradicionais, as estatísticas internacionais são assustadoras: 95% das pessoas que perdem peso voltam a ganhá-lo. POR QUÊ?

Acredito que existam dois grandes motivos para explicar o fracasso generalizado:

- O primeiro leva em conta a contagem calórica, que é o oposto da psicologia das pessoas com sobrepeso. Com efeito, essas pessoas têm uma relação emocional e sensorial com a comida oposta à contagem aritmética de calorias. Quando se ama, não se conta, não importa de que campo estejamos falando! E a lentidão da contagem cansa ainda mais rapidamente sua motivação, principalmente quando os resultados são tão pouco convincentes.

- O segundo motivo tem a ver com o espantoso fato de que não existe um verdadeiro projeto estruturado para a estabilização. Enquanto existe uma infinidade de dietas para emagrecer, nunca encontrei um método confiável, pensado e construído para o pós-emagrecimento. Essa é uma das razões pela qual insisto tanto em que você siga todas as indicações que lhe dei. Meu método de estabilização foi feito para ser seguido a longo prazo, o que é, justamente, o perigo número um em termos de emagrecimento.

Foi para responder à esta falta que construí o Contra-ataque Graduado, um sistema de recurso último, encarregado de "proteger a proteção".

Espero, do fundo do meu coração, que você não precise dele, mas saiba que, mesmo que use subterfúgios, tudo foi previsto para que você consiga se recuperar.

O Contra-ataque Graduado é um sistema de proteção que reúne um vigia e uma força de intervenção rápida caso você engorde novamente. Na prática, trata-se de quatro linhas de defesa sucessivas, que se levantam uma após a outra, no caso de a anterior acabar cedendo e para que você se recupere e volte ao Peso Ideal desejado.

Uma condição de base: pese-se todos os dias!

Todo o sistema de Contra-ataque Graduado foi fundado nesse pensamento cotidiano. Recuse o preconceito absurdo e obscurantista que dá a entender que se pesar todo dia revelaria uma obsessão. Não apenas é falso, mas também contrário ao bom senso, à lógica e, principalmente, à eficácia.

Todos os membros do meu grupo de estabilizados definitivos pesam-se todas as manhãs. E como você poderia estabilizar seu peso sem acompanhar a evolução? As pessoas que não se pesam mais, em geral, têm medo de subir na balança, pois temem a confirmação do que já pressentem ou sabem.

Então, pese-se todos os dias pelas manhãs, usando a mesma roupa.

O ideal seria escrever seu peso em um papel ou, ainda melhor, em uma tabela do Excel. Para fazer sua curva de peso, abra o programa Excel, anote seu peso do dia inicial no quadro A1, no alto, à esquerda. No dia seguinte, no quadro A2, depois, no outro dia, no quadro A3, e assim por diante. Para criar sua curva de peso, clique na tecla F11 de seu teclado e, depois, em "gráfico", no menu superior, depois no menu que se desdobra, clique em "tipo de gráfico", depois, em "curva". Para finalizar, clique na curva de fundo preto. Assim, você poderá visualizar sua curva de peso e, acredite em mim, isso é essencial. Enquanto tomar conta do seu peso, você terá um bom controle e saberá onde realmente está em termos de estabilização. A partir dos primeiros sinais de um ganho de peso, entre, sem esperar, no modo Contra-ataque Graduado. Se você passar a primeira barragem, a segunda se levantará imediatamente, e assim por diante.

Reaja rapidamente, é mais fácil não ganhar um quilo que perdê-lo!

O tempo age contra você, tanto no plano do metabolismo quanto no dos comportamentos. Quanto mais demorar a reagir, mais seu ganho de peso se enraizará e mais resistirá à dieta e ao gasto físico que você venha a lhe opor. Desse modo, ao fim de uma festa, caminhe imediatamente, com um bom passo, durante uma hora: assim, você terá boas chances de impedir que as calorias ingeridas se transformem em gordura.

Contudo, caso espere o dia seguinte para reagir, será um pouco menos fácil, mas ainda possível.

Uma semana mais tarde, o excesso de calorias já terá se armazenado e se tornado reserva, mas, nas gorduras mais superficiais, ainda é possível reagir de maneira eficaz.

Um mês mais tarde, as gorduras de reserva estarão afundadas nos estoques mais profundos, de acesso infinitamente mais difícil. Apenas uma dieta forte e estruturada poderá vencê-las.

Para que você entenda melhor: compare seus excessos alimentares à uma pintura aplicada em uma parede. Se quiser apagá-la imediatamente depois de ter pintado a parede, não terá qualquer dificuldade em fazê-lo, pois a tinta ainda está fresca. Quanto mais o tempo passa, mais a pintura se tornará resistente e, quando estiver totalmente seca, um simples trapo velho não será mais suficiente para retirá-la: você precisará de um raspador e muito esforço para fazê-lo.

Logo, pese-se sempre e reaja rapidamente. Mas isso ainda não é tudo.

Na prática, se você ganhar peso, será por ter baixado a guarda, por ter esquecido ou deixado de lado o seu tridente de proteção: **a Quinta-feira Proteica + as escadas e os vinte minutos de caminhada + o farelo de aveia.** Será por ter negligenciado um, dois ou três desses elementos, cujo papel é estabilizá-lo definitivamente no Peso Ideal.

Como reagir? Duas respostas são possíveis. Uma é simples, técnica, imediata e tática. A outra é mais profunda, demanda um pouco mais de reflexão, é estratégica e diz respeito à maneira de reestruturar suas fontes de realização pessoal.

Comecemos pelo contra-ataque imediato.

1) Posição de espera armada

Em primeiro lugar, você precisa de um ponto de referência, o norte de sua bússola de estabilização. Tal ponto de referência é o peso que você acaba de perder, a diferença entre o peso inicial e o peso ao qual conseguiu chegar, para o qual quer voltar ou que deseja estabilizar.

Como seu corpo e seu estilo de vida não são os de um robô, guarde uma margem de manobra de 1,5 quilo: a respiração do seu corpo, com suas variações de água e alimentos. Pelos mesmos motivos, é sua respiração social, com as alternâncias de convites, festas de aniversário, festas em geral ou refeições de negócios para as quais, inevitavelmente, você será convidado.

Enquanto não passar desse 1,5 quilo, está tudo bem, você ainda está na corrida. Mas, passada essa barreira, você começa a se desviar dela e a balança tem o papel de estar lá para lembrar-lhe disso. Não confie nas suas roupas ou em seus cintos: pois é fácil se desculpar com um jeans que encolheu na lavagem ou aceitar afrouxar a cintura para fazer com que a barriga entre na calça. PESE-SE.

2) Primeiro contra-ataque

Passado 1,5 quilo, você deve reagir.

VOLTE A FAZER A QUINTA-FEIRA PROTEICA, pois, certamente, foi algo que você abandonou. Melhor ainda, faça dois dias de proteínas puras por semana, quarta ou sexta-feira, mas um dia que seja consecutivo, repetindo a operação até voltar ao peso certo.

Recomece, também, a subir pelas escadas; é impossível que você não as tenha abandonado, ou não teria engordado novamente. Adicione 15 MINUTOS DE CAMINHADA ALÉM DO NORMAL.

Como também é provável que você tenha deixado o farelo de aveia de lado, volte a ele e passe para cinco colheres de sopa por dia.

E, finalmente, beba ainda mais, passe para dois litros de água sem gás, pouco mineralizada.

Estabilização	Proteínas Puras	Estabilização	Proteínas Puras	Estabilização

3) Segundo contra-ataque

E se você tiver ganho um terço dos quilos que perdeu? Por exemplo, para uma perda de dez quilos, você ganhou 3,5 quilos: faça um ataque de dois dias consecutivos com proteínas puras e, depois, volte a fazer a Escada Nutricional desde o início, para perder o restante, depois faça uma semana de consolidação.

Aqui também, volte a subir pelas escadas e adicione TRINTA MINUTOS DE CAMINHADA ALÉM DO NORMAL, todos os dias.

Volte para uma colher e meia de sopa de farelo de aveia até recomeçar a estabilização.

Proteínas Puras	Proteínas Puras	n semanas de Escada Nutricional até o Peso Ideal	Volta à Estabilização

4) Terceiro contra-ataque

Se você tiver ganho de volta a metade dos quilos que perdeu, está começando a perder os benefícios da dieta. Como o ganho de peso ainda está fresco, existe a esperança de perdê-lo com relativa facilidade. Mas saiba que você já está no limite da elasticidade. Este momento é CRU-

CIAL, não o deixe passar. Se esperar um dia a mais, talvez corra o risco de cair em algo irreparável. "Irreparável" significa, pura e simplesmente, um ganho de peso definitivo. Um risco não é uma obrigação, mas uma grande probabilidade que, de forma alguma, deve ser negligenciada.

Comece alternando um dia de proteínas puras (PP), um dia de proteínas + legumes (PL) e um terceiro dia de proteínas + legumes + uma fruta. Siga este bloco de alternância por três vezes seguidas, ou seja, durante nove dias. Em seguida, recomece a semana da Escada Nutricional até voltar ao Peso Ideal. Passe por cinco dias de consolidação pelo número de quilos que você acaba de ganhar de volta.

Como para o segundo contra-ataque, volte a subir de escada e adicione TRINTA MINUTOS DE CAMINHADA ALÉM DO NORMAL todos os dias.

Conserve a colher e meia de farelo de aveia até o dia da estabilização.

E, principalmente, não se esqueça de que, apesar dos bons resultados e do verdadeiro sucesso que teve, você não deixou de ganhar a metade do peso que tinha perdido. Nunca peque por excesso de triunfalismo, pois voltar a ganhar peso é sempre possível. Você abriu uma porta quando começou a engordar e ela nunca mais se fechará totalmente de maneira espontânea. Esteja atento e reaja rapidamente.

3 ciclos de PP-PL-PL + 1 Fruta	n Escada	5 dias de consolidação / quilos perdidos	Retorno à Estabilização

5) Quarto contra-ataque

Caso você volte a ganhar três quartos do peso perdido, não está mais no acidente de percurso, mas em uma recaída. Se isso lhe acontecer, é porque existe uma falha, ou um grande problema na colheita de sua realização pessoal, que o obriga a recarregar as energias no registro gratificante da alimentação.

Talvez você esteja em um período de vulnerabilidade e muito sensível às dificuldades da vida, ou talvez esteja desmoronando em momentos de dificuldade, o que é muito diferente.

Se essas dificuldades reais, por mais importantes que sejam, forem passageiras (divórcio, desemprego, problema momentâneo de dinheiro, por exemplo), basta esperar que a situação se abrande e volte a ser aceitável. Até lá, volte à fase de consolidação, com dois dias de proteínas puras, em vez de um.

E, assim que voltar a ter dias melhores, retome a segunda frente de combate desde o início, refazendo as semanas da Escada Nutricional. Quando tiver atingido seu Peso Ideal novamente, passe para a fase de consolidação e, em seguida, invista novamente na estabilização definitiva, tirando uma lição útil dessa recaída, para que você possa se proteger melhor caso os períodos de turbulência voltem a perturbar.

Se o seu ganho de peso não estiver realmente ligado a um obstáculo identificável e que tenha mais a ver com a sua hipersensibilidade e a uma vulnerabilidade que lhe seja própria, isso significa que você deve pensar muito bem em uma maneira de mudar o modo de gratificação e encontrar outro meio de produzir prazer de compensação que não o faça engordar. Há muitos anos, trabalho na elaboração de uma ferramenta de realização do primeiro objetivo da vida, o da alegria de viver, à qual chamamos de felicidade. Até o momento, sempre se deixou essa questão fundamental aos filósofos, aos moralistas e aos religiosos, mas as respostas trazidas são sempre mais teóricas que práticas.

Mesmo que você não deseje ir mais longe na mudança de seu modo de compensação, aconselho que não baixe totalmente os braços, pois, enquanto estiver lutando contra o sobrepeso e seus riscos, você estará ativo e não sofrerá o estresse da situação. Além disso, peço uma única coisa: caminhe meia hora por dia e uma hora inteira aos sábados e domingos, com o máximo de energia possível. EU SEI que em alguns dias você terá secretado serotonina o bastante para poder mudar de ideia e consagrar UM DIA DE SUA SEMANA às proteínas puras. E, assim que se sentir capaz, recomece a segunda frente de combate desde o início.

Pronto, agora, você tem tudo de que precisa e tudo que posso lhe oferecer para ajudá-lo a resolver seu problema de peso. Você dispõe dos meios para determinar o melhor perfil de ataque para levá-lo à vitória. Criei a segunda frente de combate para dialogar com essas pessoas de perfil diferente, depois de, humildemente, constatar que minha primeira frente de combate não poderia atender a todas as pessoas com sobrepeso.

Cabe a você agir.

Meu combate ao seu lado

Flashback

Repensando minha trajetória de vida, tenho a sensação de ter nasci-do com o que se tornaria a razão da minha existência, minha luta contra a calamidade do sobrepeso. Nasci em um momento de transição da história da humanidade. Coincidência? Destino? A intensa acelera-ção da economia e o desenvolvimento de tecnologias de interconexão, as neurociências: tudo isso progrediu de maneira impressionante. Foi deste mundo cada vez mais rico, mas também cada vez mais artificial e estressante, que surgiram o sobrepeso, a obesidade e o diabetes.

Em 1944, o sobrepeso não existia. Na França, meu país, não existiam franceses com sobrepeso ou obesos o suficiente para se formar um gru-po *constituído*. Certamente existiam algumas pessoas com sobrepeso, e até mesmo obesas, mas eram poucas e disseminadas.

Em 1960, quando entrei em meu primeiro ano de medicina, já se veri-ficava a existência do primeiro milhão de franceses com sobrepeso e co-meçava a surgir uma revolta a respeito disto. Atualmente, existem 7 milhões.

Essa constatação me parece sempre ter sido voluntariamente ocul-tada: nada antes de 1944, um milhão de obesos em 1960, 7 milhões hoje em dia, entre os 27 milhões de franceses com sobrepeso. No entanto, esses números levam-nos a uma interrogação sobre o sobrepeso como um problema de estilo de vida, gerado por uma escolha de sociedade. Seria preciso ter uma verdadeira má-fé para não admitir que o sobrepeso é uma doença da civilização.

Em 1966, terminei meus estudos de medicina e fiz a minha monogra-fia. Em seguida, orientei-me para uma especialização em neurologia. Pelas manhãs, ia ao hospital de Garches e, à tarde, fazia minhas consultas em um pequeno consultório de medicina generalista. Nele, descobri, ao mesmo tempo, o sofrimento trágico da neurologia e a arte da medicina generalista.

Em minha consulta de bairro, recebi um homem que, sem sabê-lo, iria mudar completamente a minha vida. Era um editor de poesia que eu achava muito simpático. Ele era obeso e me pediu, um dia, para ajudá-lo a emagrecer. Já contei esta história muitas vezes, e continuo contando-a, pois, sem ela, eu nunca teria chegado até você. Ele me pediu para fazer com que perdesse os quarenta quilos a mais que minavam sua vida. Como, na época, eu ainda não era nutrólogo, disse que não podia. Ele insistiu, até pronunciar a surpreendente frase a seguir: "Pode me passar a dieta que quiser, tire todos os alimentos que desejar, mas não a carne." Nosso homem adorava carne. E o que ele disse continha a única resposta possível. Disse-lhe que comesse carne magra e bebesse muita água durante cinco dias. E os resultados foram incríveis: ele perdeu cinco quilos nesses cinco dias.

Foi graças a esse único e espetacular caso que decidi abandonar a neurologia e me enveredar pela nutrição.

Assim, entrei no serviço do professor Gilbert Dreyfus, o grande departamento de nutrologia, sob a tutela do doutor Marcel Zara, a quem, mais tarde, eu dedicaria meu primeiro livro. Durante três anos, segui o mesmo ensinamento da nutrição de todos aqueles que se tornaram os diretores de ontem e hoje. A teoria em vigor baseava-se nas calorias e na contagem numerada do que entra na boca e do que é queimado, para levar aos gastos do funcionamento do corpo.

Segundo essa teoria dominante, bastava reduzir o número de calorias consumidas por um obeso para reduzir sua obesidade. E, como apoio, três dietas, a das 1.500 calorias, a das 1.200 e a das 900.

Tendo enfim adquirido orgulhosamente meu título de nutrólogo, em 1970, deixei, sem a menor nostalgia, de exercer a medicina generalista. A partir de então, comecei a me dedicar inteiramente à nutrição, ao sobrepeso, à obesidade, ao diabetes e às doenças da tireoide, a especialidade do meu mestre Zara.

E, com muito entusiasmo, usava as três dietas hipocalóricas. No entanto, apesar da minha implicação e da minha enorme vontade de ter êxito, os resultados obtidos eram, não raro, decepcionantes. Trabalhosos, lentos e, quando bem-sucedidos, muito frágeis. Assim que o suporte, o enquadramento e a proximidade afetiva eram rompidos entre mim e os pacientes, o ganho de peso era sistemático.

Depois de tantas esperanças, tantos esforços, tanto tempo investido e tanta implicação, meus pacientes e eu nos encontrávamos em um impasse. Como muitos amigos e colegas nutrólogos, eu poderia ter me contentado em insistir nesse procedimento conformista. Mas, dotado de uma natureza que adora os desafios, não tive medo de sair da segurança do princípio da autoridade, nem de lutar apaixonadamente contra a adversidade, se necessário fosse.

Assim, eu deixava meus pacientes neurológicos, cujo grande sofrimento me afundava tantas vezes, e descobria em mim mesmo uma profunda simpatia por meus pacientes com sobrepeso. Emocionantes, em busca da ajuda e da benevolência que eu estava pronto a lhes oferecer. E ficava com raiva de mim mesmo por não poder fazer ainda mais por eles. O médico ama curar, é esta a sua maior gratificação!

Àquela época, a medicina não se interessava pelo sobrepeso, e menos ainda por sua prevenção. Ela cuidava apenas da obesidade grave e das complicações graves e tardias, sem ligá-las ao passado de sobrepeso do paciente. Chegava-se a considerar que o sobrepeso era um problema "feminino", sem gravidade ou consequência. As revistas exibiam suas capas falando sobre a "tentação sazonal" das mulheres que queriam perder alguns quilos antes do verão. Era de bom-tom celebrar o "bon vivant", jovial e tão simpático. O sofrimento ligado a um corpo mal-amado, à falta de sedução, e o sentimento de marginalização eram ignorados. Ninguém sequer se perguntava o que é que provocava o sobrepeso.

Na maioria dos meus pacientes eu descobria um verdadeiro mal-estar ou uma insatisfação profunda. E tais sentimentos eram anteriores ao ganho de peso. Eles comiam para calar o sofrimento. Alimentos doces, gordurosos e salgados os acalmavam. Eu não sabia como fazer, quando me veio à cabeça a lembrança da minha formidável experiência com o editor, amante de bifes sangrentos. Eu sabia que tinha sido um teor de proteínas de extrema qualidade que havia feito com que esse paciente emagrecesse tão rápido sem deixar de comer quando tinha fome.

Foi sobre essas bases que instaurei o que se tornaria a fase de ataque do meu futuro método. Em períodos curtos de alimentação direcionada, eu recomendava esses alimentos ricos em proteínas. Desse modo, saí do âmbito da contagem de calorias, com a qual nunca conseguia chegar aos resultados desejados.

De repente, tudo mudou, e os resultados foram surpreendentes. Meus pacientes ficaram surpresos, felicíssimos. Sua motivação não diminuía e seu entusiasmo e alegria também eram meus. O desafio estava prestes a ser vencido e a aposta, ganha. Era realmente excitante. Eu avançava como um esclarecedor, um explorador, um pesquisador.

Meus pacientes não tinham acesso a uma gama tão ampla de alimentos ricos em proteínas quanto a que encontramos atualmente. Com poucas diferenças, era ainda a gama do caçador-colhedor do Paleolítico! Ainda não havia laticínios magros, não havia kani, nem atum natural em lata, nada de presunto de peru ou de frango, nada de carne de caça ou bresaola, nem proteínas vegetais, como tofu, seitan e tempeh. Eu ainda não tinha descoberto o farelo de aveia, nem o konjac e suas massas e arroz sem calorias. Mas os meus pacientes tinham apenas um objetivo: emagrecer. O resto ou o que viria depois não parecia preocupá-los ou interessá-los. Uma vez que tinham emagrecido, não nos despedíamos, satisfeitos, com a sensação de dever cumprido. Infelizmente, a perda de peso não se mantinha e se mostrava tão instável quanto a obtida com as dietas restritivas em calorias. Nos seis meses posteriores, eles engordavam novamente. E eu não poderia ficar de braços cruzados e me resignar; eu precisava achar algo ainda melhor, continuar avançando.

Isso me incitou a criar uma continuação aos resultados fulminantes da **fase de ataque**. Meus pacientes tinham ficado tão satisfeitos com seu emagrecimento rápido que aceitavam sem problemas a experiência que eu lhes propunha. **Foi assim que inaugurei a fase de cruzeiro**. Seu papel era acalmar o jogo metabólico e, ao mesmo tempo, prolongar a perda de peso, mas com um ritmo mais constante.

Assim, conservei integralmente os alimentos ricos em proteínas da fase de ataque, como sempre, com a possibilidade de serem comidos "à vontade", e adicionei todos os legumes, com exceção dos feculentos. Era uma enorme gama de alimentos cheios de virtudes, naturais, muito ricos em vitaminas, em sais minerais e fibras, e suficientemente pobres em carboidratos para não colocar em perigo os resultados obtidos durante a fase de ataque. Isso me ajudava a desdobrar minha ação em durações mais longas e, assim, tratar os sobrepesos e obesidades consequentes.

Paralelamente a isso, sentia-me fascinado pela Pré-história. O homem primitivo nos faz entender a matriz fundamental do ser humano, ainda não envolvido na complexidade infinita da cultura moderna. É um espelho de nós mesmos, e eu via essa matriz comportamental operando em todos os lugares, e ainda mais nos meus pacientes. As aulas entusiasmantes de Leroi-Gourhan, no Collège de France, assim como as do professor Lumley, no Museu do Homem, sobre a alimentação na Pré-história e também sobre a dos primeiros povos, ainda vivos na primeira metade do século XX, me confortaram em minha estratégia. A adição dos legumes às proteínas compunha um quadro alimentar muito próximo da alimentação do caçador-colhedor.

Observe a seguir o quadro que esclarece a alimentação nos tempos da Pré-história, estabelecido pelo professor Gilles Delluc, antigo aluno e amigo do professor Leroi-Gourhan:

Australopitecos	Primeiros homens	Paleolítico médio e suplementar	Proto-história e História	Atualmente
Plantas (tubérculos), raízes...	Plantas (tubérculos), raízes...	Plantas (tubérculos), raízes...	Plantas (tubérculos), raízes...	Legumes, frutas, poucas fibras vegetais
		De acordo com o clima	Cereais e produtos derivados do leite	Açúcares rápidos
				Cereais e pães
Insetos	Carne (de cadáveres em decomposição ou caça)	Produtos cárneos (caça e pesca)	Produtos cárneos (criação, caça e pesca)	Produtos derivados do leite (ácidos graxos saturados)
Pequenos animais			Sal +	Carne (ácidos graxos saturados) e peixe Sal ++

Extraído de *La Nutrition préhistorique* [A nutrição pré-histórica], de Gilles Delluc.*

---

* Gilles Delluc, doutor em Pré-história no Museu Nacional de História Natural (Paris) e médico de hospitais com a colaboração de Brigitte Delluc, doutora em Pré-história, e de Martine Roques, médica e nutricionista. Em seu prefácio, o professor Henry de Lumley escreve: "Gilles e Brigitte Delluc foram alunos e amigos do professor André

Do Paleolítico até os anos 1940, ou seja, durante 99,5% do tempo de nossa existência, fomos consumidores de animais de caça, de peixe e plantas selvagens repletas de fibras, uma alimentação adquirida a duras penas. Em seguida, em pouco menos de sessenta anos, ou seja, durante 0,5% de nossa evolução, tornamo-nos uma população majoritariamente composta por sedentários e habitantes da cidade. Atualmente, aqui estamos, em grande escala, afetados ou ameaçados pela obesidade de sobrecarga, o diabetes da idade madura, a hipertensão arterial, as anomalias das gorduras sanguíneas, as doenças coronárias, os acidentes vasculares cerebrais (AVC) e, provavelmente, certos cânceres, que se tornaram as doenças do nosso século XXI.

A conclusão impõe-se sozinha e serviu para confirmar minhas escolhas: o modelo alimentar programado geneticamente em nós e intocado desde as origens foi o do caçador-colhedor. Era preciso voltar a ele, inspirar-se nele, ele era a chave. A fase de cruzeiro, na qual introduzi os legumes do colhedor, ao lado das proteínas do caçador da fase de ataque, trazia, em sua frugalidade saudável, o essencial da alimentação esperada pelo corpo de um ser humano.

E, sem surpresas para mim, os resultados da fase de cruzeiro foram convincentes.

Meu objetivo tinha sido atingido? Ainda não, pois, mais uma vez, o sobrepeso dos meus pacientes continuava instável. Certamente o ganho de peso às vezes era parcial e se estendia em uma duração um pouco mais longa, um ano, em vez de alguns meses. No entanto, o ganho de peso persistia. Isso me entristecia e, como médico, eu tinha a impressão de construir um castelo de areia, de resolver uma doença crônica incurável de maneira apenas passageira. Eu precisava conseguir estabilizar o peso obtido.

Assim, eu me fazia duas perguntas para as quais não encontrava resposta em minha disciplina médica.

A perda de peso obtida e mantida durante um ano valia mais que um sobrepeso sem alterações? Se viver durante um ano com cerca de dez quilos a menos resultava em uma redução dos riscos ligados à obesidade a longo prazo, a perda era benéfica, neutra ou desfavorável? Eu pensava, então, que emagrecer e engordar novamente não fazia sentido

---

Leroi-Gourhan. Eles estão entre os melhores especialistas da arte e da vida dos homens de Cro-Magnon."

e se poderia dar ao corpo uma oportunidade a mais de desenvolver resistência às dietas.

Atualmente, minha posição a respeito desse ponto é outra. Se é verdade que as dietas sucessivas são, frequentemente, menos rápidas e frutíferas que as primeiras, isso se deve mais aos freios psíquicos que aos freios metabólicos. Com a mesma moral, segue-se uma segunda dieta de maneira menos eficaz que a primeira, pois tudo reside na motivação. Conheci muitos pacientes e segui muitos leitores ou internautas que voltaram à primeira frente de combate depois de a terem seguido incorretamente uma primeira vez, e que obtiveram melhores resultados do que na primeira tentativa. O que a experiência me ensinou é que o fato de viver um, dois ou três anos com dez quilos a menos reduz e retarda a aparição dos riscos ligados ao sobrepeso. Assim como para um fumante de um maço de cigarros por dia que consegue parar durante um ou dois anos: ele escapa do engorduramento de seus brônquios e suas artérias durante este período. E é sempre benéfico para a saúde.

A outra questão era relacionada à velocidade da perda de peso. Intuitivamente, estamos inclinados a pensar que uma dieta muito eficaz e muito rápida gera mais instabilidade de peso que uma dieta lenta. Na verdade, o que ocorre é exatamente o oposto. Alguns estudos feitos nos Estados Unidos demonstram-no claramente. Para se obter uma perda de peso significativa, uma dieta lenta e laboriosa pode minar a motivação a tal ponto que essa mesma motivação desaparece no momento em que um esforço decisivo deveria ser feito para se estabilizar o peso obtido.

O problema crucial era saber como estabilizar o peso dos meus pacientes. Precisei de muitos e muitos anos para finalizar as duas fases de consolidação e estabilização do peso.

O pós-emagrecimento é a vida, toda a vida sem sobrecarga ponderal ou riscos de saúde ligados ao sobrepeso. Era vital para meus pacientes e imperativo para mim conseguir chegar a este ponto. Foi uma pesquisa apaixonante e estimulante, pois não acredito que o sobrepeso seja uma fatalidade.

Para não voltar a engordar, muitos obstáculos devem ser superados. E foi também para ajudar você que criei a segunda frente de combate. O aumento do apetite, a redução dos gastos e o proveito máximo dos alimentos ingeridos conjugam suas ações para ir de encontro ao emagrecimento obtido. Era preciso aprender com tudo isso. Era preciso criar uma proteção contra tais reações naturais.

Assim, estabeleci a duração da vulnerabilidade e entendi que o risco de engordar novamente estava ligado à quantidade de peso perdido: cerca de dez dias para cada quilo eliminado. A partir dali, pude dar instruções de enquadramento concretas, simples, precisas e incitativas, a fim de manter o peso até a extinção da ameaça de um ganho de peso pós-emagrecimento.

Criando um cálculo mais sofisticado que o IMC, pude estimar o Peso Ideal de cada pessoa e fazer dele um objetivo razoável e realizável.

E, finalmente, uma vez que a consolidação tivesse êxito, era preciso estabilizar. E fazer de forma que a alimentação fosse aberta, a mais normal possível, sabendo que haveria algumas escapadas nessa liberdade e autonomia redescobertas. Precisei criar **três instruções** simples de serem seguidas ao longo de toda a vida, em proteção contra qualquer ganho de peso. Tais instruções são a **Quinta-feira Proteica, o farelo de aveia** e **os vinte minutos de caminhada**. Enfim, expliquei a você como essas três medidas também são suas medidas, assim como a segunda frente de combate, que, com uma pedra branca, marca o meu combate ao seu lado.

Direito de resposta

A pesar da pandemia do sobrepeso, a mídia está contra as dietas nutricionais. Em novembro de 2010, a Agência Nacional Securitária da Alimentação, do Meio Ambiente e do Trabalho da França (ANSES) teve a missão de avaliar os riscos das 15 dietas mais usadas no país. Sua conclusão geral foi que "fazer uma dieta, qualquer que seja, não é algo inofensivo e traz efeitos colaterais". A agência destacou as variações de ingestão de micronutrientes e fibras, assim como um conjunto de modificações metabólicas com relação à proporção de nutrientes trazidos por cada dieta. Uma clara verdade! Por definição, qualquer dieta emagrecedora, ou seja, uma dieta que reduza a ingestão alimentar, diminui, em proporção, a ingestão de micronutrientes e fibras, reduzindo também o volume das fezes e a rapidez do trânsito intestinal.

Mas, afinal, qual é o peso de tais efeitos colaterais diante do furacão tóxico da obesidade e do diabetes que, frequentemente, é associado aos riscos de infarto, cegueira, amputações repetidas, insuficiência renal e um fim de vida sob diálise, a infelicidade absoluta? A quem querem fazer de idiota? Por um lado, distúrbios benignos e, do outro, 2,8 milhões de mortes por ano no mundo diretamente ocasionadas por obesidade, sobrepeso e diabetes, que são definidos pela Organização Mundial da Saúde (OMS) como uma calamidade e o primeiro risco sanitário evitável do planeta.

A ANSES é uma agência administrativa que respondeu à uma missão dada por suas autoridades de tutela, sobre as quais, muito provavelmente, se exerce uma pressão perfeitamente legítima de forças econômicas — cujos interesses não são, prioritariamente, proteger a saúde do mundo.

Mas a ANSES não foi a única entidade a questionar meu método. Assim, gostaria de comentar a respeito de certas críticas. E começo chamando atenção para o fato de que elas raramente vêm de pessoas que tenham seguido minha dieta até o fim. Tais críticas vêm, principalmente, dos lobbies para quem uma dieta de sucesso assinala a perda de um consumidor, ou seja, de um cliente. As indústrias do açúcar, da farinha branca e dos alimentos feitos para beliscar viram suas vendas diminuírem ao longo dos três últimos anos. E tais empresas recrutam seus porta-vozes entre os nutricionistas que padeceram da popularidade do meu método. Sim, desconstruí o dogma das calorias, obtive resultados, apontei os malefícios dos açúcares e tive grande sucesso. Isso é o suficiente para suscitar a inveja e a hostilidade de muita gente. Mas vocês são meus leitores e têm o direito de saber quais são meus argumentos. Gostaria de, aqui, como todo cidadão, exercer meu direito de resposta aos ataques que poderiam semear a dúvida em seu espírito.

Fazer uma dieta é cuidar de si mesmo. Mantenho minha convicção.

• *Frequentemente, criticam-me pelo uso excessivo de alimentos ricos em proteínas.*

Aconselho o consumo de proteínas, pois considero que tais alimentos possuem vantagens consideráveis para a luta contra o sobrepeso e, ao mesmo tempo, não apresentam *qualquer* — eu disse *qualquer* — inconveniente. Desde o primeiro ano de medicina, aprendi que o excesso de carboidratos leva ao diabetes e ao sobrepeso, e que o excesso de consumo de lipídios saturados ocasiona riscos cardiovasculares. Quanto às proteínas, não há patologias relacionadas.

Se formos falar das vantagens, as proteínas são os alimentos que mais saciam, enquanto o açúcar é viciante e a gordura é neutra. As proteínas são altamente termogênicas, um terço de suas calorias são queimadas ao longo da digestão, enquanto os carboidratos e os lipídios praticamente não o são. As proteínas são hidrófugas e ajudam a lutar contra a retenção de líquidos, ao contrário dos carboidratos e dos lipídios.

Essas três vantagens têm um papel considerável para quem quer emagrecer.

Além disso, se eu privilegio as proteínas, dou ainda mais importância aos legumes. "Tanto quanto for possível" é uma das recomendações que mais repito há anos.

Proteínas e legumes reunidos fazem parte da base natural da alimentação humana.

• *Disseram que as proteínas poderiam ser perigosas para os rins.*

Esta não apenas é uma afirmação falsa, como a verdade é exatamente o contrário disso! Vejamos os fatos. Existe um grande número de estudos epidemiológicos que demonstram que este risco não existe para as pessoas de boa saúde. Melhor ainda, o doutor M.M. Poplawski (Mount Sinaï School of Medecine, Nova York) provou que, no plano clínico, funcional e biológico, os distúrbios renais (inclusive os mais graves) decorrentes do diabetes poderiam ser revertidos ao se seguir uma dieta cetogênica (sem carboidratos) e composta unicamente por proteínas e lipídios. A maioria das nefropatias que levam à diálise são diabéticas e decorrentes da toxicidade da glicose no rim, assim como nos olhos, no coração, nas artérias do cérebro e nos membros inferiores. Eu mesmo acompanhei sessenta pacientes que tinham apenas um rim funcionando normalmente e que fizeram a minha dieta. Acompanhei-os de perto, com um exame biológico regular, e nunca constatei perturbações em sua função renal. O único nutriente cujo abuso pode prejudicar o rim é o carboidrato e o abuso de açúcares que levam ao diabetes.

• *Disseram que minha dieta fazia emagrecer rápido demais.*

Por que ir lentamente quando se pode ir mais rápido? Em que aspecto a lentidão seria preferível? A rapidez de execução é, psicologicamente, o principal motivador e um impulso fundamental para iniciar, seguir, obter êxito e consolidar um método de emagrecimento. Os preconceitos são difíceis de se extinguir: quer dizer, então, que o ideal seria agir lentamente, privar-se inutilmente do prazer de comer certos alimentos e sofrer durante muito tempo? Isso é algo inútil, desmotivador e injustificável.

• *Disseram que minha dieta não adianta, porque todo o peso perdido é recuperado.*

Às vezes, é verdade, mas para as pessoas que não observam minhas instruções de pós-emagrecimento. Inevitavelmente, as mesmas causas têm os mesmos efeitos. Elas voltam a engordar porque voltaram a ter uma alimentação muito rica em carboidratos e lipídios. Mas não existe ganho de peso quando meu método (tanto a primeira quanto a segunda frentes de combate) é seguido ao pé da letra durante as fases de consolidação e estabilização e quando minhas três medidas de precaução (caminhada + farelo de aveia + Quinta-feira Proteica) são adotadas para o resto da vida. Minha dieta é a única que leva o pós-emagrecimento em consideração, com uma plataforma nutricional equilibrada de referência e a obrigação mínima de três medidas de correção. Além disso, a segunda frente de combate atribui um lugar ainda mais importante à consolidação e à estabilização. Eu as construí também para afirmar o pós-emagrecimento.

• *Criticaram minha dieta, dizendo que não é equilibrada.*

Este é um argumento enganoso. Quem engordou e fez comendo de maneira **desequilibrada**, com carboidratos e lipídios em excesso. Para emagrecer, deve retificar esse desequilíbrio e adotar, durante o período de emagrecimento, a tendência inversa: o mínimo possível de carboidratos e lipídios, que é o fundamento do meu método. Propor-lhe uma dieta equilibrada, neste ponto, só faria com que seu peso se mantivesse, mas sem a perda dos quilos supérfluos. Em seguida, sim, a dieta equilibrada retorna. Nenhum nutriente falta à minha dieta, que se parece com a dieta cretense. Desse modo, a segunda frente de combate propõe uma solução a todos aqueles — você, inclusive — que desejam conservar a quase totalidade da gama de alimentos disponíveis.

• *Criticaram minha dieta por ser... uma dieta!*

Há pouco tempo, depois de décadas de muito entusiasmo com diversas dietas, surgiu a moda do "não às dietas". Essa moda dá a entender que é possível emagrecer sem dieta, o que é uma tolice. Contentar-se com uma alimentação equilibrada não faz com que consigamos emagrecer. Não é a primeira vez que discursos assim aparecem, mas são, infelizmente, seguidos de despertares difíceis.

Apesar desses questionamentos, continuo confiante, pois existe uma solução, uma grande solução. É esta que vocês, meus leitores, têm em mãos. Apenas vocês são capazes de fazer com que os preconceitos vão por água abaixo. Vocês foram muitos a seguir minha dieta, espalhando-a pelo mundo inteiro. Vocês entenderam minha mensagem e meus conselhos. É uma bela centelha de esperança em um contexto de resignação. Eu gostaria, com vocês e por vocês, de ir ainda mais longe, não me contentar, mesmo com uma grande desaceleração do sobrepeso, por mais impressionante que seja. É preciso fazer com que o sobrepeso pare de crescer e — por que não? — invertê-lo totalmente.

Isso pode ser feito em uma escala individual, pessoa por pessoa. É por isso que criei a segunda frente de combate, para aumentar ainda mais o combate, para convencer ainda mais pessoas com sobrepeso a reagir.

Costuma-se negligenciar os pequenos sobrepesos, os inferiores a dez quilos. Ora, 100% dos obesos, em algum momento de sua vida, tiveram menos de dez quilos a perder. E, se alguém as tivesse ajudado naquele momento, essas pessoas teriam evitado muitas complicações médicas e pessoais. O mesmo aconteceu com o diabetes: durante muitas décadas, falava-se de "pequenos diabetes", que não eram tratados. Atualmente, o tratamento do diabetes segue as palavras de ordem: "Agirá mais cedo, mais rápido e da maneira mais radical possível." Gostaria muito que o mesmo fosse feito com os "pequenos" sobrepesos: reagir mais cedo, mais rápido e da maneira mais radical possível!

• *Criticaram-me por me preocupar com a felicidade das pessoas sem saber o que isso significava para elas, apresentando as pessoas com sobrepeso e os obesos como infelizes.*

Não digo que um obeso é infeliz por ser obeso — algumas pessoas lidam bem com esta condição —, mas o sobrepeso é gerado ao se tentar compensar um mal-estar, uma insatisfação variável, de acordo com a sensibilidade da pessoa às frustrações, sua vulnerabilidade diante dos choques e dificuldades da história de sua vida. Mesmo que não seja um discurso fácil de ser ouvido, é a verdade. E não existe qualquer falta de respeito nele, muito pelo contrário. Negar os problemas nunca ajudou a resolvê-los, tanto para o paciente quanto para o médico. E repito: ninguém escolhe tornar-se obeso, ninguém deseja engordar. Nenhum nutricionista digno deste título poderia dizer o contrário. Além disso, inúmeros psicólogos podem confirmar. Quando a comida se torna um vício, isso nunca acontece sem uma razão inconsciente. O vício, qualquer que seja, esconde um sofrimento oculto, e o médico empático que sou não poderia ignorá-lo e tem a obrigação de aliviá-lo — e disso extraí meus "dez pilares da felicidade". Contentar-se em dizer que o sobrepeso é uma simples questão de receitas e gastos calóricos, que basta comer menos e se mexer mais para emagrecer é insuficiente e ineficaz. É uma maneira muito burocrática de fazer "como se" estivéssemos verdadeiramente cuidando do emagrecimento, uma maneira disfarçada de "lavar as mãos" e dizer às pessoas que continuem com sobrepeso. Para mim, é impossível ter uma atitude destas, pois julgo-a irresponsável.

O açúcar = o inimigo

Ao mesmo tempo que o sucesso mundial da minha primeira frente de combate me rendeu um sem-número de críticas, estou, hoje, feliz ao constatar que não sou o único no combate contra o açúcar. É o que vou explicar a partir de agora. Falei a respeito disso ao longo de muitas páginas, ao longo de toda a minha obra, e descrevi no que o açúcar lhe é tão nocivo. Para mim, o açúcar é o inimigo público número um. Entretanto, mais uma vez, vejamos os fatos juntos — para mim, é importante informá-lo e ter a sua adesão ao combate, com ajuda de algumas provas.

Antes de mais nada, a ração alimentar.

Em 1950, a Organização das Nações Unidas para a Alimentação (FAO), criada em 1945 e, em grande parte, financiada pelos Estados Unidos, decretou que a ração alimentar de um ser humano ocidental deve ter de 55% a 60% de carboidratos, açúcares lentos e rápidos inclusos.

Por quê? Com que base e em função de que consenso foi estabelecida essa recomendação quando, no mundo, existiam tantos modelos alimentares diferentes? Por que tal hipótese? Não existe verdadeiramente uma resposta.

E, sessenta anos depois, como se pode conceber que essas normas, cada vez mais criticadas, ainda continuem em vigor? Nosso modelo de vida tornou-se sedentário. Ora, um sedentário queima quase o mesmo número de calorias que um paraplégico! Qualquer pessoa pensaria, imediatamente, que se devem adaptar os consumos nutricionais em função da atividade física ou de sua ausência. Isso é algo claro, evidente. E, no entanto, imperturbavelmente, ainda se recomenda um consumo tão rico em carboidratos quanto se recomendava no passado. A única função dos carboidratos é fornecer energia, e hoje a gastamos muito menos, com nossa vida mecânica, urbana, sedentária. Estranho? Nem tanto.

Era compreensível — e até mesmo lógico — que a FAO, que lidera as indústrias agroalimentares, promovesse uma recomendação dessas. Mas o fato de o *establishment* científico continuar a justificar sua aplicação revela as ligações estreitas — para não dizer o conluio — entre esses diferentes atores sociais. Admitamos que o inocente prevaleça, que não haja interesses convergentes. Mesmo assim, podemos nos questionar e revisar uma posição teórica, tendo em vista as curvas alarmantes do sobrepeso mundial. É o mínimo que se poderia esperar de uma ética científica. Ater-se à realidade dos fatos, descrever sintomas, encontrar as causas e curar fazem parte de qualquer procedimento médico.

Enquanto a parte do produto interno bruto (PIB) de um país que prospera com o sobrepeso continuar superior aos gastos com saúde ocasionados pelas doenças oriundas dele, ninguém realmente se lançará na batalha. Como já lhe disse, quando penso nisso, sinto muita raiva. Mesmo que, a cada ano, se ouçam os clamores e os discursos voluntaristas das instâncias sanitárias e políticas do país, na realidade, nada de decisivo e eficaz acontece. Pior ainda, insiste-se em recomendações equivocadas, assegurando, também, o lucro das indústrias agroalimentares e o lucro indireto de boa parte da indústria farmacêutica, que se enriquece à custa dos malefícios do sobrepeso e da obesidade. O status quo prevalece, mas não rende lucros à saúde pública — é o mínimo que se pode dizer.

Uma importante corrente de pensamento científico e humanista também estima que o açúcar e os carboidratos rápidos não são alimentos humanos e que o consumo excessivo seria perigoso para a saúde. A seguir, apresento dois exemplos entre os que mais chamam a atenção.

O professor Lustig é o porta-voz americano deste combate. Professor de pediatria, ele dirige o programa de evolução do peso para a saúde dos adolescentes e das crianças (WATCH), na Universidade da Califórnia, de São Francisco. No âmbito de sua missão pública, ele se alarma e se indigna com o fato de 17% das crianças e adolescentes americanos serem obesos.

De acordo com a American Heart Association, um adulto médio consome 22 colheres de café de açúcar por dia e os adolescentes chegam a 34 colheres de café!

Em 2012, o professor Lustig publicou na prestigiosa revista *Nature* um estudo que chocou a opinião americana. Ele afirma que o açúcar — e particularmente a frutose — apresenta riscos de saúde pública suficientemente significativos para que seja considerado uma substância cujo uso deve ser controlado, da mesma maneira que o álcool e o tabaco. O consumo de açúcar no mundo triplicou ao longo dos últimos cinquenta anos. Esse aumento contribuiu com a criação de uma pandemia mundial de obesidade, que provoca 35 milhões de mortes por ano no mundo inteiro, através de diferentes doenças, especialmente diabetes, doenças cardíacas e câncer.

Para ir contra o consumo de açúcar, o professor Lustig recomenda que se crie uma taxa sobre os alimentos doces e que a venda de determinados produtos seja controlada para crianças de menos de 17 anos:

"Devemos obter um controle mundial para reduzir o consumo de açúcar, pois não existe qualquer medicamento capaz de intervir. Todos os médicos e pesquisadores que trabalharam com isso sabem bem. Examinamos e investigamos todas as vias que o corpo utiliza para metabolizar os açúcares, em busca de um elemento ou de um espaço possível para o desenvolvimento de uma molécula que pudesse intervir, e não existe qualquer possibilidade para tal. A única coisa que podemos fazer é reduzir o consumo."

O professor Lustig indica, claramente, que nossa fisiologia não é capaz de suportar o afluxo excessivo de açúcares e que se deve REDUZIR a quantidade diária consumida. É o que não paro de dizer a você.

Uma outra voz que tem muita importância na luta contra o sobrepeso e a obesidade elevou-se, com grande coragem e uma bela lucidez.

No dia 11 de setembro de 2012, **a doutora Margaret Chan, diretora geral da OMS,** pronunciou um breve discurso diante dos ministros da Saúde europeus, no Comitê Regional da Europa, reunido na Ilha de Malta. É um grito de alarme de uma audácia excepcional.

Ela se indigna com o papel dos lobbies agroalimentares nessa epidemia e milita por um maior rigor na produção de alimentos doces. Melhor que comentar a respeito, prefiro mostrar a você algumas passagens significativas do discurso:

"Atualmente, a luta para proteger a saúde pública tem, com uma frequência cada vez maior, colocado as preocupações em matéria de saúde em concorrência com os interesses de poderosas empresas multinacionais. Toda política em matéria de saúde, por mais sólida e previdente que seja, que seja percebida como uma ameaça para uma economia frágil, corre o risco de ser colocada de lado na corrida pelo crescimento econômico e por um PNB [produto nacional bruto] forte.

"A título de exemplo, a melhor maneira de fazer com que as populações percam peso consistiria em uma redução na venda de alimentos para a indústria alimentar e, particularmente, uma redução na venda de alimentos baratos, práticos e saborosos, mas extremamente calóricos e pobres em nutrientes. Por razões óbvias, isso nunca aconteceria por si só.

"Os alimentos industrializados, altamente transformados, estão se tornando o novo alimento de base no mundo, um fenômeno resumido por certos pesquisadores com a expressão 'snack attack'.

"Os orçamentos de marketing são enormes, e o público-alvo é cuidadosamente determinado. As ligações da propaganda com a predominância da obesidade e das doenças relacionadas já foram tema de inúmeros estudos. Assim como para a luta antitabagista, será preciso inverter a tendência, o suporte das políticas em múltiplos setores exteriores à saúde.

"Um grande número de conceitos dos quais se fala em seus documentos tem origem nesta região. Acredito ser perfeitamente apropriado que a Europa continue a exercer seu papel de líder, dando suporte a tais conceitos por meio de um conjunto de elementos de prova sólida e um conjunto diversificado de opiniões políticas.

"Novamente, basta pensar na obesidade — e, particularmente, na obesidade infantil — e no marketing de alimentos e de bebidas prejudi-

ciais à sua saúde, tão difundido pela televisão. Nosso mundo passa por grandes dificuldades. Essas muitas dificuldades têm inúmeras consequências para a saúde.

"Como disse anteriormente, a saúde encontra-se no fim da cadeia e obedece a políticas adotadas em outros setores. Não estou me iludindo. Dentro dos governos, e isso em nível internacional, o setor da saúde nunca terá tanto poder ou tantos recursos quanto setores como financeiro, comercial ou militar.

"A tendência que os responsáveis políticos têm para definir os progressos de uma nação de maneira estreita, como se pudessem ser medidos pelo crescimento econômico e o aumento do PNB, é, provavelmente, uma ilustração disso."

Assim, o "snack attack", "alimentos calóricos, baratos, mas prejudiciais à saúde", e o poder dos lobbies dos alimentos industriais — o que não deixo de denunciar, ano após ano — foram expostos publicamente, para todo o planeta, por um responsável mundial da saúde. É claro, límpido, irrevocável. Como eu, a OMS recomenda soluções para acabar com os produtos industrializados muito calóricos, açucarados e farinhentos.

No entanto, a avaliação da responsabilidade respectiva dos três nutrientes universais (carboidratos, lipídios e proteínas) na aparição das grandes calamidades não infecciosas, que são a obesidade, o diabetes e as doenças cardiovasculares, o câncer e a doença de Alzheimer, ainda divide os nutricionistas.

No que diz respeito **ao diabetes**, os açúcares inscrevem-se na própria definição da doença: o diabético é aquele cujo nível de açúcar ultrapassa 1,26 grama por litro de sangue.

Quanto às **doenças cardiovasculares**, frequentemente associadas ao diabetes, a responsabilidade das gorduras, ou mesmo do colesterol, vem se deslocando para os açúcares, cuja ação nociva nas artérias foi recentemente descoberta.

E, quando se toca na questão da **obesidade**, as pessoas recusam-se a aceitar o papel lipidogênico da insulina na origem do sobrepeso, por receio de se precisar abandonar o dogma segundo o qual todas as calorias são iguais.

Quanto ao **câncer**, atualmente, as dietas cetogênicas (muito pobres em carboidratos) fazem parte do tratamento, pois reduzem a virulência da doença e a proliferação das metástases. Uma célula normal funciona com todos os carburantes (glicose, ácidos graxos ou cetonas produzidas a partir das proteínas). Sem glicose no sangue, a célula cancerígena não tem mais como se alimentar e, desse modo, se multiplicar. É preciso dizer mais?

E, finalmente, no que diz respeito à **doença de Alzheimer**, todos os diabetologistas clamam que o diabetes é o primeiro fator de risco nutricional da doença.

O açúcar é, sem a menor sombra de dúvida, o nutriente mais perigoso para o homem, que não possui os órgãos necessários para consumi-lo sem perigo. A produção industrial do açúcar extraído da beterraba data do século XIX, e a nossa espécie sobreviveu muito bem durante milhares de anos sem esse açúcar.

A gordura, alimento de reserva natural, foi necessária para que nos adaptássemos às rupturas alimentares, quando não era simples encontrar comida, a fim de que pudéssemos sobreviver. Atualmente, o contrário acontece e devemos lutar contra uma sobrecarga de provisões.

O açúcar é, contudo, infinitamente mais perigoso que a gordura, pois as calorias trazidas por ele são muito mais perigosas e engordativas que as demais. Durante mais de quarenta anos, nunca deixei de constatar tal fato e vê-lo confirmar-se. Felizmente, as mentalidades estão começando a mudar, e fico muito feliz com isso.

O culminar da minha vida: o estudo ObÉpi

As ligações adversas, as críticas e as oposições fazem, agora, parte da minha vida e do meu combate contra o seu sobrepeso. Mas, no meio desse tumulto, eu espreitava o momento da verdade, que são os resultados do recenseamento periódico da população francesa com sobrepeso: o estudo ObÉpi na França.

O ObÉpi-Roche é uma instituição que realiza uma enquete nacional cuja autoridade é reconhecida por todos. Seu objeto é o recenseamento da prevalência do sobrepeso e da obesidade no território francês. O estudo combina diferentes critérios (idade, sexo, peso, IMC, circunferência da cintura, região, classe econômica e orçamento mensal etc.) para que as estatísticas sejam as mais próximas possíveis da realidade.

A enquete é efetuada e publicada de três em três anos há 15 anos.

Veja, a seguir, as porcentagens de aumento da obesidade em 15 anos:

8,5% em 1997

10,1% em 2000

11,9% em 2003

13,1% em 2006

14,5% em 2009

15% em 2012

Ao longo dos 12 primeiros anos, de 1997 a 2009, o ObÉpi registrou uma progressão da obesidade em 6%, com uma velocidade média de 1,5% a cada três anos.

Rompendo brutalmente com essa rapidez de progressão, sua última publicação, que diz respeito ao período entre 2009 e 2012, revela, pela primeira vez em sua história, uma clara desaceleração: passamos de 1,4% a apenas **0,5% em três anos** (ou seja, quase três vezes menos).

Concretamente, este 0,5% significa que, **ao longo desse período, 458.420 franceses conseguiram escapar da obesidade, das doenças e complicações ligadas a ela e, assim, evitaram ser condenados a viver nove anos menos que as outras pessoas.**

O estudo também mostrou a elevação conjunta dos riscos ocasionados pela obesidade:

• *Hipertensão arterial*

Os obesos são 3,6 vezes mais tratados por hipertensão arterial que as demais pessoas.

Em 2009, 18,4% da população declarou ser tratada por hipertensão arterial e, em 2012, 17,6%, ou seja, 0,8% a menos. Isso significa que 360 mil pessoas abandonaram o tratamento de sua hipertensão, do qual não precisam mais.

• *Dislipidemias, colesterol e triglicerídeos*

Outro ensinamento do estudo: os obesos são 2,7 vezes mais tratados por seu colesterol e seus triglicerídeos que as demais pessoas

• *Diabetes tipo 2*

Na França, existem sete vezes mais diabéticos tratados entre os obesos que entre as demais pessoas

• *Risco cardiovascular*

A associação dos três principais riscos associados ao diabetes, ao colesterol e à hipertensão é 14 vezes mais elevada em uma pessoa obesa.

Em que sentido posso considerar tais resultados como o coroamento da minha vida de médico? Ao longo dos últimos três anos que concernem à enquete (2009-2012), tenho profunda convicção de ter participado do resultado. Prefiro, no entanto, permanecer em estado de objetividade e analisar os fatos relacionados a este período.

Três estudos independentes estabelecem o lugar do meu método de 2009 a 2012:

1) Em 2011, o instituto **TNS SOFRES**, sem que eu fosse avisado, descreveu as escolhas dos candidatos a uma dieta entre as 15 dietas emagrecedoras mais usadas na França. São elas:
- O método Dukan (30%),
- A dieta do Vigilantes de Peso (11%),
- A dieta da Sopa de couve (9%),
- O método do doutor Cohen (4%),
- A dieta Crononutrição do doutor Delabos (2%).

2) Em 2012, o mesmo instituto fez uma nova sondagem que não apenas confirmou, mas viu meus resultados melhorarem: o método Dukan chegou a passar de 30% para 36% de usuários.

3) O estudo **NutriNet-Santé**. Trata-se de um dos mais importantes estudos epidemiológicos mundiais sobre os comportamentos alimentares e as relações entre nutrição e saúde. Esse estudo teve início em 11 de maio de 2009, a fim de seguir, diretamente, uma população de quinhentas mil pessoas. Ele foi dirigido pelo **INSERM** e por inúmeros organismos de pesquisa e universidades, sustentado pelo Ministério da Saúde, pelos órgãos e instituições franceses: Instituto Nacional de Prevenção e Educação pela Saúde, Instituto de Vigilância Sanitária e Fundação para a Pesquisa Médica. É um estudo sério e independente.

O que diz este estudo?

"Dois terços dos nutrinautas* — 66% — que fizeram uma dieta sustentada por um método seguiram o método Dukan."

---

* Os estudos sobre a nutrição vêm revelando uma nova dimensão graças à existência dos **nutrinautas**, usuários de internet que aderem a um dado estudo acerca de questões precisas sobre a nutrição e, assim, facilitam a observação dos hábitos alimentares mundiais. (*N. da T.*)

A categoria dos nutrinautas divide-se da seguinte maneira:

Dukan	66,1%
Cohen	11,2%
Crononutrição	11%
Montignac	3,7%
Sopa de couve	2,9%

Com relação à facilidade do método, os resultados foram os seguintes:
62% dos usuários da dieta Dukan julgaram-na fácil,
12,4% julgaram-na difícil,
25% ficaram entre os dois.

E quanto à estabilização do peso a longo prazo:

51,4% (logo, a maioria dos usuários) estimaram que a dieta Dukan é "eficaz a longo prazo".

Por um lado, os resultados do estudo ObÉpi indicam que, entre 2009 e 2012, um fenômeno inédito surgiu: uma grande desaceleração da obesidade. Um especialista, o doutor M.-A. Charles, comenta os números: "O estudo ObÉpi não pode precisar o elemento causador — ou, mais provavelmente, os elementos causadores — dessa desaceleração."

Por outro lado, ao longo do mesmo período, todos os três estudos diferentes, dois realizados pelo Instituto TNS SOFRES, em 2011 e 2012, e o estudo NutriNet indicam que, ao longo dos anos em que houve essa profunda desaceleração, a dieta mais seguida pelos franceses foi a minha.

Que outro fator poderia ter surgido no âmbito das dietas ou dos métodos e que possa explicar esse fenômeno — que é tudo, menos irrisório, uma vez que fez com que meio milhão de obesos saíssem das estatísticas da obesidade francesa?

Até onde sei, nenhum novo método de emagrecimento, nem qualquer medicamento para este, fim surgiu na França ao longo deste período.

As campanhas do **Plano Nacional Nutrição Saúde (PNNS)** são importantes, pois estabelecem referências nutricionais que promovem certas categorias de alimentos e bebidas e recomendam a limitação de outras categorias. Na verdade, tais campanhas situam-se mais na prevenção do sobrepeso que na batalha contra esta calamidade. As campanhas existem desde 2001 e foram prolongadas entre 2006 e 2011.

Concluo, então, que houve uma parada brutal, franca e significativa na preocupante progressão do sobrepeso na França ao longo de um período em que meu método foi o mais utilizado pelos franceses. Não estou reivindicando a exclusividade desse resultado, mas minha contribuição parece ser inegável.

Conclusão

Ao fechar este livro, você saberá que o meu método se desdobrou e que se expandiu para uma frente de combate suplementar. A partir de agora, você já pode decidir qual é a frente que mais tem a ver com você, com seu temperamento, sua maneira de ser e com o histórico do seu peso.

Ao lado da primeira frente de combate — exigente, mas com resultados rápidos, poderosa e motivadora, com muitas restrições, mas com quantidade ilimitada para os alimentos permitidos, enquadrada e diretiva, mas que não dá espaço para a fome, uma frente que precisa de engajamento, mas que é extraordinariamente adaptada àqueles cuja motivação é alimentada pela alegria de emagrecer —, uma segunda frente foi inaugurada. Eu a construí para as pessoas com menos pressa para perder peso, menos motivadas por um risco de saúde subjacente e que desejam, desde a primeira semana, conservar um painel alimentar bastante amplo.

Delineei os dois perfis, mas cabe a você escolher em qual se encaixa melhor. Opte por aquele que mais tem a ver com seu temperamento e seu jeito de ser. Posso lhe garantir que, independentemente da frente de luta que escolher para combater seu sobrepeso, seguindo o diário de bordo como eu lhe proponho, você começará a emagrecer e, em seguida, se estabilizará.

Se sua equação estiver no meio do caminho entre esses dois perfis e você tiver dificuldades em se decidir por um ou por outro, visite o meu site, **www.dietadukan.com.br**, responda às perguntas que lhe proponho e, assim, você conhecerá o método mais adaptado ao seu caso (este serviço, assim como o cálculo do seu Peso Ideal, é gratuito).

Você provavelmente comprou este livro porque quer emagrecer. É importante constatar que eu me apeguei à ideia de suscitar debates, considerando o sobrepeso em sua verdadeira dimensão: a do ser humano de hoje confrontado à sociedade de hoje — ou mesmo a de amanhã. Acredite em mim: isso não faz com que eu me afaste do assunto principal, pelo contrário: isso é penetrar no cerne do problema. Não se trata de um tratamento geral, mas de um tratamento particular, do seu, e da sua felicidade ameaçada.

Engordar não é uma doença, mas uma prova de que existe uma vontade de sobreviver humanamente em um ambiente que torna esse projeto algo muito difícil.

Engordar é manifestar uma dificuldade em se realizar pessoalmente e buscar uma maneira natural de contrabalançar tal insatisfação.

Como o ser humano começou a engordar a partir de 1944, e como os genes e a fisiologia do homem não mudaram, as razões da existência do sobrepeso devem ser buscadas na evolução de seu modo de vida, de sua sociedade, sua civilização.

Quando converso com algum paciente com sobrepeso, encontro-me diante de dois indivíduos que habitam uma mesma pessoa. O primeiro, invisível, que não fala, trai a si mesmo quando se exprime por comportamentos reveladores. Seu pedido é claro: tudo que ele quer é viver e tirar da vida um máximo de prazer verdadeiro, direto e sem obrigações. Ele não está programado para entender o fato de que se queira emagrecer voluntariamente, seu papel é cuidar para que suas reservas de sobrevivência sejam protegidas. Existe alguma coisa de animal nele, comum a todos os mamíferos.

E, depois, aparece o segundo indivíduo, o ser humano que fala, se exprime, pensa ser o único em cena e acredita ser capaz de tomar decisões. Ele deseja emagrecer e pensa que basta uma técnica ou um medicamento para resolver o problema.

A natureza ou a evolução das espécies nada deixou ao acaso ou à boa vontade de sua mais complexa e derradeira criatura. Certamente a consciência, a razão e a inteligência humanas são ferramentas esplêndidas, dotadas de uma capacidade de otimizar a eficácia de nossas ações e o controle de nosso mundo. Mas a natureza, muito prudente, não lhes concedeu o direito de assumir e encarregar-se do gerenciamento da vida e sua proteção. O ser humano apoderou-se do direito de controlar e explorar a natureza e, por esse mesmo motivo, de colocá-la em perigo. No entanto, quanto ao que tem a ver com a sobrevivência, a alimentação e o fornecimento do prazer, tudo permanece sob o controle absoluto de automatismos fisiológicos que, por definição, não possuem estados de espírito.

E é por isso que, atualmente, se tornou tão fácil engordar, pois fomos programados para não conseguir resistir à necessidade de comer e para gostar dos alimentos que nos fazem engordar. É tão difícil não voltar a engordar porque nossa adesão à vida, nossa vontade, nossa necessidade de viver estão inteiramente sujeitas à colheita de uma dose de serotonina. Ora, dispomos de dez fontes de fornecimento de serotonina que nos entregam este carburante vital. Mas o acesso a ele é condicionado aos interesses da sociedade e às nossas preferências pessoais ligadas à nossa infância e à nossa história.

Caso você entenda e explore essas fontes de fornecimento, conseguirá emagrecer mais facilmente e terá chances muito melhores de não voltar a engordar.

Neste livro, além da nova frente de combate, aberta para ampliar a luta contra o sobrepeso, meu objetivo era que você acedesse à dimensão psicológica, emocional, instintiva e afetiva dos seus antigos hábitos alimentares.

As duas frentes que lhe proponho são duas técnicas infalíveis para emagrecer em função do seu perfil, mas com a condição de que você verdadeiramente queira emagrecer.

"Mas é claro que quero emagrecer", você deve estar pensando.

Querer emagrecer não basta: é preciso, também — e eu diria principalmente —, que essa parte em você que não fala deseje emagrecer e se decida a fazê-lo.

Essa parte em você que tem um poder mudo é a parte animal, instintiva, o regulador biológico que cuida de você com a constância de um autômato, inclusive quando você dorme e, acima de tudo, quando você sonha. Sem seu aval, você emagrecerá com sofrimento, com dificuldade; talvez você consiga chegar ao peso que estabeleceu para si mesmo, mas o autômato vai levá-lo a ganhar novamente todos os quilos perdidos.

Para obter o aval desse tomador de decisões instintivo, você precisa conhecer sua maneira de agir. E é por isso que tanto insisti na dimensão global do sobrepeso, que fica no meio do caminho entre uma programação biológica e uma dimensão social, a oposição entre o que seu corpo busca e o que a sua sociedade deseja.

Se você engordou, é porque não conhecia a regra do jogo biológico e cerebral do prazer e da vontade de viver. A partir de agora, incline-se sobre o que passou a conhecer sobre a serotonina e a elaboração do prazer, sobre o Pulsar de vida e a vontade de viver, sobre os comportamentos de busca de recompensa, os dez pilares da felicidade, sobre a regra de conversão de prazeres que funciona de acordo com o princípio dos vasos comunicadores. E, no que a sociedade de consumo lhe propõe, tente reconhecer o que é compatível com o seu projeto. No fundo, é uma questão de aprender a viver mantendo sua humanidade em uma sociedade que se afasta de nossa natureza profunda.

No momento de me despedir, gostaria de fazer um voto, o de tê-lo ajudado. É bastante possível que nunca tenhamos a oportunidade de nos conhecer pessoalmente, mas saiba que escrevi este livro com o único objetivo de lhe oferecer o que existe em mim de mais benevolente e mais competente. É um reconhecimento puro, pois meus leitores — do qual, agora, você passou a fazer parte — me acrescentaram muitas coisas. Tenho muita experiência — quero dizer, tenho muita idade — e, ao escrever cada um dos meus livros, sempre me pergunto — é um ritual — se estarei aqui para escrever o próximo.

O livro que você tem em mãos está entre aqueles que escrevi com mais esperanças de realizar mudanças no mundo. Ele se coloca ao lado do primeiro, *Eu não consigo emagrecer*, para lhe oferecer uma alternativa e fazer com que minha ação contra o sobrepeso se abra a um público ainda maior.

Este livro foi composto na tipologia ITC Cheltenham,
em corpo 10.5/15, e impresso em papel off-white no Sistema
Cameron da Divisão Gráfica da Distribuidora Record.